計算論的精神医学
情報処理過程から読み解く精神障害

国里愛彦・片平健太郎・沖村 宰・山下祐一 [著]

勁草書房

まえがき

　本書が扱う「計算論的精神医学」とは，精神障害の理解において，情報処理システムである脳の計算原理を数理的に表したモデルを用いる研究手法のことであり，精神医学の新しい研究分野である．海外では2012年頃から，神経科学・精神医学の一流誌に次々と，計算論的精神医学に関するレビューが掲載され，2016年に "*Computational Psychiatry*" (Redish & Gordon, 2016) と題する書籍が出版されたのを皮切りに，複数の書籍が出版されている．また，米国国立精神衛生研究所（NIMH）の現所長 Joshua A. Gordon 氏は，各所でたびたび計算論的精神医学に言及し，NIMHにおいて "Computational Psychiatry Program" を開始するなど，今後の精神医学研究における計算論的アプローチの重要性を強調している．

　本書の内容は，計算論的精神医学の概要から最先端の具体的な研究事例，実際的な理論的知識まで幅広くカバーしている．したがって，本書の読者としては，精神医学の知識をもっていて，計算論的手法について理解したいと考えている精神科医や心理士などの精神医学研究・医療の関係者，あるいは，数理モデル・計算理論についての知識を持っていて，精神障害の研究への適用方法について学びたいと考えている情報系・神経科学系の研究者・大学院生などを対象とする．数理モデルの解説については，計算論的手法をはじめて学ぶという初学者にも理解できるよう心がけた．自身で計算論的精神医学の研究を始めようと考えている実践レベルの方々向けには，参考文献と公開されているサンプルコードへのリンクなどの情報を盛り込んだ．本書で紹介する数理モデルは，脳のモデルとしてはどれも最先端のものであるので，精神医学を研究対象とし

ていない読者にとっても，脳の数理モデル・計算理論のわかりやすい入門書として十分役立てていただけるものである。

　精神医学の歴史においては，現在隆盛を極める生物学的な研究方法に限らず，様々な方法論が用いられてきた．たとえば，記述現象学という立場では，症状と脳や身体との対応をとりあえず保留にして，いわば「心身二元論」の立場で精神障害を記述し，その病態理解を試みるという研究手法をとる．このようなアプローチは，現在，精神科医療の臨床で実際に用いられる精神症候学の基盤をなす理論である．また，精神分析などの，より心理的，人間学的，実存的アプローチをとる研究手法も，精神療法技法の開発などの実際的な場面で貢献してきた歴史がある．しかし本書では，基本的に精神障害は脳・神経回路機能の異常・変調に起因すると想定し，その生物学的基盤を理解することで，精神障害の病態理解，診断，治療法の選択に貢献しようとする医学モデルに基づくことにする．現代の脳・神経科学は，多くの高度な心理現象，人間学的，実存的な問題などを扱うのに十分な知見を蓄積できていないのが実情である．したがって，本書で扱う計算論的精神医学も，その制限の範囲を超えてはいないことにご留意いただきたい．

　本書は，大きく3部構成になっている．

　第1部では，現代精神医学が抱える基本的問題をとりあげ，これらの問題の克服に，計算論的アプローチが貢献できる可能性について概説する．現在の精神障害の疾病分類が，生物学的基盤や病因論に基づいていないこと，近年の生物学的知見の蓄積によっても，その疾病分類の生物学的妥当性が否定されつつあることについて解説する．続いて，本書で扱う計算理論とはどのようなことを指すのか，計算論的精神医学では，どのような研究デザインが組まれるのかなどについて解説する．脳の情報処理過程を数理モデル化するという意味での計算理論と，高度な数理的テクニックを用いてデータを解析するデータサイエンス・機械学習との関係についても概説する．なお，データ解析を目的とする機械学習を用いた研究手法も，広義の計算論的精神医学として言及されることがある．しかし，本書で中心的に扱うのは，脳の情報処理過程を数理モデル化した，という意味での計算論的アプローチであり，機械学習を用いた研究手法については多く触れないことにご留意いただきたい．

続いて第2部では，計算論的精神医学において用いられる最も代表的な方法論について概説する．ここで解説されるのは，生物物理学的モデル，ニューラルネットワークモデル，強化学習モデル，ベイズ推論モデルである．ここでの解説は，関連する理論を網羅的に理解することよりも，第3部で紹介する，これらのモデルが用いられた具体的な精神障害研究事例の理解を助ける内容に特化されている．理論の重要な概念を理解するために欠かせない部分以外は，極力数式による表現を避けて，初学者が理論の概要を理解しやすいように心がけている．なお，実際に計算論的精神医学の研究を実施しようとする読者に向けた，個別の理論のより詳細な参考文献，公開されているサンプルコードへのリンクなどの情報は，巻末に付録として収録している．なお，本書の内容についての訂正や補足情報は，以下のサポートページで提供していく予定なので参照されたい．https://cpcolloquium.github.io/cp_book/index.html

第2部ではさらに，精神障害の疾病分類学における問題の克服に向けた取り組みを紹介する．近年 NIMH により提案された，従来の疾患カテゴリー分類の枠組みにとらわれない，全く新しい精神医学の研究方略である研究領域基準（Research Domain Criteria: RDoC）について解説し，その有効性を議論する．また，計算論的アプローチにより，従来の疾病分類学と統合した新しい精神障害の疾病分類学について解説する．これらは，精神医学を専門としない読者はもとより，専門家にとっても有益な精神医学研究動向の情報となるはずである．

第3部では，具体的な計算論的精神医学研究事例を紹介・解説する．代表的な精神障害の症例と疾患の概要に続いて，第2部で紹介した方法論が，どのように用いられているのかを，最先端の具体的な研究事例をもとに解説する．

著者らはいずれも，国内では他に先駆けて計算論的精神医学研究に取り組んできた研究者である．2015年からは「計算論的精神医学コロキウム」と題する研究会を開催し，この分野に興味を持つ研究者のネットワーク構築を行ってきたが，この分野により多くの優秀な研究者に参入してもらうためには，研究手法のわかりやすい解説や普及の努力が必要であることを議論してきた．本書

はそこでの議論の成果から生まれた，国内最初の計算論的精神医学の解説書である．

なお本書の内容には，「計算論的精神医学コロキウム」に参加した多くの研究者との議論から受けた刺激が反映されている．ここに感謝の意を表したい．また本書の作成にあたり，JSPS科研費JP16H05957（国里愛彦），JP18K03173・JP17H05946・JP15K12140（片平健太郎），JP18K07597・JP17H06039・JP25330301（山下祐一），JP26120002（山下祐一・沖村宰），JST CREST JPMJCR16E2（山下祐一）の助成を受けた．

目次

まえがき

第 1 部　理論編

第 1 章　精神医学の基本問題 … 3
- 1.1　はじめに　3
- 1.2　疾病分類学の問題　4
- 1.3　バイオマーカーの問題　7
- 1.4　説明のギャップ（異なるレベル間を橋渡しする理論の不在）の問題　10

第 2 章　計算論的アプローチ … 13
- 2.1　はじめに　13
- 2.2　Marr の 3 つの水準　14
- 2.3　計算論的精神医学　19
- 2.4　計算論的アプローチの利点　21
- 2.5　計算論的心身医学と計算論的臨床心理学　24

第 3 章　計算論的精神医学の方法 … 27
- 3.1　計算論的精神医学と生成モデル　27
- 3.2　計算論的精神医学で用いられる生成モデルと研究方法　32
- 3.3　生物物理学的モデル　34

3.4 ニューラルネットワークモデル　36
3.5 強化学習モデル・ベイズ推論モデル　40
3.6 計算論的精神医学の方法論の洗練化に向けて　45

第 2 部　方法論

第 4 章　生物物理学的モデル　53
4.1 はじめに　53
4.2 神経系，ニューロンの概要　55
4.3 代表的な生物物理学的モデルの説明　60

第 5 章　ニューラルネットワークモデル　77
5.1 はじめに　77
5.2 ニューラルネットワークモデルの動作原理　79
5.3 ニューラルネットワークモデルの学習　82
5.4 時系列情報を扱うニューラルネットワークモデル：リカレント・ニューラルネットワーク（RNN）　85
5.5 連続時間型リカレント・ニューラルネットワーク（CTRNN）　90
5.6 多時間スケールリカレント・ニューラルネットワーク（MTRNN）　93
5.7 初期値敏感性，パラメトリックバイアス，トップダウン的予測とボトムアップ的修正　96
5.8 適応行動の計算理論「予測符号化」・神経ロボティクス　97

第 6 章　強化学習モデル　103
6.1 はじめに　103
6.2 行動価値にもとづく強化学習モデル　104
6.3 行動データからの強化学習モデルのパラメータ推定　108
6.4 状態価値に基づく強化学習モデル　112
6.5 強化学習モデルにおけるモデル選択　114

6.6　状態遷移，遅延報酬を扱う強化学習モデル　115
　6.7　TD学習　119
　6.8　モデルフリー強化学習とモデルベース強化学習　124
　6.9　強化学習とその神経基盤　129

第7章　ベイズ推論モデル　…………………………………………131
　7.1　はじめに　131
　7.2　ベイズ推論　133
　7.3　カルマンフィルター　143
　7.4　階層ガウシアンフィルター　148
　7.5　自由エネルギー原理　150
　7.6　おわりに　154

第8章　疾病分類・研究方略への計算論的アプローチ　……………155
　8.1　はじめに　155
　8.2　現状の疾病分類・研究方略　156
　8.3　計算論的精神医学による疾病分類・研究方略への貢献　159
　8.4　展望　167

第3部　精神疾患への適用事例

第9章　計算論的精神医学の具体的研究事例　………………………171
　9.1　統合失調症の計算モデル研究　172
　9.2　気分障害の計算モデル研究　174
　9.3　自閉スペクトラム症の計算モデル研究　178
　9.4　強迫性障害の計算モデル研究　181
　9.5　心的外傷後ストレス障害の計算モデル研究　183
　9.6　物質使用関連障害の計算モデル研究　186

第10章　生物物理学的モデルを用いた計算論的精神医学研究 …………189
- 10.1　はじめに　189
- 10.2　ニューロン群の持続的活動の解析研究　189
- 10.3　Rolls らのアトラクターネットワークモデルによる研究　197
- 10.4　脳のラージスケールシステムのモデル研究　206

第11章　ニューラルネットワークモデルを用いた計算論的精神医学研究 …………………………………………………………………209
- 11.1　はじめに　209
- 11.2　ニューロン新生とうつ病　210
- 11.3　シナプス刈り込みと幻覚・妄想　213
- 11.4　ニューロンゲインと文脈的情報処理の異常とドーパミン　217
- 11.5　階層的な神経回路の階層間の機能的結合の異常と統合失調症の病態メカニズム　222
- 11.6　予測精度の推定とその失調としての精神障害　227

第12章　強化学習モデルを用いた計算論的精神医学研究 ……………231
- 12.1　統合失調症と強化学習モデル　231
- 12.2　薬物依存と強化学習　234
- 12.3　うつ病のアンヘドニアと強化学習　241
- 12.4　双極性障害と強化学習　246
- 12.5　モデルベース強化学習・モデルフリー強化学習のバランスと精神障害　249
- 12.6　抑うつとモデルベース強化学習　251
- 12.7　恐怖学習と強化学習モデル　254

第13章　ベイズ推論モデルを用いた計算論的精神医学研究 …………257
- 13.1　ベイズ推論モデルの精神障害への適用　257
- 13.2　統合失調症のベイズ推論モデル　259
- 13.3　感覚の減衰と能動的推論　261

13.4　幻聴と階層ガウシアンフィルター　264
13.5　自閉スペクトラム症のベイズ推論モデル　267
13.6　自閉スペクトラム症の視覚弁別と階層ガウシアンフィルター　269
13.7　まとめ　272

付　録　275
参考文献　291
索　引　309
著者紹介　315

コラム		
コラム 1	反応時間に関する生成モデル	49
コラム 2	対数尤度を用いる理由	111
コラム 3	最尤推定によるパラメータフィット	111
コラム 4	行動価値修正法とアクター・クリティック学習の違い	113
コラム 5	TD学習のシミュレーションの詳細	122
コラム 6	Q学習とSARSA	123
コラム 7	モデルベース強化学習とモデルフリー強化学習の計算	127
コラム 8	ベイズの定理の導出	136
コラム 9	薬物依存の定義	238
コラム 10	薬物依存の脳基盤	240
コラム 11	気分の時間発展のモデル	249
コラム 12	オンラインでの精神医学研究	251
コラム 13	心理療法に対する計算論的アプローチ	273

第1部　理論編

第1章 精神医学の基本問題

1.1 はじめに

　現代精神医学においては，精神障害はなんらかの脳の失調と関連している，と考える．ドイツの神経・精神医学者グリージンガー（Griesinger）の「精神病は脳病である」（Griesinger, 1845）という言説が有名であるが，同時期の1867年に精神医学会が創設され，最初の精神医学専門誌 *Archiv fur Psychiatrie und Nervenkrankheiten* が1868年に創刊されていることから，このような認識が一般的となったのは，19世紀半ば以降のことであると考えられる．統合失調症の概念の基礎を築いたクレペリン（Kraepelin），ブロイラー（Bleuler），また精神分析で有名なフロイト（Freud）などが活躍したのは，ちょうどこの時代である．この頃から，精神医学は，医学の一分野として，精神に関連した困難を抱える人，治療を要する人を診断し，適切な治療を行うことが期待されるようになったといえる．とはいえ，20世紀初頭の精神医学が用いた治療法は，水浴療法，インシュリンショック療法など，いわゆる身体療法が中心であった．最初の抗精神病薬であるクロルプロマジンが使われるようになったのは，1950年頃のことである．20世紀後半の，分子生物学や検査技術の発展，新薬の発明など，急速な医学の進歩に合わせて，精神医学の分野でも同様の進歩が期待されてきた．しかし残念なことに，実際には，医学の進歩に合わせて精神医学が進歩し，精神障害の治療技術が向上しているとは言えない．たとえば，最も代表的な精神障害である統合失調症に関する近年の

レビューによれば，抗精神病薬の開発により，急性期の幻覚・妄想などの一部の症状は改善するようになったが，寛解（症状がほぼ消失した状態）率，認知機能，社会機能などに着目すれば，50年前と比較して，現代の治療の治療成績はほとんど変化がないことが明らかになっている（Jääskeläinen et al., 2013）。同様に，うつ病の寛解率は，20-40％（長期経過では15-30％）と言われ（Keitner, Ryan, & Solomon, 2006），けっして十分とは言えないであろう。また，多くのうつ病に対して，この20年で相次いで新規開発された抗うつ薬はプラセボ（偽薬）と同等の効果しかないことが明らかになっている（Fournier et al., 2010）。そして中枢神経系の新薬の開発は行き詰まり，製薬会社が開発から次々に撤退しているというのが実情である（Redish & Gordon, 2016）。

　この背景には，現代精神医学が直面する基本的問題が存在する。それらの問題は，相互に密に関係しているが，本節では便宜上それらを3つの基本的問題にわけ，順を追って説明していく。第一の問題は，現行の精神障害の疾病分類が，患者自身の主観的報告と行動観察に基づいており，生物学的知見・病因・病態生理に基づいた体系になっていないという問題（疾病分類学の問題）である。第二に，障害の診断，重症度評価，予後や治療反応性予測が可能な生物学的指標が確立されていないという問題（バイオマーカーの問題）がある。第三に，蓄積されている生物学的知見と精神障害の臨床症状の間に説明のギャップがあり，病態メカニズムの理解・治療法の開発が不十分であるという問題（説明のギャップの問題）がある。

1.2　疾病分類学の問題

　一般的な身体疾患の診断は，その病態のすべてが明らかになっていないとしても，特定の病因（遺伝子異常，感染の病原体など）や病態生理（炎症，酵素の枯渇など）を想定する。たとえば，糖尿病では，膵臓のインシュリン産生細胞の破壊によるのか，グルコースの取り込み能が低下しているのか，などの病態により病型を診断し，それぞれに適した治療法を選択することになる。そのため，診断をつけることがそのまま，治療法の選択や予後の予測などにつながる。また，計測技術の進歩による，診断の精度の向上，病態メカニズムの理解

の深化,治療法の向上などが期待できる.

　一方で,現在最も頻繁に用いられる精神医学の疾病分類は,アメリカ精神医学会の「精神障害の診断と統計マニュアル (Diagnostic and Statistical Manual of Mental Disorders: DSM)」(American Psychiatric Association, 2013),世界保健機関 (WHO) の「疾病及び関連保健問題の国際統計分類 (International Statistical Classification of Diseases and Related Health Problems: ICD) (World Health Organization, 1992) であるが,これらは,患者自身の主観的体験の報告と行動観察に基づいており,生物学的知見・病因・病態生理に基づいた体系になっていない.たとえば,DSM の最新版である DSM-5 の統合失調症の診断基準では,幻覚,妄想,解体した会話,緊張病性の行動,陰性症状のうち,2つ以上が存在することが必須条件となっているが,いずれも客観的計測が困難な症状である.また,DSM や ICD で用いられている統合失調症の疾病概念は,19世紀末から20世紀初頭にかけて,クレペリンにより提案された早発性痴呆や,ブロイラーが提唱した Schizophrenie の概念と,その中核はほとんど変わりないものである.また,統合失調症だけでなく,双極性障害,大うつ病など,精神障害分類の核となるカテゴリーの多くが,同様に20世紀初頭の精神病理学の理論を背景にしている.

　当初は,医療統計を目的につくられた DSM が,第三版 (DSM-III, 1980 年) においてはじめて診断基準を掲載したとき,生物学的基盤をもたない精神障害カテゴリーに診断基準を設けることへの批判的な議論もあった (ショーター, 1999).しかし,提案された精神障害カテゴリーは生物学的な研究を促進するための道具であり,カテゴリー分類に基づいて生物学的知見を蓄積することで,病因や病態生理,亜型などが明らかになり,カテゴリーの構成や,診断基準が洗練されていくことが期待されていた.DSM が診断基準を設けた後は,精神障害の臨床研究を実施する際のスタンダードとして利用されるようになり,DSM カテゴリーに基づく膨大な生物学的知見が蓄積されてきた.

　ところが,2015年に20年ぶりに改訂された DSM-5 においても,精神障害カテゴリーに大きな変更はなかった.しかも,DSM 分類カテゴリーに基づいた,膨大な生物学的研究が明らかにしたことは,精神障害カテゴリーに関する生物学的指標の多くが,複数の疾患カテゴリーに重複して観察されること,す

なわち精神医学的疾病分類はそれらの生物学的妥当性を欠いていることであった（Cuthbert & Insel, 2013）。さらに，現行疾病分類学は，予測妥当性（予後・治療反応性予測）が欠けていることも明らかになっている。たとえば，ある特定の精神障害カテゴリーに分類された患者が，非常に多様な経過や転帰をたどり，その疾患に効果があるとする薬物も，実際には半数程度の患者にしか効果を示さない場合もある（Cuthbert & Insel, 2013）。このように，従来の分類カテゴリーに基づく精神障害の生物学的基盤研究の手法は，むしろ研究の発展を妨げているかもしれないとさえ認識されている（Cuthbert & Insel, 2013）。

　さらに，臨床の立場からも，現行の精神障害カテゴリーに対する異論は高まってきている。たとえば，現行の疾患カテゴリー分類において，統合失調症のような古典的な疾病概念に基づくカテゴリーは，あたかも独立した個別の疾患の様に扱われ，有病率などの実態とかけ離れた研究の集中や社会資源の投入がされている。しかし実際は，幻覚・妄想などの精神病症状を呈する患者のうち，統合失調症のカテゴリーに当てはまるのは30%程度にすぎない（Perälä et al., 2007）。このような背景に基づいてvan Os（van Os, 2016）は，類似の精神病症状を呈する連続的なスペクトラムの一部として理解する方が適切であるとして，統合失調症カテゴリーの概念を解体すべきと提言している。

　もちろん，現行の精神障害のカテゴリー分類にも多くの利点がある。たとえば，精神障害の診療場面においては，抗精神病薬を使うか抗うつ薬を使うか，などの治療選択が診断カテゴリーに基づいているのが実情で，臨床家の治療選択の判断に重要な役割を果たしているといえる。また，カテゴリー分類は，医師，研究者など専門家間，あるいは医師-患者間など専門家非専門家間でのコミュニケーションに役立つという実際的な意味があるし，患者本人にとっても，自分と同様の病名を持つ人が他にいる，ということを知ることができるのには重要な意味がある。さらに，DSMなどの操作的診断基準に従えば，精神医学における診断は，少なくとも通常医学における診断と同等の，高い評価者間信頼性（inter-rater reliability）を持つことが知られている（Pies, 2007; Freedman et al., 2013）。このことは，分類カテゴリーが，必ずしも生物学的基盤と対応していないとしても，精神科医による患者の診断は，精神障害の現象面でのなんらかの本質を反映している可能性を示唆している。

とはいえ，前述したように，現行のカテゴリー分類は，特に精神障害の生物学的基盤を明らかにしようとする基礎研究においては，有効であるとは言えず，実際，これを解体しようとする試みが始まっている。米国国立精神衛生研究所（NIMH）によって提案された，従来の疾患カテゴリー分類の枠組みにとらわれない全く新しい精神医学の研究方略である研究領域基準（Research Domain Criteria: RDoC）（Insel et al., 2010）である。一方で，前述したように，従来の疾患カテゴリー分類は，臨床や実生活場面での有用性は無視できないことに加えて，症状や行動として観察できる表現型として，精神障害のなんらかの本質を表現している可能性は否定できない。このような観点から，近年，生物学的基盤を研究するための枠組みであるRDoCと，臨床上有益な疾病カテゴリーの概念とを，計算論的アプローチを用いて統合しようとする試みも提案されている（Friston et al., 2017）。これらの精神障害における疾病分類学の問題に対する，生物学的精神医学からの取り組み（RDoC），および計算論的アプローチによる取り組みについては，第8章「疾病分類・研究方略への計算論的アプローチ」で詳細に解説する。

1.3 バイオマーカーの問題

一般的な医学の分野においては，血液などの生体試料の検査や，レントゲン・CTなどの画像検査によって，疾患の診断，重症度の評価，治療法の選択の根拠となる客観的・定量的な指標が使用可能なことが多い。このような，客観的・定量的な生物学的指標のことを，バイオマーカーという。たとえば，細菌感染症であれば，炎症の程度や部位を生体検査，レントゲン・CTなどの画像検査で評価し，原因菌を細菌培養などで同定することで，診断，重症度の評価や有効な治療法の選択が可能である。一方，精神障害の診療においては，脳画像検査や心理検査が行われても，あくまでも身体疾患に起因する精神障害の除外や診療の補足的情報として用いられる。したがって，診断，重症度の評価，予後・治療反応性の予測のほとんどが，患者の主観的報告と医師による観察に基づいて行われ，精神障害の診療において判断の根拠を与える客観的生物学的指標（バイオマーカー）はほとんど存在しないというのが現状である。

もちろん，精神障害のバイオマーカーの探索を試みる数多くの研究が行われてきた。一般に，精神障害のバイオマーカー探索は，たとえば，「精神障害Aの患者群は，認知課題Xの遂行時の脳活動が，健常者対照群と比較して，有意に高い（低い）」あるいは，「精神障害Bの患者群では，遺伝子Yの変異の頻度が健常者対照群と比較して，有意に高い（低い）」，といった研究方略によって行われる。実際，分子生物学の進歩，神経画像技術の進歩に合わせて，膨大な研究が蓄積されている。しかし，そこから明らかになったのは，精神障害に関連する生物学的所見の非特異性と，精神障害カテゴリーの著しい異種性であった。以下，それぞれの概念について，具体例をあげて説明していく。
　たとえば，うつ病で認められる脳画像所見として，扁桃体の過活動が報告されているが，類似の扁桃体の過活動は，不安障害や物質使用関連障害でも同様に認められることがわかっている（Gilpin, Herman, & Roberto, 2014）。同様に，近年相次いで発表された大規模な遺伝子研究が明らかにしたことは，精神障害に関連するとされる多くの遺伝子異常が，統合失調症，双極性障害，自閉スペクトラム症など複数の精神障害で重複して観察される，ということである（Cross-Disorder Group of the Psychiatric Genomics Consortium, 2013）。このように，ある疾患カテゴリーに関連するとして明らかになった遺伝子・分子の異常，あるいは神経回路の異常が，多くの異なる精神障害にも関与し，また同様の神経回路の異常があるからといって，必ずしもその精神障害の症状を示すとは限らない。このような現象を，精神障害に関連する生物学的所見の非特異性という。
　一方，たとえば，遺伝疫学的研究から，統合失調症の一卵性双生児での発症一致率は50％程度，また遺伝率（表現型の分散のうち遺伝要因で説明される割合）は約80％とも言われ，その発症脆弱性には遺伝的要因が強く関与することが確認されている（Wray & Gottesman, 2012）。さらに，多発家系の遺伝学的研究などから，統合失調症の発症と強く関連するとされる遺伝子異常が，複数報告されているが，実際にその遺伝子異常をもつのは，統合失調症患者1000-3000人に一人の割合といったように非常に希である場合が多い。これらの知見が示すことは，統合失調症とよばれる同じカテゴリーに分類されるような，表面的には似通った表現型を示すとしても，その背景にある生物学的な

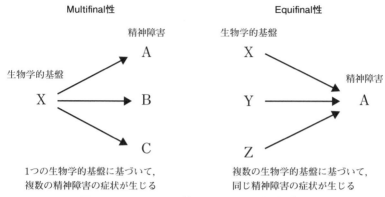

図 1.1　Multifinal 性，Equifinal 性の概念図

基盤は，非常に異なっている可能性がある，ということである。このような現象を，精神障害カテゴリーに関連する生物学的基盤の異種性という。

　精神障害の生物学的基盤探索において，上述した非特異性と異種性は，常に意識しておかなければならない問題であるが，より因果的な側面に注目して，以下のような概念を導入することが有益であろう。すなわち，同じ生物学的な基盤，たとえば，ある遺伝子の異常や神経回路機能の異常が，表現型としては，異なる精神障害の症状として表れることが頻繁に起こりうる。このような性質を，Multifinal 性という。一方で，生物学的基盤が非常に多様で特異性がないにもかかわらず，精神障害の表現型としては統合失調症という同一の診断がつくというように，同じ症状，表現型として現れるというようなことも同様に起こりうる。このような性質を Equifinal 性という（図 1.1）。精神障害の生物学的基盤探索における困難は，このような Multifinal 性・Equifinal 性を背景にした，精神障害という現象の複雑性に起因すると考えることができる（Redish & Gordon, 2016）。また，バイオマーカーの探索の困難は，精神障害の疾病分類学（カテゴリー分類）の問題にも密接に関係していることが理解できるだろう。

1.4 説明のギャップ（異なるレベル間を橋渡しする理論の不在）の問題

　一般医学においては，病因遺伝子の発見は，生理学的病態理解や治療法の開発につながることが多い。一方，精神障害に関連する遺伝子や神経伝達物質，脳領域，神経回路が多数指摘されているにもかかわらず，それらの生物学的知見の蓄積が，診断や治療法の進歩につながらないのは，結局のところ，精神障害の理解が十分ではないということに帰結する。特に，精神障害に関連する遺伝子や分子の異常がどのように神経回路の異常に関連するのか，あるいは，神経回路の異常がいかにして行動・症状レベルの異常に至るのか，といったレベル間の説明のギャップが非常に大きいという問題がある。たとえば，1950年頃に発売された最初の抗精神病薬クロルプロマジン（Chlorpromazine）によって，統合失調症の幻覚・妄想などの陽性症状に，ドーパミンD2受容体拮抗薬が劇的な効果があることが明らかになった。しかし，その後の半世紀以上にわたって，ドーパミン関連遺伝子や，ドーパミンニューロンの関与する神経回路に関する膨大な生物学的知見が蓄積されてきたにも関わらず，ドーパミンがどのように統合失調症の陽性症状の形成に関与するのかは，依然ほとんど明らかになっていない。これは精神医学固有の問題というよりは，そういった中間的なレベルを説明できる神経科学が不十分であるという根本的な困難に依存する問題である。

　従来の神経科学的研究は，神経組織の物理化学的，生理学的性質といったハードウェアとしての神経システムを主な研究対象とするため，実験データの裏付けをとりやすく科学的実証性が高いという利点がある。一方で，それがどういう情報処理プロセスに結びついているかを見通すのが難しいという性質がある。このような困難を克服するため，古くはニューラルネットワークモデルやサイバネティクスなどの理論やモデルに基づく神経システムの研究が試みられてきた歴史がある。しかし理論やモデルに基づく神経システムの研究が，計算論的神経科学という名前のもとに活発な学問分野を形成し，実験神経科学と同等に重要な神経科学の方法論であると認識されるようになったのは，ごく最近のことである（川人，1996）。神経科学における計算論的手法の重要性の認

識が高まるに従って，この手法を精神医学の研究に積極的に応用しようとする計算論的精神医学への期待が高まっている．次章以降では，計算論的アプローチとはいかなる研究手法か，また，いかにして現代精神医学が直面する基本問題の克服に貢献可能かについて解説していく．

第2章 計算論的アプローチ

2.1 はじめに

　第1章では，精神医学が直面している問題として，疾病分類に生物学的・予測的妥当性がないこと，有効なバイオマーカーがないこと，生物学的要因と症状・行動の間をつなぐ中間レベルの理論がなく説明のギャップがあることが指摘された。これらの問題を解決するために，本書では計算論的アプローチを用いる。精神医学における計算論的アプローチでは，精神障害における神経・行動的現象の背景にあるプロセスを数理モデルによって検討する。私たちは，外から刺激が入力されると，脳がなんらかの処理をして，刺激を知覚し，場合によっては行動する。脳が行っているこのなんらかの処理を演算過程とみなす。この演算過程の原理や理論，演算過程を表す数理モデル，それを実現する脳という生物学的な基盤について検討を加えるのが計算論的アプローチである。このような検討の枠組みとしては，神経科学者である David Marr が提唱した3つの水準がある。

　本章では，計算論的アプローチを理解するために，まず，Marr の3つの水準について説明する。Marr の3つの水準は，計算論的神経科学や本書のテーマである計算論的精神医学に影響をあたえた考えである。Marr の3つの水準を理解したうえで，それを適用した計算論的精神医学について説明する。次に，計算論的アプローチのメリットを説明する。最後に，精神医学に関連した領域である心身医学と臨床心理学に対する計算論的アプローチの適用について

説明する。

2.2 Marrの3つの水準

Marrの3つの水準（Marr, 1982）とは，人を含む複雑なシステムを完全に理解するには，(1) 計算理論（computational theory），(2) 表現（representation）とアルゴリズム（algorithm），(3) インプリメンテーション（implimentation）の3つの水準から検討する必要があるというものである（図2.1）。私たちが，普段なにげなく行っている，外から刺激を受け取って，脳がなんらかの処理を行って知覚することは，実際は複雑なメカニズムによって成立している。これを理解するには，刺激を処理する脳の活動だけを見ても不充分である。このような複雑なシステムにおいては，1つの水準だけでなく，計算理論，表現とアルゴリズム，インプリメンテーションの3つの水準から接近することが，現象の包括的な理解につながる。以下では，このMarrの3つの水準のそれぞれについて説明する。その説明にあたり，Schooler (2001) を参考にして，人間の心よりも単純なシステムの例として時計を用いて説明する。

2.2.1 計算理論の水準

計算理論の水準では，そのシステムが行う計算の目標は何か，それがどうして適切といえるのか，そして実行可能な方法の論理は何かを問う。私たちの心や脳は，長い進化を通して，生活環境中にある問題を解決するために形成されてきたと考えられる。そのため，脳の構造だけを見ていても心や脳の理解は深まらないかもしれない。このことについて，時計を例にして説明する。時計の目標は，正確に時刻を示すことにある。このことは私たちにとって自明なことであるが，もし読者が宇宙人だったとして，地球ではじめて時計を見たとしよう。その場合，時計を外から眺めても，時計の理解は深まらないかもしれない。さらに，時計を分解してみたとしても，中の部品が文字盤の針を動かしていることは分かるが，その意味は分からないかもしれない。時計が持っている目標が分からないと，時計のようなシンプルなシステムであっても，理解することが難しい。つまり，時計そのものだけでなく，時計とそれを用いる地球人

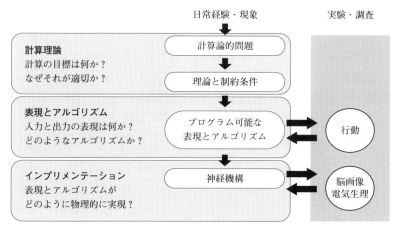

図 2.1 Marr の 3 つの水準（Marr (1982) を元に作成）

との関係なども，時計の理解には必要である．これは，人の脳の理解においても同じであり，脳の構造や活動だけを見ても理解は深まらず，その構造や活動の目標が明らかになってはじめて，脳について理解できたといえる．

解くべき問題の目標が明らかになったら，そこで行われる計算が満たすべき制約条件を明らかにする．この制約条件によって，そこで行われる計算を1つに絞り込むことができる．私たちの脳が問題を解く方法は無数にあるかもしれないが，現実的にはさまざまな制約条件が存在している．再び時計を例にして考える．時計が正確に時刻を示すには，正確に一定の時間間隔を測定すること，測定した量は人間が把握しやすい表現で表示するなどの制約条件が考えられる．時計はこれらの制約条件を満たすように処理を行っている．

まとめると，計算理論の水準は，複雑なシステムの理解のために，計算の目標やその適切性を問い，計算を行う上での制約条件を明らかにする水準である．複雑なシステムは，そのシステムの出力や構造だけを見ていても，理解することが難しい．しかし，計算理論の水準を意識することで，そのシステムのもつ目標がわかると本質的な理解に迫ることができる．

2.2.2 表現とアルゴリズムの水準

表現とアルゴリズムの水準は，そのシステムが解く問題や制約条件の下で，

問題や処理過程をどのように表現し，どのように問題解決するのかを問う。つまり，表現とアルゴリズムの水準では，問題解決に向けてどのように具体的な処理を行うのかを明らかにする。これらが明らかになった場合，システムが行っている処理をプログラミング可能な形にすることができる。時計の場合，一定の時間間隔の測定には，一定間隔で振動するものの振動数を測定するアルゴリズムもあるし，時間の経過に伴って移動するものの位置を計るアルゴリズムもある。前者は，水晶振動子の振動を計測するクオーツ式時計のアルゴリズムであり，後者は太陽の位置から影が示す場所を計測する日時計のアルゴリズムである。表現も時計盤上で針を用いて時刻を示すこともできれば，PM2:00のようにデジタル表示で時刻を示すこともできる。また，同じデジタル表示でもPM2:00と表現するか，14:00と表現するかでも異なり，もちろん後者の方が演算処理しやすい。このように，問題を解決する上で，表現とアルゴリズムは1つとは限らない。計算理論の水準で明らかとなったシステムの目的や制約条件を満たす表現とアルゴリズムは複数ありうる。

　表現とアルゴリズムの水準では，計算理論の水準にもとづいて抽象的な数理モデルが用いられる。多くの場合，これらの抽象的な数理モデルは，システムが出力する行動を説明するものになる。図2.1にあるように，数理モデルと実験などから得られた行動データは参照関係にある。行動データによってモデルの妥当性を検討することもあれば，数理モデルから新たな仮説が導かれて行動データを取得することもある。

2.2.3　インプリメンテーションの水準

　インプリメンテーションの水準は，表現とアルゴリズムの水準で明らかとなったことがどのように物理的に実現されているのかを問う。私たちが問題を解くアルゴリズムを実行する時，それは脳という物質的な基盤によって実現される。精神障害に対する生物学的な研究は，このインプリメンテーションの水準をテーマにしているといえる。機械式時計の場合，時計の表現とアルゴリズムは，ゼンマイ，調速機，歯車，針，文字盤などの物理的な基盤によって実現されている。このように，時計をMarrの3つの水準から見ることで，時計というシステムを完全に理解することができる。

現在も多くの神経科学の研究知見が生み出されており，脳についての情報が蓄積されてきている．図2.1のように，インプリメンテーションの水準では，神経科学における実験結果と相互参照しあいながら，アルゴリズムを実現する脳のモデルを検討する．また，神経科学の知見が蓄積されることで，脳のモデル構築に制約をかけることができる．神経ネットワークは膨大になるため，そのような知見から制約をかけることができるのはインプリメンテーションの水準の検討において有用である．インプリメンテーションの水準と表現とアルゴリズムの水準とは密接に関わる．そのため，表現とアルゴリズムの水準は，インプリメンテーションの水準における物理的な制約と計算理論の観点からの制約条件の2つを考慮して検討する必要がある．

2.2.4 Marrの3つの水準からみた意思決定課題

今度は，人を対象とした意思決定課題（スロットマシン課題）を例にして，Marrの3つの水準について理解を深めてみよう．ここで取り上げる意思決定課題は単純なもので，目の前に2つのスロットマシンがあり，どちらかのスロットマシンを選ぶと確率的に報酬が得られるというものである．

まず，計算理論の水準から考える．この課題では，より報酬を得る確率の高いほうのスロットマシンを多く選び，獲得金額を大きくすることが目標になる．そこで行われる計算としては，ここでは2つ考えられる．1つ目は，自分の行ったすべての選択と結果を完璧に記憶し，各スロットマシンで報酬が獲得できる確率（客観的確率）を計算して，確率が高い方を選ぶという計算方法である．2つ目は，自分の行ったすべての選択と結果は記憶せず，各スロットマシンの価値（客観的確率ではなく主観的な選択肢の好ましさ）を見込んだ上で選択を行い，選択の結果として得られる報酬と予測の差分を用いて，スロットマシンの価値を更新する計算方法である．どちらでも問題は解けるかもしれないが，1つ目の計算方法は，私たちが記憶できる情報の上限を考えると現実的ではない．スロットマシンを数回選ぶくらいなら記憶できるかもしれない．しかし，数十試行行う場合は，記憶できる範囲を超えてしまう．このように，環境もしくは私たちのもつ制約条件によって，計算過程は絞り込まれていく．

次に，スロットマシンを行う際の表現とアルゴリズムの水準について考え

る。この状況では，報酬を獲得する確率の高い方のスロットマシンを選ぶことが目標になり，人の記憶できる範囲には限りがあるという制約条件がつく。これらを考慮して，各スロットマシンの価値を見込んだ上で選択を行い，選択の結果として得られる報酬と予測の差分を用いて，スロットマシンの価値を更新する計算方法を採用する。この計算方法をソフトウェア的に実現するために，第6章で扱う強化学習モデルを用いる。さらに，強化学習モデルの中には，Q学習モデルやアクター・クリティックモデルなどの複数のモデルがある。このように，計算理論をソフトウェア的に実現する方法は複数あり，計算理論から1つに絞り込まれるわけではない。なお，スロットマシンをQ学習モデルで解く場合に，計算が可能なように入力と出力の表現を整える。たとえば，スロットマシンで成功して報酬が得られれば1とし，失敗して報酬が得られなければ0などとする。Q学習モデルの出力も左のスロットマシンを選ぶ場合は1，右の場合は0などとする。

　最後に，スロットマシンを行う際のインプリメンテーションの水準について考える。さきほど表現とアルゴリズムの水準において，スロットマシンを解くアルゴリズムとして強化学習モデルを挙げた。詳細は第6章で説明するが，強化学習モデルにおいては，各スロットマシンの予想された価値と実際の報酬との誤差が用いられる（報酬予測誤差という）。これまでの研究により，この報酬予測誤差は，一過性のドーパミンニューロンの反応によって実現されている（Schultz, Dayan, & Montague, 1997）。つまり，予想された価値よりも実際の報酬が大きい場合に，ドーパミンニューロンは反応を強め，予想された価値よりも実際の報酬が小さい（もしくは，ない）場合に，ドーパミンニューロンは反応を弱める。ドーパミンニューロンという物質的な基盤があり，それによってこれまで説明してきた報酬予測誤差の計算が可能になる。

　計算論的アプローチは，Marrの3つの水準に基づいたアプローチである。しかし，計算論的アプローチという名前のために，計算理論の水準だけ扱うことが計算論的アプローチと誤解されることがある。そこで，Kurth-Nelson et al.（2016）は，計算理論の水準を問題（Problem）の水準と呼んでいる。この方が，生物が解くべき問題があり，その問題を解くための複数のアルゴリズムがあり，脳などのインプリメンテーションがあるという理解がしやすくなる。

第 2 章 計算論的アプローチ

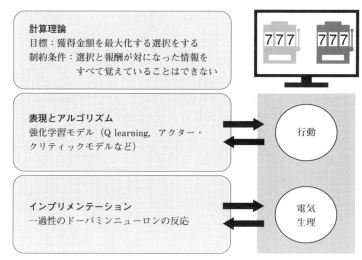

図 2.2 Marr の 3 つの水準からみたスロットマシン課題

しかし，一方で，問題の水準と呼んでしまうと，計算理論の水準に含まれる制約条件などのニュアンスが弱くなり，理論である計算理論の水準と理論に基づいたモデルである表現とアルゴリズム，インプリメンテーションの水準との関係が曖昧になる可能性もある。そのため，本書では，計算理論を強調するという意味においても，問題の水準とはせずに，計算理論の水準と呼ぶことにする。

2.3 計算論的精神医学

計算論的精神医学とは，計算論的アプローチを用いて精神障害の研究を行う学問領域である。つまり，計算論的精神医学では，Marr の 3 つの水準を意識した理論駆動型のアプローチを用いた精神医学研究が行われる（Adams, Huys, & Roiser, 2015）。より具体的には，3 つの水準を意識しつつ，精神障害患者の示す特徴的な行動や神経活動に関して，その背景にあるプロセスを数理モデルによって明らかにする。ここで用いる数理モデルは，数式であれば良いわけではなく，Marr の 3 つの水準を意識した計算理論の水準とインプリメン

テーションの水準からの制約を反映させたものである。これは，第3章で詳しく説明する生成モデル（generative model）に対応する。

　理論駆動型のアプローチをとるのが本書における計算論的精神医学の定義である。しかし，近年発展してきている機械学習を用いてデータ駆動的にアプローチする方法も計算論的精神医学に含めるという立場もある（Huys, Maia, & Frank, 2016）。機械学習とは，大量のデータに対して反復的に計算を繰り返すことによって，そこに潜むパターンを見つけ出す方法の総称であり，一般的には，教師あり学習，教師なし学習，強化学習などが含まれている。機械学習は広範な研究領域であるが，応用においては，データが生成される過程は考慮せずに，入力データ（たとえば，脳画像データなど。特徴量とも呼ぶ）から出力ラベル（たとえば，精神障害の有無や種類など）を予測する教師あり学習がよく用いられる。機械学習の手法を用いて，データ駆動的に患者と健常者の分類・予測を行うアプローチの有用性は高い。しかし，このような機械学習を用いたアプローチは，精神障害における神経・認知・行動的現象の背景にあるプロセスを明示的にモデル化しない[1]。そのため，機械学習を用いたアプローチは，分類や予測などにおいて有用性が認められるものの，精神障害の原理的な理解にはつながらない可能性がある。そこで，本書においては，Marrの3つの水準の観点から理論駆動的に精神障害の背景にあるプロセスを数理モデルを用いて明らかにするアプローチを扱う。

　計算論的精神医学を他の研究領域との関係からみると，計算論的神経科学と精神医学の交差点に位置する学際的研究領域とされ，心理学，神経科学，行動経済学，機械学習などの方法を用いて，精神障害に関連した神経・認知的現象の数理モデルの構築に焦点をあてるアプローチとされる（Huys, 2013）。計算論的神経科学や行動経済学や心理学の一部では，数理モデルを用いた研究が行われてきており，計算論的精神医学ではそこで蓄積された知見を用いる。そのため，計算論的精神医学は，計算論的神経科学などの応用分野であるともいえる。実際，計算論的精神医学が提唱され始めた2010年代から，計算論的神経

---

[1] もちろん，機械学習の中には，データが生成されるプロセスをモデル化するものもあるが，ここでは生成モデルを含まない機械学習アプローチについて述べている（詳しくは第3章を参照）。

科学の主だった研究者が計算論的精神医学に関する総説論文を執筆し，この領域をリードしてきている（Maia & Frank, 2011; Montague, Dolan, Friston, & Dayan, 2012）。計算論的精神医学は，計算論的神経科学者が中心となって始まったが，その動きに呼応する形で，精神障害に関する研究・臨床に従事する者も計算論的精神医学の領域に参入するようになった。まさに，計算論的精神医学は，学際的な領域になりつつある。たとえば，Redish & Gordon（2016）による，Computational Psychiatry と冠した最初の教科書である *Computational Psychiatry: New Perspectives on Mental Illness* は，計算論的神経科学者と精神医学の臨床家・研究者とが集まって行われたフォーラムがもとになった書籍である。

2.4 計算論的アプローチの利点

第1章で述べた精神医学が直面する問題とは，疾病分類に生物学的妥当性がないこと，有効なバイオマーカーがないこと，説明のギャップがあることであった。計算論的アプローチには，これらの問題への解決策を提案することが期待されている。以降では，計算論的アプローチの利点として，疾病分類とバイオマーカーの洗練化，説明のギャップを埋めること，効果的な治療法・検査法の探索について説明する。

2.4.1 疾病分類とバイオマーカーの洗練化

計算論的アプローチを用いることで，新たな疾病分類の提案とバイオマーカーの洗練化ができるのではないかと期待されている。現在，精神医学で用いられる DSM や ICD などのカテゴリカルな操作的診断基準には，同一カテゴリー内の患者における異種性の高さやカテゴリーにまたがった症状を示す患者が存在することなどの問題がある。このような疾病分類の問題に対して，これらの問題を乗り越えた上で，個々の患者に対して最適な治療法を個別化して行う精密精神医学（precision psychiatry）の実現に向けた研究が進められている。精密精神医学を行うには，大きなカテゴリーではなく，カテゴリー内の患者が同質であるような分類とそれを可能にする有効なバイオマーカーが必要に

なる．しかし，現状においては，そのような疾病分類も有効なバイオマーカーも見つかっておらず，その探索方法も明確ではない状況になる．直接的なバイオマーカーを探索するのは難しいかもしれないが，行動や神経画像などのデータから数理モデルを用いて疾患に関わるパラメータの推定を行い，その推定値を指標として疾病分類を行うことができるのではないかと考えられる．なお，疾病分類については，第8章で詳細な議論を行う．

疾病分類とバイオマーカーの洗練化のために数理モデルを活用する上で，Stephan & Mathys（2014）の計算論的検査という概念がある．計算論的検査は，computational assay の訳語になる．まだ定訳はないが，計算論的アッセイでは意味が伝わりにくいかと考え，ここでは計算論的検査と訳した．身体疾患においては，血液などに対して生化学アッセイ（biochemical assay）を用いて，鑑別診断を行う．精神障害の場合，直接的に生物学的指標から精神症状の鑑別を行うのは現状では難しいので，行動データや脳画像データなどに対して数理モデルを適用し，隠れた疾患のメカニズムについて推測する．この時の数理モデル（第3章で説明する生成モデル）が Stephan の提唱する計算論的検査になる．優れた生成モデルが作成できると，疾患マーカーの洗練化に繋がる．

2.4.2 説明のギャップを埋める

計算論的アプローチを用いることで，精神障害に対する生物学的研究で生じている説明のギャップを埋めることが期待される．説明のギャップを埋めるには，2つの間をつなぐ中間水準のモデルが必要になる．この中間水準のモデルとして数理モデルを提供するのが計算論的アプローチである．たとえば，第4章で説明する生物物理学的モデルでは，ニューロンのシナプスレベルの変化がニューロンの発火にどのような影響をおよぼすのかを説明する．シナプスレベルの問題とニューロンのレベルの問題をつなぐ説明を生物物理学的モデルは提供する．第5章で説明するニューラルネットワークモデルでは，ニューロン集団の発火頻度をモデル化し，それによって私たちの認知，行動などを説明する．この場合は，脳画像研究なども含む神経科学研究で明らかとなってきた神経回路の問題と，認知や行動の問題との間をつなぐ説明を提供しているといえる．このように，計算論的アプローチによって，生物学的研究で明らかとな

ってきた異なる水準の問題間にある説明のギャップを埋めたり，生物学的な異常と心理学的な異常との間の説明のギャップを埋めることができるかもしれない。

　計算論的アプローチは，説明のギャップを埋めるだけでなく，理論の統合や異なる種間の知見の統合を可能にする。神経科学や心理学などにおいて提出されているモデルは，主に言語的な記述で書かれていることが多い（中原・鈴木，2013）。言語的な記述で書かれたモデルは，人が読んで理解しやすいというメリットはあるが，モデル間の共通性と独自性が不明確になってしまうかもしれない。そこで，言語的な記述を数理モデルで書き換えることでモデルの共通性と独自性を明らかにすることができる。たとえば，他者の行動を予測する際に，他者がどう判断するかを自分の中でシミュレーションするモデル（シミュレーションモデル）と他者がどういう状況でどういう反応をするのかのパターンから予測するモデル（行動パターンモデル）の2つが提案されている。このように言語的に記述すると，2つのモデルは全く異なるものに思えるかもしれない。これに対して，Suzuki et al.（2012）は，強化学習モデル（第6章を参照）の観点から，2つのモデルを数理モデルに変換した。その結果，どちらのモデルも予測と結果の誤差にもとづいて学習をしており，それがシミュレーションモデルだと他者の選択から得られる報酬の予測値と実際の誤差，行動パターンモデルだと予測した他者の行動と実際にとった他者の行動の誤差にもとづいて学習をしていることを明らかにした。さらに，Suzuki et al.（2012）は，2つの数理モデルを統合するモデルも作成している。このように，計算論的アプローチを使うことで，一見異なるモデルもその共通性を抽出した上で統合できるかもしれない。

2.4.3　効果的な治療法・検査法の探索

　計算論的アプローチを用いることで，効果的な治療の探索が期待されている。この点については，まだ実際の研究知見は多くはないが，ミクロなレベルの計算論的なアプローチは，精神障害の治療に用いられる薬の作用メカニズムを明らかにすると同時に，新規な効果の高い薬剤の開発にも寄与する可能性がある。数理モデルの利点は，数理モデルが明らかになっていれば，そのモデル

を使ってシミュレーションができる点である．新規な薬剤の開発コストが問題になっている現状においては，シミュレーションによる治療法・検査法の探索によって，試行錯誤にかかる時間的・費用的コストを回避できるのは魅力的である．また，治療法の開発だけでなく，数理モデルから予測できる新たな現象もあり，新たな検査法の開発にもつながる可能性もある．

2.5 計算論的心身医学と計算論的臨床心理学

　上記の利点から計算論的アプローチが精神医学に適用されるようになってきている．同様なことは，精神医学に関連した研究領域でも起こりうる．以下では，計算論的精神医学と関連した研究領域として，計算論的心身医学と計算論的臨床心理学について取り上げる．

　まず，精神医学に関連する領域としては，心身医学がある．心身医学とは，過敏性腸症候群，神経性胃炎などのような，症状の発症や経過に心理的要因の影響が強い身体疾患について扱う医学の領域である．精神医学が精神症状を治療ターゲットにするのに対し，心身医学は身体症状を治療ターゲットとするが，どちらも心理的要因の影響が強い．そのため，計算論的アプローチを精神障害に適用したのと同様に，心身症に対して計算論的アプローチを適用することも可能と思われる．

　Petzschner, Weber, Gard, & Stephan（2017）は，推論・コントロールループモデルの観点から，計算論的精神医学と計算論的心身医学について整理している（図 2.3）．私たちは環境からの刺激をそのまま受け取るのではなく，事前にもっている事前知識と統合することで知覚する（詳細は，第 7 章のベイズ推論モデル）．その私達の事前知識は，環境や自身の身体に関するモデルから生成される．その際に，自分が環境や身体についてもっているモデルについての確信度などのメタ認知も存在する．このように，私達の脳内では，階層化された形で環境や身体についての事前知識を作り出し，それを元に予測を行っている．その予測は，実際の環境・身体からの感覚情報によって予測誤差を生む．予測誤差が生じた場合，2 つの対応方法が考えられる．1 つは自分の環境・身体についての自分のモデルを更新する，もう 1 つは環境や身体に働きかける

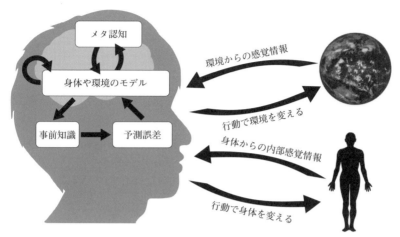

図 2.3 推論・コントロールループモデル（Petzschner et al.（2017）を元に作成）

（行動する）ことで，それぞれ誤差を小さくする．

　推論・コントロールループモデルにおいて，外界の環境からの入力もしくは環境への働きかけにおいて不適応が生じると精神医学の問題になり，計算論的精神医学で扱うことになる（Petzschner et al., 2017）。一方，自身の身体からの内受容感覚もしくは身体への働きかけにおいて不適応が生じると心身医学の問題となり，計算論的心身医学で扱うことになる（Petzschner et al., 2017）。たとえば，心理社会的要因によって下痢や腹痛が生じる過敏性腸症候群の場合，腹部の内受容感覚に対して「この胃腸の具合は何か深刻な病のサインではないか」や「この胃腸の具合だと，会食中におならをしてしまうのではないか」などの破局的な解釈をしたり，腹部の内受容感覚に過度な注意を向けたりする（Toner et al., 2011）。腹部の内受容感覚の破局的解釈は，身体についてのモデルやメタ認知が偏ったものになっている可能性があり，腹部の内受容感覚への過度な注意は予測誤差を最小化するためになされる行為の可能性がある。このように，ベイズ推論モデルという観点から，精神医学と心身医学を同じ枠組みで扱うことができる。

　心身医学以外にも精神医学の近接領域として，臨床心理学がある。臨床心理学は，精神障害，心身症，心理的不適応などの問題について，メカニズムを検

討する異常心理学，評価に関する心理アセスメント論，心理的介入に関する心理療法論からなる研究領域である（丹野ら，2015）。臨床心理学では，精神医学や心身医学と同様に心の問題を扱うが，疾患レベルではない軽度な心理的苦悩も対象に含む点，医学で行われる生物学的な検査・介入ではなく，心理的側面からアセスメントや介入を行う点が特徴になる。臨床心理学は，精神医学や心身医学と問題を共有しているため，臨床心理学においても計算論的アプローチは有用になる。そのため，著者は計算論的臨床心理学（computational clinical psychology）を標榜して研究を行っている（国里，2018）。臨床心理学では，精神障害として診断をうけない程度の軽度な心理的苦悩も対象になったり，ウェルビーイングやマインドフルネスなどのポジティブ心理学的な側面も重要な研究領域になる。現在，ウェルビーイングなどのポジティブ心理学の概念の数理モデルはまだ少ないが，ウェルビーイングの数理モデル（Rutledge, de Berker, Espenhahn, Dayan, & Dolan, 2016; Rutledge, Skandali, Dayan, & Dolan, 2014）や自尊心の数理モデル（Will, Rutledge, Moutoussis, & Dolan, 2017）なども提案されてきている。

　精神障害による苦痛の軽減のための研究からより良い人生のための研究まで，計算論的アプローチが適用できる領域はまだまだ手つかずで残されている。計算論的アプローチが，それらの研究領域に対して，新たな角度から光を当てることで，さらなる発展につながることが期待される。

第3章　計算論的精神医学の方法

3.1　計算論的精神医学と生成モデル

　第2章では計算論的精神医学について説明した．計算論的精神医学では，精神障害についての生成モデルを作ることで，患者の内的過程を明らかにする．これにより，新たな診断分類の提案，バイオマーカーの洗練化，新たな治療法の提案などが可能になると期待されている．このように，計算論的精神医学においては，優れた生成モデルの作成が必須になる．本章では，最初に生成モデル，シミュレーションとパラメータ推定との関係について説明する．次に，計算論的精神医学研究で現在用いられる代表的な生成モデルとして，生物物理学的モデル，ニューラルネットワークモデル，強化学習モデル，ベイズ推論モデルについて説明し，これらの生成モデルを精神医学研究で用いる方法についても説明する．最後に，計算論的精神医学研究を進める上で今後必要となる事項について論じる．

　私たちは，行動，気分，精神症状，神経活動，生理的反応などの直接的もしくは間接的に観測可能なデータを日々生み出している．図3.1に示したように，刺激入力があると，私たちの脳はなんらかの処理をした上で，これらのデータを返す．たとえば，第2章でも例にあげたスロットマシンについて考えてみる．私たちは目の前のスロットマシンに対して，過去の経験などを参考にして，どちらのスロットマシンが得かを計算して選択する．スロットマシンを行っている様子を測定して記録すれば，データを得ることができる．たとえ

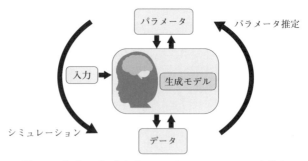

図 3.1　生成モデルとシミュレーション・パラメータ推定

ば，スロットマシンの選択を記録すれば行動のデータが得られ，選択後に質問紙で気分を問えば気分のデータが得られ，もしスロットマシンを行っている時に機能的磁気共鳴画像（functional magnetic resonance imaging: fMRI）と皮膚電気活動を用いた測定をすれば神経活動と生理的反応のデータが得られる。以降，データとは，入力刺激に対する私たちの出力を観察可能な形で測定したものとする。このように考えると，私たちは，なんらかの刺激に対して日々データを発生させているデータ生成器であるといえる。

　私たちが刺激入力に対して反応を返す時に，私たちの脳は，データ生成プロセスと呼べるような，データを発生させるためのなんらかの処理を行っている。この脳のデータ生成プロセスが明らかになれば，私たちの心やその異常である精神障害を理解することができる。しかし，私たちの頭の中は，直接観察することができない。そのため，計算論的精神医学では，観測可能なデータの背後のデータ生成過程を記述した生成モデルを用いる。研究者が作成した生成モデルを通して，私たちの脳のデータ生成プロセスを明らかにするのである。なお，図 3.1 において，人と脳の絵と生成モデルが別になっているのは，生成モデルが研究者によって設定されたものであることを示すためである。

　生成モデルは，データ生成過程を記述したモデルなので，入力とパラメータを与えると，人工的にデータを生成することができる（Bishop, 2006）。図 3.1 の下向きの矢印では，生成モデルに入力とパラメータを与えることでデータが生成される過程が描かれている。生成モデルに与えるパラメータとは，生成モデルの調節つまみのようなものであり（Kruschke, 2014），基本的には潜在的

で観察不可能なものになる．入力が同じであっても，パラメータが違ってくると，生成モデルから出力されるデータも異なってくる．たとえば，精神障害患者と健常者との間で，ニューロン間の情報伝達の方法は同じかもしれないが，シナプスの伝達効率は異なるかもしれない．この場合，シナプスの伝達効率は，生成モデルの調節つまみになっており，それに応じて出力される症状や行動などのデータは異なってくる．

　研究者は，生成モデルを作成し，パラメータと入力の値を設定すれば，それらの下で発生するデータをシミュレーションすることができる．この過程をフォワードモデル（forward model）と呼ぶこともある．シミュレーションは，パラメータと生成モデルを与えた下で，データがどのようなものになるのかを検討している．シミュレーションを用いた精神障害研究を行う場合，研究者は，私たちの脳が行っているであろう情報処理過程を表現できる生成モデルを準備し，その生成モデルもしくはパラメータ値を変更することで，健康な人が生成するデータを作ったり，精神障害患者が生成するデータを作ったりする．シミュレーションの結果（シミュレーションによるデータ）が実際の健康な人や精神障害患者から得られたデータ（実験・観察によるデータ）に近い場合に，シミュレーションで用いた生成モデルやパラメータ値の妥当性を確認することができる．つまり，作成した生成モデルが，精神障害患者の内的過程を表現できていると考える．

　一方，研究者が実験や観察などによって測定されたデータと入力を持っていれば，用意した生成モデルからパラメータを推定することができる．なお，この過程は，モデルインバージョン（model inversion）とも呼ばれる．パラメータ推定は，データと生成モデルを与えた下で，パラメータがどのような値であるかを検討する．研究者は，私たちの脳が行っているであろう情報処理過程を表現できる生成モデルと精神障害患者や健常者のデータを準備し，精神障害患者と健常者のパラメータを推定することができる．パラメータ推定によって，行動・脳画像データそのものからは直接観察することができないパラメータを推定でき，精神障害の特徴を明らかにすることが期待される．2.4.1 で説明した Stephan の計算論的検査は，生成モデルを用いて，個々の患者に対応するパラメータを推定し，精密精神医学を実現するという考えである．

シミュレーションはパラメータ推定からデータへの方向であり（図3.1の左側），パラメータ推定はデータからパラメータへの方向となり（図3.1の右側），シミュレーションとパラメータ推定は逆方向の関係になる。計算論的アプローチを行う上で，どちらの方向性を持った研究を行っているのかを意識する必要があり，後に説明する4つの生成モデルは，シミュレーションとパラメータ推定のどちらに重点をおいているかで分けることもできる。しかし，パラメータからデータ，データからパラメータという方向性こそ逆ではあるが，シミュレーションとパラメータ推定は相補的な関係にある。手元にある患者データからパラメータ推定することを目的とした研究であっても，その都度，シミュレーションによるデータ生成を行って，生成モデルの挙動などを確認する必要がある。反対に，シミュレーションを目的とした研究であっても，パラメータ推定を行うことでモデルの妥当性を確認する必要がある。

　これまで，精神医学研究における生成モデルの活用について説明してきたが，第2章でも論じたように精神医学研究に生成モデルを含めない機械学習アプローチを用いた研究も行われるようになってきている。たとえば，精神医学研究で測定される大量のデータに対して，機械学習の手法を用いて，臨床場面で使えるような診断や予後予測に役立てようとする動きも活発化してきている（Iniesta, Stahl, & McGuffin, 2016）。実用上の有用性から，このような機械学習を用いた研究は，精神医学に限らず，医学研究全般に広がってきている。精神医学に対する機械学習の適用にあたり，機械学習は広範な研究領域であり，その中に複数のアプローチがあることを認識する必要がある。以下では，モデルの観点から各アプローチを整理し，その上で，本書の立ち位置について説明する。

　機械学習のアプローチ法は，生成モデル，識別モデル（discriminative model），識別関数（discriminant function）の3つに大きく分けることができる（Bishop, 2006）。3つの違いについて説明するにあたり，脳画像データから患者か健常者に分類するという状況を例にあげつつ説明する。脳画像データはモデルに投入するデータであり，患者か健常者かのラベルはクラスとする。抽象化すると，データからクラスを予測するのがここでの課題となる。まず，識別関数は，入力されたデータがどのクラスかを出力する関数を推定する。つま

り，特定のデータが与えられたら，どのクラスに割り振られるのかを明らかにできる．脳画像データに対してサポートベクターマシンなどの手法を用いて患者と健常者を分類する場合は，識別関数になる．次に，識別モデルは，データの下でのクラスの確率を推定する．つまり，特定のデータが与えられたら，そのデータが特定のクラスである確率がどのくらいかを明らかにできる．脳画像データに対してロジスティック回帰などの手法を用いて患者と健常者を分類する場合は，識別モデルになる．識別モデルと識別関数は，直接的にクラスやクラスに割り振られる確率を推定し出力するものであり，データがどのように生成されたのかをモデル化していない．一方，生成モデルでは，特定のクラスの場合にどのようなデータが生成されるのかなど，データが生成される過程をモデル化する．そのため，生成モデルを用いると人工的にデータを生成することができる．識別モデルや識別関数は，生成モデルと比較した場合に，計算資源が節約できるなどの利点がある．しかし，識別関数や識別モデルでは，データ生成過程がモデル化されていないので，人工的にデータを生成することはできない．

　本書では，識別関数・識別モデルを用いた機械学習アプローチの有用性は認識しているが，それが精神障害における神経・認知・行動的現象の背景にあるプロセスをモデル化しないものであるために，精神障害の原理的な理解にはつながらないと考える．もし識別関数・識別モデルによって，膨大な神経・生理データからある疾患の鑑別が可能になったとしても，それは人がみて解釈できるような結果であるとは限らない．1.4 節で議論した説明のギャップを埋めることができない限り，私たちの疾患の理解は深まらない．精神障害の原理的な理解を考えると，生成モデルが重要になる．また，現状の疾病分類学には問題が指摘されている．そのような状況で，疾病分類を教師信号にした機械学習を行っても，現状の疾病分類の問題を引き継いでしまうことになる．私たちは，精神障害患者の示す症状や行動などが生じる過程をブラックボックス化するのではなく，生成モデルとして表現し理解することを重視する．そのため，以降では，識別関数・識別モデルを用いた機械学習アプローチの研究については触れない．

3.2 計算論的精神医学で用いられる生成モデルと研究方法

計算論的精神医学で用いられる代表的な生成モデルとしては，生物物理学的モデル，ニューラルネットワークモデル，強化学習モデル，ベイズ推論モデルの4つがある（Kurth-Nelson et al., 2017）。以下では，これら4つの生成モデルの概要について説明した上で，精神医学研究への適用方法について説明する。4つの生成モデルの概要について説明する前に，(1) モデルの抽象度と対象，(2) シミュレーションかパラメータ推定かの2つの観点から簡単に整理をする。

まず，モデルの抽象度から4つの生成モデルを整理すると，生物物理学的モデル＜ニューラルネットワークモデル＜強化学習モデル，ベイズ推論モデルの順番で抽象度が上がる。モデルの抽象度とは，モデルがどの程度，具体的な生物学的基盤を追求するかどうかである。生物物理学的モデルやニューラルネットワークモデルは，生物学的基盤の具体性が高く，比較的抽象度が低いモデルである。図3.2 にあるように，生物物理学的モデルはニューロン，ニューラルネットワークモデルは神経回路をモデル化の対象にしている。一方，強化学習モデルとベイズ推論モデルは，生物学的基盤の具体性が低く，比較的抽象度が高いモデルである。強化学習モデルとベイズ推論モデルは行動からニューロンまで幅広くモデル化することもできる。しかし，生物物理学的モデルやニューラルネットワークモデルと比較した際に，生物学的基盤の具体性は低くなるので，そういった仮定を強くおくことが難しい場合の行動データのモデル化に使うことが多い。このように，モデルの抽象度と対象を明確にしておくとモデル間の差異が明確になる。ただし，生物物理学的モデルだからニューロンだけというわけでなく，神経回路をモデル化することもあり，説明する対象としては行動も含まれる。あくまで，整理する上での目安と思っていただきたい。

次に，4つの生成モデルをシミュレーションとパラメータ推定のどちらに重きをおいたモデルかで分類する。図3.1 にあるように，生成モデルを作れば，シミュレーションかパラメータ推定をすることができる。生物物理学的モデルとニューラルネットワークモデルは，研究者の側で生成モデルやパラメー

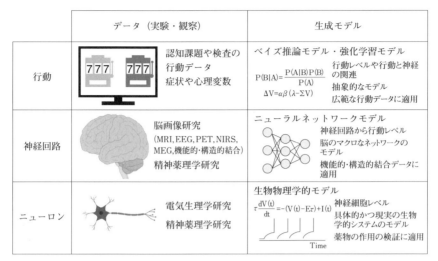

図3.2 異なる水準におけるデータと生成モデル（Anticevic, Murray, & Barch (2015) を元に作成）

タの値を設定する根拠が強くなるので，シミュレーションに重点がおかれる。一方，強化学習モデルとベイズ推論モデルは，研究者の側で生成モデルやパラメータの値を設定する根拠が弱いため，実際に測定されたデータに基づいたパラメータ推定に重点がおかれる。ここでは便宜的に，シミュレーションとパラメータ推定のどちらに重きをおくのかで分けている。あくまでも相対的な分類であり，どのモデルであってもシミュレーションもパラメータ推定も重要である。

　代表的な4つの生成モデルについて整理した。まずは4つの生成モデルの差異について理解し，読者の関心にあった生成モデルを選択することが重要である。さらに，精神障害は1つの水準だけで理解できるものではないと考えられるため，複数のモデルを用いることで，ニューロンから行動までをカバーすることができることも理解しておくと，計算論的精神医学全体の見通しがよくなる。以降では，各生成モデルの概要を説明する。

3.3 生物物理学的モデル

3.3.1 生物物理学的モデルとは

　第4章で扱う生物物理学的モデルは，ニューロンの膜電位などの現実的な生物学的システムをできるだけ忠実にモデル化する生成モデルである。具体的には，ニューロンの情報伝達，イオンチャネル，神経伝達物質の量などをモデル化する（Moran et al., 2017）。図3.2の生成モデルの下段に簡単に記載しているように，生物物理学的モデルではニューロンの電位変化を微分方程式で記述し，ニューロンの発火をシミュレーションする。他の生成モデルと比べた場合，生物物理学的モデルは，シナプスや受容体などの最もミクロな生物学的システムを対象としており，分子，神経細胞，神経回路の水準を扱っている。生物物理学的モデルは，現実的な生物学的システムをできるだけ忠実にモデル化するため，ニューロン，シナプス，神経回路の生理学的な特性の制約を受ける。つまり，生物物理学的モデルでは，すでに明らかになっているニューロン，シナプス，神経回路の特性をモデルに反映させる。そして，実際にモデルを動かしてみて，それが実際のニューロンと同じような挙動をしめすのか，シミュレーションを行う。

　生物物理学的モデルの利点は，シナプスレベルの仮説の検証ができることである。現在，精神医療で用いられる多くの薬物はシナプスに作用することで効果が発現すると仮定されている。たとえば，統合失調症のドーパミン仮説，うつ病のセロトニン仮説・ノルアドレナリン仮説，不安障害のセロトニン仮説がある。これらは，特定の精神障害に効果のある薬剤の薬理作用から推測した仮説になる。生物物理学的モデルを用いると，これらの仮説に対して，特定のモノアミンの多寡によってニューロンの発火がどのように変化し，それが神経回路にどのように影響するのかについて検討することができる。また，すでに効果があるとされている薬剤の作用メカニズムを検討することができるだけでなく，新規な薬剤の開発や治療にも利用することができる。たとえば，特定の受容体に作用する新規な薬剤の開発をする場合，いきなり人を対象に検証することは倫理的にも方法論的にも難しい。そこで，できるだけ忠実に作成した生物

物理学的モデルから理論的示唆を得ることで，人では実施できない実験もモデルをつかって検討することができる（Anticevic, Krystal, & Murray, 2017）。

生物物理学的モデルは，ニューロンなどのミクロなレベルをモデル化するが，その説明できる範囲はニューロンに限定されるものではない。たとえば，統合失調症においてはワーキングメモリの障害が指摘されている。このワーキングメモリの障害について，生物物理学的モデルの観点からアプローチすることもできる（Wang & Krystal, 2014）。また，生物物理学的モデルは，fMRIや脳波などの神経生理学的データの因果的な説明にも使用される（Moran et al., 2017）。このように，生物物理学的モデルは，ミクロレベルの比較的明らかになっている生物学的知見をベースにしながら，マクロレベルの説明にも活用されるモデルである。

3.3.2 損傷シミュレーション

生物物理学的モデルを精神障害研究に用いる際に，損傷シミュレーションを用いることができる（図3.3）。損傷シミュレーションとは，精神障害患者のモデルを作成し，それが実際の患者のデータと同じようなデータを生成できるかを確認することで，モデルの妥当性を検討する方法である。Maia & Frank (2011) では，疾患における生物学的異常から演繹的にモデル構成がなされるので，演繹的アプローチとも呼ばれる。

損傷シミュレーションでは，最初に，健常者が出力するようなデータを生成できる生成モデルとパラメータを特定する。健常者の生成モデルとパラメータが特定できたら，精神障害で生じる生物学的異常を特定する。特定できた精神障害における生物学的異常を，健常者の生成モデルやパラメータに反映させる。たとえば，ある精神障害において特定のレセプターが機能していない場合に，生物物理学的モデルからそのレセプターを表現する部分を削除する。もしくは，ある精神障害において特定のレセプターの機能が低下している場合は，生物物理学的モデルの中でそのレセプターの機能を調節するパラメータの値を変更する。そのようにして，作成した精神障害の生成モデルとパラメータを用いて，入力に対するデータを生成するシミュレーションを行う。そして，得られたシミュレーション結果と実際に患者が生成するデータが同じかどうかを検

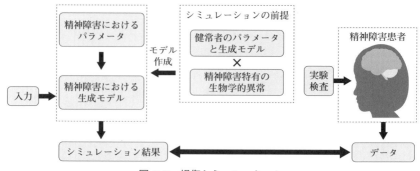

図 3.3 損傷シミュレーション

討する。

　たとえば，ある精神障害において持続的注意の障害があるとする。そこで，持続的注意課題に対して，健常者と同じような反応を示す生成モデルを作成しパラメータを設定する。その健常者の持続的注意に関する生成モデルとパラメータに，その精神障害に特有な生物学的異常を反映させる。そのようにして作成された精神障害の生成モデルとパラメータから生成されたシミュレーション結果は，実際に患者が示す持続的注意の障害と同様のものであったとする。このような結果が得られた時に，作成した精神障害における生成モデルとパラメータの妥当性が確認される。

　損傷シミュレーションにより，どのような生物学的異常が，患者のデータ（行動，感情，症状）を作り出すのかを明らかにすることができる。損傷シミュレーションは，対象とする疾患について生物学的異常が明白な場合に最も力を発揮する。しかし，対象とする精神障害に関して生物学的異常が明白ではない場合は，精神障害の生成モデルやパラメータを作ることができなくなる。なお，損傷シミュレーションは，生物物理学的モデルに限定される方法ではなく，その他の生成モデルでも用いられる点には留意する必要がある。

3.4　ニューラルネットワークモデル

3.4.1　ニューラルネットワークモデルとは

　第 5 章で扱うニューラルネットワークモデルは，生物物理学的モデルより

も抽象度があがり，単体のニューロンではなくニューロン集団の発火を扱い，ニューロン集団間のネットワークをモデル化する。ニューラルネットワークモデルも，生物物理学的モデルと同様に，ニューロンや神経回路などの生物学的知見がベースになったモデルであり，主に神経回路から行動レベルを扱う。図3.2 の生成モデルの中段にモデルの模式図を記載している。図3.2 のようにニューラルネットワークは，ニューロン集団を表すニューロン素子（図3.2 の円図形）とニューロン素子間のシナプス結合（図3.2 の円図形と円図形をつなぐ線）からなる。ニューラルネットワークモデルは，入力に対して，ニューロン素子とシナプス結合からなるネットワークが入力情報を処理し，出力を返す。このニューロン素子やシナプス結合の配置を変化させたり，シナプス結合の強度を変化させることで，入力に対する行動などの反応を変化させることができる。ニューラルネットワークモデルは，まさに私たちの脳が行っている処理をネットワークという形式で実行するモデルであり，私たちの神経回路のアナロジーとして扱うことができるモデルである。

　ニューラルネットワークモデルの利点は，神経回路についての知見を組み込んだモデルから複雑な行動を出力することができることである。ニューラルネットワークモデルは，入力に対して複雑な認知的処理を行った反応を出力することができるので，実際に人が認知課題を行った際の反応と同じ反応を出力する。そのため，ニューラルネットワークモデルを用いて精神障害患者や健常者が認知課題を行っている際の反応をモデル化することもでき，認知科学や認知神経科学との接続も容易になる（Anticevic, Krystal, & Murray, 2017）。また，神経回路をモデル化しているため，脳画像研究との接続もしやすい。たとえば，脳画像研究によってある精神障害における神経回路上の異常が明らかである場合，それをニューラルネットワークモデルに組み込んで検討することもできる。また，ニューラルネットワークモデルは，神経回路からどのように反応が出力されるのかを扱うので，神経回路の異常と行動上の問題との説明のギャップを埋めることができる。生物物理学的モデルと同様にニューラルネットワークモデルを使って，未知の実験状況における反応を予測することができたり（Moustafa, Myers, & Gluck, 2009），人においては倫理的にも方法論的にも難しい神経回路の一部の損傷などをモデル上で引き起こして検討することもで

きる (Moustafa et al., 2013)。

　ニューラルネットワークモデルは，1つのニューロンの発火をモデル化する生物物理学的モデルよりも，より抽象度の高いニューロン集団の発火を扱っている。そのため，モデル化に用いる生物学的知見においてもマクロな神経回路の情報が用いられる。ニューラルネットワークモデルは，脳のモデルと考えた場合には，それらの知見の制約をうけるが，入力に対してネットワーク形式で情報処理を行って出力を返すモデルとして幅広く活用することもできる。たとえば，脳画像解析において活用されている dynamic causal modelling (Friston, Harrison & Penny, 2003) は，脳画像研究で得られたデータにおける脳部位間の因果的なネットワークを明らかにする手法であり，ニューラルネットワークモデルの応用の1つといえる。

3.4.2　モデル選択に基づく損傷シミュレーション

　モデル選択に基づく損傷シミュレーションは，生物学的異常に関する仮説が複数ある場合の損傷シミュレーションである（図3.4）。生物学的異常が明白な場合は，単一の仮説で損傷シミュレーションを行うことができるが，精神障害の多くは，生物学的な異常が明白ではないことが多い。特にニューラルネットワークモデルで扱うようなマクロな神経回路の場合は，生物学的異常に関する知見が研究によってばらついていることも多い。そこで，モデル選択に基づく損傷シミュレーションでは，生物学的異常について複数の仮説を設定した上で，損傷シミュレーションを行い，モデル選択を行う。このように，モデル選択に基づく損傷シミュレーションでは，モデル選択の結果から原因となる生成モデルがどれかを推測している。このような，データや現象に関する複数の仮説を作って，最もデータや現象に合う仮説を採択する方法を仮説的推論もしくはアブダクションと呼ぶ。そのため，Maia & Frank (2011) では，モデル選択に基づく損傷シミュレーションのことを，アブダクティブ・アプローチとも呼ぶ。

　モデル選択に基づく損傷シミュレーションも，損傷シミュレーションと同様に，健常者の生成モデル・パラメータと精神障害における生物学的異常についての知見から，精神障害の生成モデル・パラメータを作成する。生物学的異

第 3 章　計算論的精神医学の方法

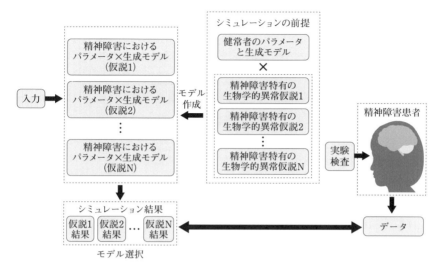

図 3.4　モデル選択に基づく損傷シミュレーション

常についての仮説が複数ある場合は，精神障害の生成モデル・パラメータも複数になる。なお，生物学的異常が脳部位 A と脳部位 B にあるとしたら，脳部位 A だけに問題がある可能性，脳部位 B だけに問題がある可能性，脳部位 A と B の両方に問題がある可能性がある。このように，生物学的異常についての候補とその組み合わせを考えると，精神障害についてのモデルは生物学的異常の仮説より多くの仮説を設定することになる。なお，ニューラルネットワークモデルにおいて，生物学的異常の仮説を，精神障害の生成モデル・パラメータに落とし込む場合は，ニューロン素子とシナプス結合に手を加える。具体的には，ニューロン素子の除去，シナプス結合の切断，入力とシナプス結合にノイズを追加する，活性値の制限（閾値パラメータの変更）などがある（浅川，2001）。精神障害についての生成モデル・パラメータが複数準備できたら，それらのシミュレーション結果と現実のデータとの比較を行う。現実のデータとの比較を通して，最も現実のデータとの適合度が高い精神障害の生成モデル・パラメータを採択する。特定の精神障害についての生成モデル・パラメータを採択することで，その前提となる生物学的異常の仮説も採択することとなる。たとえば，脳部位 A の異常という仮説と脳部位 B の異常という仮説があった

場合，それぞれを損傷させた精神障害のモデルのシミュレーションを行ったとする。そして，そのシミュレーション結果と現実の行動データとの比較をすると，脳部位Aの異常という仮説の下で作られた精神障害のモデルの方がデータへの適合度が高く採択された。この結果をもって，脳部位Aの異常がそれによって引き起こされた神経回路上の処理（生成モデルやパラメータが表現している）を経て，患者の行動上の問題を引き起こしていると考える。

第1章でも論じたように精神障害における明白な生物学的異常は見つかっておらず，有効なバイオマーカーもない現状を考えると，モデル選択に基づく損傷シミュレーションが現実的な方法といえる。ただし，モデル選択の規準については，情報量規準を用いて実際のデータを基にモデル選択する定量的な方法（6.5「強化学習モデルにおけるモデル選択」を参照）や，実際のデータではなくこれまで明らかになっている知見を定性的に説明できるかどうかを基にモデル選択する定性的な方法などがある。これらのモデル選択法についての標準的な手続きについては，今後議論が必要である。なお，モデル選択に基づく損傷シミュレーションは，ニューラルネットワークモデルに限定される方法ではなく，生物物理学モデルなどでも用いられる点には留意する必要がある。

3.5 強化学習モデル・ベイズ推論モデル

3.5.1 強化学習モデルとは

第6章で扱う強化学習モデルは，生体が環境との相互作用を通して学習し，意思決定する過程をモデル化する。具体的には，将来の報酬と罰を予測することの学習（古典的条件づけ）と将来の報酬を最大化する行動を選択することの学習（道具的条件づけ）をモデル化している（Kurth-Nelson et al., 2017）。強化学習モデルには，学習の速度を調節する学習率などのパラメータがあり，それらのパラメータと精神障害との関連を検討することができる。なお，このパラメータとドーパミンなどの生物学的要因との関連も研究されてはいるが，強化学習モデル自体はなんらかの生物学的基盤をベースとしたモデルではない。生物物理学的モデルやニューラルネットワークモデルと比べると，強化学習モデルは抽象度が高く，具体的なニューロンや神経回路を直接的にモデルに含めな

い生成モデルである．強化学習モデルは抽象度の高いモデルのため，ニューロンのモデル化に使うこともできるが，その汎用性の高さから，環境との相互作用が必要な複雑な意思決定のモデル化に用いられることが多い．

　強化学習モデルの利点は，環境との相互作用が必要な意思決定を少数のパラメータでモデル化できることである．ニューラルネットワークモデルも複雑な問題に対する行動を説明することができるが，パラメータ数が多くなる．一方，強化学習のパラメータ数は少ないため，実際に得られた行動データからパラメータ推定するモデル・フィッティング（後述）を行いやすい．たとえば，ある精神障害患者のデータと健常者のデータがある場合に，それらのデータから強化学習モデルのパラメータの値を推定し，患者と健常者で比較することができる．その結果，単なる行動データ上の差異だけでなく，その行動が生成されるに至った内的なプロセスにおける差異についても理解を深めることが可能になる．また，強化学習モデル自体は様々な精神障害や健常者において共通しており，パラメータのみが異なるという仮定をおくこともできる．そうすれば，複数の精神障害に関するデータを用いてパラメータ推定を行い，精神障害ごとのパラメータの特徴も検討することができる（Gillan et al., 2016）．このように，強化学習モデルという観点から精神障害全体を俯瞰することも可能になる．

　強化学習モデルは，抽象的なモデルのために，様々な精神障害を対象にしたり，複雑な認知課題のモデリングを可能にする．しかし，その生物学的な基盤については，生物物理学的モデルやニューラルネットワークモデルと比べて弱い．そのため，強化学習モデルを用いた行動データの研究で得られた知見をニューロンや神経回路の問題と結びつける場合には，注意が必要になる．場合によっては，ニューラルネットワークモデルなどの，説明のギャップを埋めるモデルを併用することも考える必要がある．

　強化学習モデルを精神障害研究に活用する場合に，得られたデータからパラメータ推定を行うモデル・フィッティングを用いる．モデル・フィッティングはベイズ推論モデルでも用いるため，ベイズ推論モデルについて説明してから，モデル・フィッティングについて説明する．

3.5.2 ベイズ推論モデルとは

第7章で扱うベイズ推論モデルは，ノイズを含んだ観察下で，事前情報を活用しながら推論する過程をモデル化する。ベイズ推論モデルでは，以下のベイズの定理を用いて，推論過程をモデル化する。

$$P(仮説 \mid 観察) = \frac{P(観察 \mid 仮説)P(仮説)}{P(観察)}$$

この式は，右辺の分母をとって以下のようにできる。

$$P(仮説 \mid 観察) \propto P(観察 \mid 仮説)P(仮説)$$

これは，ある観察が得られた時にある仮説が採択される確率（左辺，事後確率，たとえば，目の前の茂みがガサガサ動いている観察の下で，茂みにヘビがいるという仮説を採択する確率）は，その仮説の下で観察が得られる確率（尤度）と仮説の確率（事前確率，たとえば，今は夏なので茂みにヘビがいる確率は高い）をかけ合わせたもの（右辺）に比例する。事後確率は尤度×事前確率に比例するので，事前確率が変わると事後確率が変わる。たとえば，今が冬であり草むらにヘビがいる確率が低い場合は，事後確率も低くなる。ベイズ推論モデルを使うことで，精神障害における推論の問題は，事前確率の高低の問題なのか，事前確率と尤度の統合の問題なのかどうかを検討できる。ベイズ推論モデルは，強化学習モデルと同様に抽象度が高く，行動レベルを扱うモデルになる。

ベイズ推論モデルの利点は，私たちの推論や信念を確率や確率分布として表現できることである。実際のところ，私たちの信念は，「茂みにヘビがいる確率は70%」というように1つの値をとるものではない。目の前の茂みがガサガサ動いている様子から，それを見た人はヘビがいる確率が70%という確信度を高く見積もるかもしれないが，他の確率も全くありえないわけではない。70%を中心に60%，50%，40%もしくは80%，90%，100%という順番に確率の確信度はだんだんと小さくなるように分布していると考えられる。ベイズ推論モデルでは，このような私たちの信念の分布をモデル化することができる。特に，精神障害の研究においては，分布の中心だけでなく，分布の幅（分散もしくは精度）も重要になってくる（第7章参照）。もう1つの重要な利点として，ベイズの定理は，推定された事後分布を次の時点の事前分布にいれて

更新することもできる。これをベイズ更新と呼ぶ。ベイズ更新を使えば，時間的に信念の分布が変化していく軌跡を追うこともできる。これにより，時間的に変化したり変動するような複雑な意思決定についてもモデル化することができる。

ベイズ推論モデルも，強化学習モデルと同様に，抽象的なモデルであるので，様々な認知課題や現象のモデリングを可能にする。その一方で，生物物理学的モデルやニューラルネットワークモデルとくらべて，ベイズ推論モデルのそれぞれの要素と生物学的な基盤との関連づけは弱い。強化学習モデルと同様に，ベイズ推論モデルを用いた行動データの結果とニューロンや神経回路の問題とを結びつける場合には，ニューラルネットワークを併用するなどの工夫が必要になる。

3.5.3 モデル・フィッティング

モデル・フィッティングは，強化学習やベイズ推論モデルのようなより抽象度の高いモデルを精神障害研究に用いる際に使用する（図3.5）。モデル・フィッティングとは，患者や健常者のデータが手元にある場合に，そのデータから生成モデルを使ってパラメータ推定し，そのパラメータの群比較や症状重症度との相関などを検討する方法である。モデル・フィッティングは，モデルベース解析とも呼ばれたり（O'Doherty, Hampton, & Kim, 2007），量的アブダクティブ・アプローチとも呼ばれる（Maia & Frank, 2011）。

モデル・フィッティングは，損傷シミュレーションのように事前に精神障害における生物学的異常を明確に同定できない場合に，すでに得られている現実のデータからパラメータ推定を行う方法になる。ベイズ推論モデルも強化学習モデルも，問題を解く上で最適のあるべき姿を示した規範モデルであり，実験課題などの特定の状況において行動を最適化するモデルである。そのため，これらのモデルを使うといつかは最適な行動を選ぶことができるが，パラメータの値によって表出される行動は異なったものとなる。精神障害患者も健常者と同様な生成モデルを持っているが，そのパラメータが異なるために，最適な行動の学習が遅くなったり，学習が困難になったりするなどの異なる行動として表れていることがあるかもしれない。そこで，モデル・フィッティングでは，

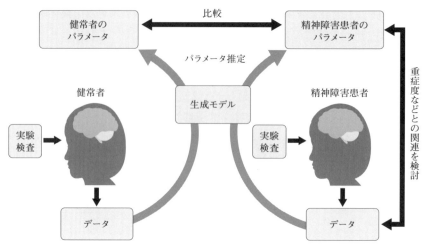

図 3.5　モデル・フィッティング

　まず精神障害患者と健常者で同じ実験課題を行った際のデータを取得し，そのデータと生成モデルからパラメータ推定を行う。推定方法は，最尤推定，ベイズ推定などが使われる。推定されたパラメータを，患者と健常者で比較することで，精神障害患者の行動的特徴がどのようなパラメータによって生じているのかを明らかにすることができる。また，推定されたパラメータと患者の症状重症度や心理・認知的変数との相関を検討することで，精神障害の増悪・緩和にかかわる要因の検討をすることもできる。モデル・フィッティングにおいても，複数のタイプの生成モデルを用意してモデル選択を行うこともある。モデル選択にあたっては，データへの適合度を，情報量規準などで評価することが多い。

　なお，モデル選択で情報量規準などを用いる場合，モデル間の適合度から相対的にモデルを選択している。このような相対モデル比較では，モデルが行動データを予測できることを示す予測パフォーマンスは明らかになるが，モデルが関心のある効果を再現できることを示す生成パフォーマンスは明らかにならないという指摘もある（Palminteri et al., 2017）。この生成パフォーマンスとは，与えられたモデルがデータを生成する能力のことであり，モデル・シミュレーションによって検証される。モデル・シミュレーションとは，モデル・フ

ィッティングによって推定されたパラメータと生成モデルを用いて人工データ生成をし，実際の現象を再現できるのかシミュレーションを行うことである。これにより，説明・予測パフォーマンスは良いが生成パフォーマンスが低い認知モデルを除外できる（Palminteri et al., 2017; 詳細は，国里（2018）を参照）。

精神障害における生物学的異常が明らかでない場合でも，モデル・フィッティングにより，精神障害のデータ生成過程について検討することができる。しかし，モデル・フィッティングで用いるモデルの中には，モデルの要素に生物学的基盤を組み込んでないものもある。そのため，得られたパラメータの解釈に生物学的な基盤を含めるのには注意が必要である。モデル・フィッティングで得られたパラメータを生物学的な基盤と関連づける場合は，fMRIの解析に個人のパラメータを反映させた変数を組み込んだり，生物物理学的モデルやニューラルネットワークモデルを組み合わせる必要がある。

3.6 計算論的精神医学の方法論の洗練化に向けて

3.6.1 計算論的アプローチを精神障害研究に適用する際の原則

計算論的アプローチを精神障害研究に適用する際のゴールドスタンダードといえるものはまだ少ないが，以下では適用に際しての原則について論じる。計算論的アプローチを精神障害研究に適用する際の原則としては，(1) 問題に合わせた生成モデルを選ぶ，(2) 複雑な現象に洞察を与える生成モデルを選ぶ，(3) 説明だけでなく予測にも生成モデルを用いることの3つがある。なお，これらの議論の詳細は，Kurth-Nelson et al.（2017）に詳しい。

まず，解決したい問題によって生成モデルを注意深く選択するという原則がある（Kurth-Nelson et al., 2017）。これまで4つの生成モデルについて概要を説明してきたが，それぞれの生成モデルに得意とする対象や利点・限界点が存在する。たとえば，強化学習モデルなどの抽象的なモデルは複雑な行動データの生成過程を明らかにすることができるが，そのモデルの要素と生物学的要因との関連づけにおいては工夫が必要になる。第2部では，4つの生成モデルの詳細について説明するが，それらのモデルが何を対象としているのか，モデルを用いるメリットは何か，そしてモデルの限界点は何かを理解した上で研究

に用いる必要がある．また，解決したい問題にあわせて生成モデルを選ぶことは，データの生成過程について検討することにつながる．計算論的アプローチは，単に数理モデルを使うアプローチではなく，Marrの3つの水準を意識しつつデータの生成過程を重視するアプローチになる．計算論的アプローチを用いる上では，データの生成過程を意識したモデルを選ぶようにする．

次に，生成モデルは複雑なシステムに対して洞察を提供するものであるが，その洞察が複雑である必要はないという原則がある（Kurth-Nelson et al., 2017）．私たちが生成モデルを用いる理由は何かというと，目の前の複雑な現象はそのままでは理解できないので，生成モデルという観点から現象を整理する必要があるためである．変動する環境の中で行われる判断を，そのまま観察してもなかなか洞察を得ることは難しいが，その判断が生成される過程をモデル化して検証することで，少ないパラメータで説明することができる．そのような時に，私たちはその現象についての動作原理を明らかにしたと言える．なお，生成モデルをデータに当てはめる場合に，パラメータを増やすほどモデルの説明率は高くなる．しかし，そのようにパラメータを過剰にしてしまったモデルは，過学習になり別の状況への汎化が難しくなる．また，パラメータ数が多く複雑になってしまうと，複雑な現象が複雑なままになってしまい，生成モデルを使う意味がなくなる．生成モデルを用いる場合は，できるだけパラメータを増やすことはせずに，現象についてのシンプルな解釈ができるようにする必要がある．

最後に，生成モデルは既存データの説明だけでなく予測にも活用するという原則がある（Kurth-Nelson et al., 2017）．生成モデルを用いることで，すでに存在しているデータについて，そのデータの生成過程について説明をすることができる．このことは，疾患メカニズムの理解を深めることであり，計算論的アプローチの利点である．ただし，生成モデルを用いることの利点はそれだけでなく，得られたモデルから未知の状況を予測することにもある．生成モデルは，入力とパラメータを与えれば，データを生成できる性質をもつ．そのため，生成モデルが明らかになれば，未知の実験状況における反応を予測したり，新規なメカニズムの治療法への反応を予測することもできる．このように，既存のデータの説明だけでなく，得られたモデルを用いて予測することも

生成モデルを用いた研究では意識する必要がある．

3.6.2 計算論的精神医学の発展において必要なこと

最後に，計算論的精神医学が発展していくために必要となることについて論じる．計算論的精神医学が発展する上では，(1) 計算論的精神医学で使われる枠組み・概念・モデルの整理，(2) 臨床研究で計算論的精神医学を活用する道筋の整備，(3) 計算論的精神医学の普及の3つが必要になる．なお，これらの議論の詳細は，Anticevic, Krystal, & Murray（2017）に詳しい．

まず，計算論的精神医学で使われる枠組み・概念・モデルを整理して，共通言語を作る必要がある．計算論的精神医学は，まだはじまったばかりの研究領域のため，多種多様な概念が提案されており，その整理ができていない．計算論的精神医学研究に携わる者であっても，全体像を俯瞰することが難しく，共通言語がない状態といえる．それは，今後，計算論的精神医学が他の研究領域（精神医学，心理学，神経科学など）と共同作業をする際に障壁となる可能性がある．改めて計算論的精神医学とは何かという定義からはじめて，各種生成モデルについての定義や用語の整理などを行っていく必要がある．本書もそのような共通言語の作成の一助となることを期待して執筆されている．

次に，臨床的な応用を目指した臨床研究において，計算論的精神医学を活用する道筋の整備をする必要がある．たとえば，Paulus, Huys, & Maia（2016）は，創薬研究の枠組みと類似した計算論的精神医学の応用に向けたロードマップを提案している．すなわち，創薬研究と同じように，前臨床研究（実験パラダイムやモデルなどの計算論的ツールの開発），第 Ia 期（計算論的ツールの頑健性の検討），第 Ib 期（患者を対象にして計算論的ツールの臨床的妥当性を確認する），第 II 期（計算論的ツールの効果についての臨床試験の実施），第 III 期（頑健性やコストなどを含めた実臨床に向けた有効性の確認），第 IV 期（市場に出てからの有効性の確認）に分けている．これは，臨床疫学研究の枠組みに則って，計算論的精神医学におけるエビデンスを蓄積するロードマップになる．今後，臨床応用を考えた場合に，このような方向性も必要になる．

計算論的精神医学を推進する上では，理論やモデルの検証において，実際の患者のデータが必要になってくる．その際に，その都度，データ収集から行う

と研究の進みが遅くなってしまう。そこで，精神障害に関するデータ共有を進めて，理論やモデルの検証を進めやすくするオープンデータ化が必要になってくる。精神障害の複雑さを考えると，1人の研究者だけでなく，多くの研究者が収集した良質なデータを標準化し，共有する仕組みが必要となる。また，近年問題となっている研究の再現可能性を考えても，データと研究で用いたプログラムコードの共有などを行うことが重要になってくる。

　最後に，計算論的精神医学の発展においては，計算論的精神医学の普及が必要になる。具体的には，計算論的精神医学研究を行う臨床系研究者（精神科医，心理士など）と基礎系研究者（神経科学者，認知科学者など）の養成を行っていく必要がある。その上では，上記の共通言語や研究を推進するためのロードマップやオープンデータ化が必要になる。また，本書を含む計算論的精神医学に関する教科書や，London Computational Psychiatry Course やチューリッヒ工科大学の Translational Neuromodeling Unit が行っている Computational Psychiatry Course などのワークショップも，計算論的精神医学の研究者の養成においては重要な役割を担うだろう。日本においても，計算論的精神医学を学ぶワークショップなどの整備が必要である。

第 3 章 計算論的精神医学の方法　　49

コラム 1　反応時間に関する生成モデル

　本章で紹介した 4 つの生成モデルは，特定の現象に特化したものではなく，汎用性が高いモデルである。そのため，4 つの生成モデルを用いて，行動データにおける選択だけでなく，反応時間についても検討することができる。一方，数理心理学においては，反応時間に特化した逐次サンプリングモデルが提案されてきた。精神疾患の研究で逐次サンプリングモデルを活用することも多いため，本コラムで紹介する。

　私達が何か選択をする際にかかる時間は，(1) 選択肢情報の読み込み，(2) 判断，(3) 反応（ボタンを押すなどの運動）に分解することができる。(1) 選択肢情報の読み込みと (3) 反応は，判断のための時間ではないので，非決定時間（non decision time）と呼ばれ，(2) 判断は決定時間（decision time）と呼ばれる。逐次サンプリングモデルでは，判断の過程において，複数の選択肢に関する情報（エビデンス）が逐次的に蓄積されていき，その蓄積が先に閾値に到達した選択肢への反応が出力されると考える。そして，閾値に到達するのにかかった時間が決定時間となり，それと非決定時間を足したものが選択にかかる反応時間になる。

　代表的な逐次サンプリングモデルとしては，drift-diffusion model（DDM: Ratcliff, 1978）と linear ballistic accumulator model（LBA: Brown & Heathcote, 2008）がある。ここでは，シンプルな LBA を紹介する。次ページの図のように，選択肢が 2 つある状況において，それぞれの選択肢に関してエビデンスが蓄積されていく。エビデンスの蓄積が始まる点を開始点と呼ぶ。開始点は選択肢で同一のこともあるが，異なることもあり，その場合は，エビデンスの蓄積の前に存在する選択肢に対するバイアスとして解釈される。エビデンスの蓄積における傾きにあたるものがドリフト率になる。このドリフト率が大きいとエビデンスの蓄積が早くなる。そして，エビデンスが蓄積されていって，先に閾値に到達した選択肢に対する反応が出力される。LBA は名前にあるように直線的にエビデンスが蓄積されるが，DDM の場合は，エビデンスの蓄積過程において，ランダムウォークモデルに従った変動性がモデルに組み込まれる。

　反応時間データに対して，DDM や LBA を用いてモデル・フィッティングを行う場合，最尤推定の場合は，試行数が多くないとフィッティングができないことがある。そのため，これらのモデルのモデル・フィッティングにあたって，参加者集団におけるパラメータの分布を仮定した階層ベイズ推定を

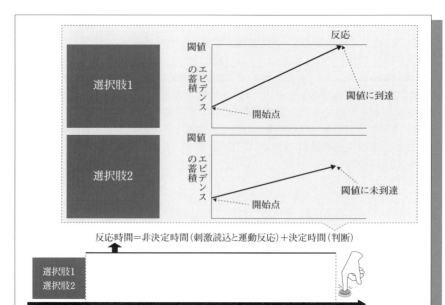

図　LBAにおける反応時間の生成過程

行う必要がある。これに関しては，PythonによるDDMの階層ベイズ推定（Wiecki, Sofer & Frank, 2013）とStanによるLBAの階層ベイズ推定（Annis, Miller & Palmeri, 2016）などを利用することができる。

第2部　方法論

第4章 生物物理学的モデル

4.1 はじめに

　生体は，外界から刺激を受け，運動により外界に作用する．刺激をどう把握しどのような運動をするのかも生体は判断していく．このような外界との相互作用で情報処理を担う主たる基盤は脳神経系であり，脳神経系の構成要素の中でも神経細胞（ニューロン）が重要な役割を果たしている．また，ニューロンは，単独ではなく神経回路網を構成することで情報処理の基盤となる．ニューロンの微細かつ詳細な知見は古くから実験的研究で集積され，近年精巧になってきている脳画像研究は，構造的にも機能的にも複雑な脳の領域間の有用な知見を我々に与えている．ニューロンは情報処理を化学的物質の受け渡しや電気的特性・伝導によって行うので，ニューロンの特性の定式化を物理学モデルで行うことができる．このモデルの定式化をしていくのが（ニューロンの）生物物理学である．

　生物物理学的モデルを使用した計算論的精神医学の意義は，(1) 人間の脳に対して，（ニューロンの）生物物理学のモデルを目的に応じた近似レベルで数理モデル化し，(2) 精神障害でわかってきている実験系の様々な研究知見を数理モデルに取り込んで，精神障害の症状や薬理効果をシミュレーションして知見の検証をし，(3) シミュレーションの結果，精神障害の病態への新たな仮説を示唆する，ということである．そのメリットの1つは，ある精神障害の脳の受容体・分子レベルの異常と症状を近似的ではあるがダイレクトにつな

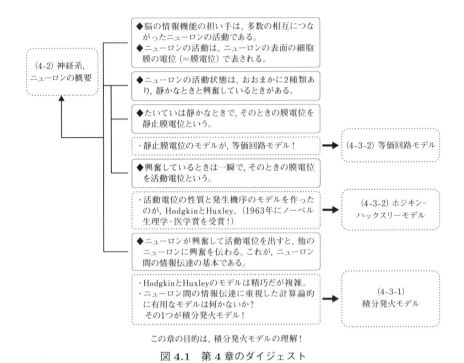

図 4.1　第 4 章のダイジェスト

げるモデルが作成できるので，病態仮説や薬物療法をはじめとした生物学的な治療への理論的検証や示唆ができることである。

　この章では，生物物理学的モデルの概要を説明し，精神医学へのモデルの適用は，第 3 部で紹介する。生物物理学的モデルを理解するためには，生物学，物理学，数学の知識が必要となる。なるべく嚙み砕いた説明を試みたが，より理解を助けるために，図 4.1 に本章の内容の概要をまとめた。図 4.1 に示したように，細胞膜の電位（＝膜電位）の変化の式と積分発火（Integrate-and-fire）モデルが大まかに理解できれば，第 3 部で紹介する研究論文を自力で読むのに十分である。

4.2 神経系，ニューロンの概要

ニューロンの模式図を図 4.2 に示す。ニューロンは，大まかに樹状突起，細胞体，軸索に区分される。樹状突起が情報入力部位，細胞体が情報統合部位，軸索が情報出力部位である。樹状突起は細胞体から複雑に多数枝分かれしている。軸索は通常は 1 本だけ細胞体から出て先端で枝分かれして，他の複数のニューロンに出力をする。したがって，ニューロンの連結は多対多の神経回路となっている。ニューロンの連結部はシナプスと呼ばれる。シナプスにおいて，軸索のシナプス前終末部から神経伝達物質が放出され，シナプス後細胞の樹状突起上の受容体に神経伝達物質が結合する。シナプス後細胞の樹状突起で受容体が密になっている部分があり，スパインと呼ばれる。

ニューロンの表面は，大まかには，イオンを通さない脂質二重膜（細胞膜）とイオンを通すイオンチャネルで構成されている。図 4.3 に細胞膜の模式図を載せた。イオンチャネルは，静的にずっと開いているものや動的に開閉するものがある。シナプスを通じて他のニューロンから神経伝達物質を受け取る受容体にもイオンチャネルが存在する（ただし全ての受容体にイオンチャネルが存在するわけではない）。ニューロンは，外側は細胞外液（体液），内側は細胞内液に接している。両液体中には Na，K，Ca，Cl などのイオンが含まれているが，ニューロン内外で各イオンの濃度は異なる。たとえば，ナトリウムイオンは，通常，ニューロン外で濃度が高く，ニューロン内で濃度が低くなってい

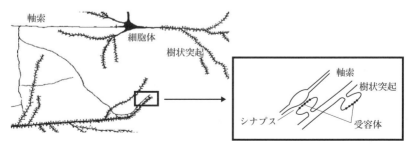

図 4.2 ニューロンとシナプスの模式図（左図は，Margo & Harman (2017) を元に作成）

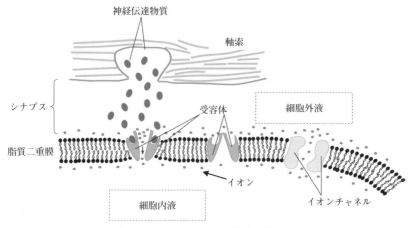

図 4.3 ニューロンの細胞膜の模式図

表 4.1 哺乳類の細胞内液と細胞外液のイオン濃度（Lodish, 2000）

イオン	細胞内液（mM）	細胞外液（mM）
K^+	139	4
Na^+	12	145
Cl^-	4	116
HCO_3^-	12	29
X^-	138	9
Mg^{2+}	0.8	1.5
Ca^{2+}	< 0.0002	1.8

る。表 4.1 に哺乳類の代表的なイオンの濃度を載せた。

　Na, K イオンなどは正の電荷をもったプラスイオンであり，Cl などは負の電荷をもったマイナスイオンなので，イオンの移動は電荷の移動，すなわち電流として扱われる。もう少し丁寧に説明すると，電流の定義は，電荷の時間当たりの移動量である。したがって，ここでは，様々なイオンのもつ電荷の時間あたりの移動量が電流となる。細胞膜はイオンを通さない脂質二重膜と述べたが，二重膜の表面には Na, K などのプラスイオンと Cl などのマイナスイオンが互いに引き寄せられてたまり，ニューロン内外の電位差を生みだす。この電位差を膜電位と呼ぶ。ニューロンの膜電位は，通常は細胞内が細胞外より負（静止膜電位）である。他のニューロンからの神経伝達物質の放出という入力を

第 4 章 生物物理学的モデル

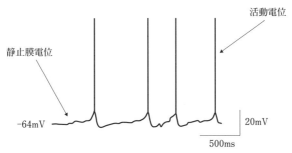

図 4.4 マウスの脳の膜電位の記録（Yoon et al.（2013）を元に作成）[2]

受容体で受けて，イオンチャネルが開き，その中をイオンが移動し，その結果ニューロン内外の各イオンの濃度が変化するので膜電位は変化する。いくつかの入力がタイミングよく重なった場合は，イオンの膜電位は一時的に大きく正に振れる（活動電位）。図 4.4 にマウスの脳の膜電位の記録を載せた。静止膜電位として -64 mV あたりでわずかに揺れながら維持されている状態と，一時的な活動電位が見られている。ニューロンの膜電位が活動電位に至ると，そのニューロン自体が興奮して神経伝達物質を放出し，他のニューロンへの出力をすることになる。したがって，脳内の情報のキャリアは神経細胞の活動電位であると考えられる。

　我々のこの章での目的はニューロンの特性を物理学モデルで定式化していくことと述べたが，活動電位がいつ生じ，ニューロン間でどのように活動電位が伝わるかを記述するモデルを定式化するのが目的の要である。そのためには膜電位の時間的変化を数式で記述する物理モデルが必要である。この物理モデルの基本となるのが等価回路モデルである。このモデルは，イオンの流れを電流，イオンチャネルを抵抗に対応させた電気回路であるが，詳細は 4.3 節で説明するとし，この節では，以後，活動電位の特性について述べていく。

　活動電位がどのように発生し，どのような特性があるのかは 18 世紀から研究されているが（表 4.2），その代表は Hodgkin と Huxley の研究である。彼

---

[2] 横軸は時間。縦軸は膜電位を表している。静止膜電位は，一定の値ではなくニューロン間の相互作用などにより刻々と変化している。

表 4.2 神経の電気的特性の解明の小史

1791 年	Galvani	カエルの筋肉に坐骨神経をつけた標本において，神経を電気ピンセットで刺激すると筋肉が収縮し，神経線維を何らかの信号が伝わることを示した。
1848 年	Du Bois-Reymond	Galvani の発見した信号が電気的インパルスであることを示した。
1922 年	Gasser and Erlanger	神経インパルスをオシロスコープでとらえた。
1939 年	Cole and Curtis	活動電位の発生に伴って神経膜の電気容量は変化しないが，膜の電気的透過性（膜コンダクタンス）は約 40 倍増大すると報告した。
1945 年	Hodgkin and Huxley	神経インパルスが活動電位の伝導であることを示した。
1951 年	Keynes	放射性同位体 Na イオンを使用して，活動電位に伴って Na イオンが流入することを確認した。
1952 年	Hodgkin and Huxley	活動電位の電位依存性イオンコンダクタンスモデルを作成した。

らは，実験研究としては，ヤリイカの巨大神経細胞を使用して，活動電位の細胞内記録や電位固定法という方法によって細胞膜の電位と電流の関係の記録を果たした。そして，活動電位にはNaイオンとKイオンの2つのイオン電流が関わることを実験から示唆した。さらに，これら2つのイオン電流の通りやすさが膜電位によって変化するような等価回路モデルを使って再構成（この等価回路モデルはホジキン－ハックスリーモデルと呼ばれる）し，NaイオンとKイオンの2つのイオン電流の膜の通りやすさの変化の分子的実体として，イオンチャネルというものが細胞膜上に存在し，その開閉率が変化するという理論的示唆までもした。イオンチャネルという言葉をこれまで何度も使用してきたが，その発想はHodgkinとHuxleyの研究からであり，活動電位の発生機序がうまく説明できたことだけでなく，イオンチャネルというものがあるという推測を数理モデルからしたことは計算論的に重要な点である。その後，1970年代にNeherとSakmannによって開発されたパッチクランプ法という実験手法により，単一イオンチャネルの電流がはじめて計測され，ガラス電極内に単離できる実体としてのイオンチャネルの存在が証明された。1980年代以後には，遺伝子工学の発展により，電位依存性 Na，K イオンチャネルをは

第 4 章 生物物理学的モデル

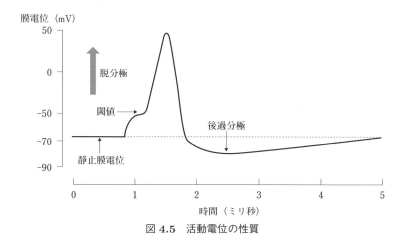

図 4.5 活動電位の性質

じめとした様々なイオンチャネルの DNA が分離されてきている。1998 年には MacKinnon らによる X 線結晶構造解析にて K イオンチャネルの構造が明らかにされた。

　Hodgkin と Huxley が実験で明らかにした活動電位の性質について以下に概説する。図 4.5 に活動電位の模式図を載せる。膜電位は，静止膜電位のときは負の値であるが，これを負の方向に分極していると呼ぶ。他のニューロンからの入力などにより，膜電位が正の方向に向かうことを脱分極と呼ぶ。脱分極がある程度進む（閾値を超えると呼ぶ）と，膜電位は急激に正に向かい，再度，負の膜電位になる。この間，約 1 ミリ秒という短い時間である。この負 → 正 → 負というインパルス現象を活動電位と呼ぶ。その後静止膜電位よりも負の膜電位となり（後過分極と呼ぶ），静止膜電位に戻っていく。また，活動電位の発生後，どんなに入力を加えても活動電位を発生しない絶対不応期と活動電位を発生するための閾値が高くなっている相対不応期が続く。活動電位には Na イオンと K イオンの 2 つのイオン電流が関わることが実験から示唆されたが，活動電位の性質を記録する際に，電圧固定法という，膜電位をいろいろな値に変化させて，その間の膜を通過する電流を記録していく方法が使用された。様々に変化固定された膜電位で，図 4.6 のような電流の時系列の記録から，活動電位に関わる電流は細胞膜を内向きと外向きに流れる 2 種類の電流の組み

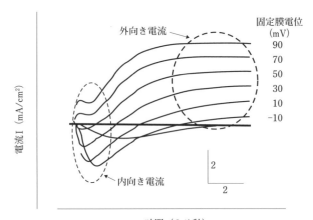

図 4.6　電圧固定法によるヤリイカ巨大軸索の様々な電位での電流応答（Armstrong, 1969）

合わせになっていると推測された。そしてイカの神経細胞の細胞外液のNaイオンを他のイオンに置きかえて膜電位を変化させたところ，これまで見られていた内向きに膜を流れる電流が消失し，外向きに膜を流れる電流だけとなったので，内向きの電流はNaイオンの電流と結論された。外向きの電流は，Naイオンのような直接的な実験は当時ではできなかったが，各イオンによって異なる平衡電位からの計算などからKイオンの電流だと推測された。

4.3　代表的な生物物理学的モデルの説明

モデルの説明をするにあたって，この章のはじめに書いたように，生物物理学的モデルを理解するためには，生物学，物理学，数学の高度な知識が必要となり，しっかり理解しようとするには，各分野の専門書にあたる必要がある。この章の目的としては，専門書にあたらなくても第3部で紹介する海外の研究論文を読者も自力で読むことができるようにすることとした。そのために，膜電位の変化の数式と積分発火モデルがおおまかに理解できれば良いと考え，最初に4.3.1で積分発火モデルを数式や物理学の知識を最小限にして説明し，4.3.1の把握だけで第3部に読者の方が進めるように試みた。4.3.1だけではか

えって理解ができない，もしくは，より詳細な説明を必要とする読者の方のために 4.3.2「等価回路モデル」や 4.3.3「ホジキン－ハックスリーモデル」の説明も加えた。つけ加えた 2 節でも，物理学や数式に関して，ある程度噛み砕いた説明を試みたので，物理や数学は苦手な読者の方であっても，読んでいただければさらなる専門書への導きになるのではと考える。

4.3.1 積分発火モデル

　Hodgkin と Huxley は，Na イオンと K イオンのイオン電流の通りやすさが膜電位によって変化するような等価回路モデルであるホジキン－ハックスリーモデルを使って，膜電位の時間変化と活動電位の精巧な再構成に成功した。一方で，このホジキン－ハックスリーモデルは，大変複雑な微分方程式で記述されている。具体的には，膜電位の時間変化を表す 4 つの連立微分方程式と 6 つの関係式が必要となる。1 つのニューロンの活動電位の記述に対して，これだけの方程式が必要となると，ニューロンを数百以上繋げた神経回路網のモデルを構築する際に，現代のコンピューターでさえ，数値計算に時間がかかりすぎてしまう（これを，シミュレーションのコストが高いなどという）。そこで，ホジキン－ハックスリーモデルは最も詳細なモデルだとして，そこから，静止膜電位と活動電位の発生機序に関して，各研究で必要な特性のみを取り出して近似するモデルを構築するということを考えていく。

　近似モデルとして有用であり，そのため精神疾患の生物物理学的モデルとして使用されることが多いものに，積分発火モデルがある。積分発火モデルは，1907 年にフランスの Louis Lapicque によって考えられた。ホジキン－ハックスリーモデルも積分発火モデルにヒントを得たところがあると考えられている。その後，1960 年代に，Richard Stein や Bruce Knight らにより再度紹介され（Brunel & Van Rossum, 2007），このモデルの有用さが広まることとなった。積分発火モデルの特徴・前提を以下に箇条書きすると

1. 活動電位が神経回路網を伝わっていくことで，脳は情報処理をしていくのだが，重要なのは活動電位の大きさや形ではなく，いつ，どのくらいの頻度で活動電位が生じるのかである。それゆえ他のニューロン

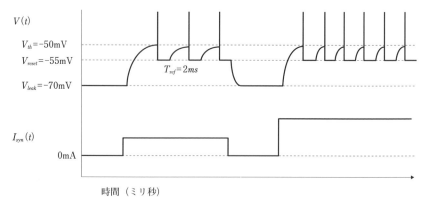

図 4.7　積分発火モデルでの膜電位のシミュレーションの結果のイメージ図

からの入力によって，当該ニューロンの膜電位の閾値電位までの上昇の仕方がどのように変化するかというモデルとその方程式がわかればいい。

そこで，

2. 活動電位の大きさや時間幅はニューロンごとに一定なのだから，活動電位の形を決める方程式は省略してしまう。
3. 閾値の膜電位や不応期の時間も一定，すなわち定数と近似してしまう。

となる。

積分発火モデルの例として，以下に Brunel と Wang による秀逸なモデルを紹介する（Brunel & Wang, 2001）。数式としては以下の式［4.1］のように表され，膜電位の時間変化の模式図を図 4.7 に載せた。

第 4 章　生物物理学的モデル

$$\begin{aligned} &C_m \frac{dV}{dt} = -g_{leak}(V - V_{leak}) + I_{syn}(t) \quad (V < V_{th}) \\ &V = V_{act} \quad (when\, V = V_{th}) \\ &V = V_{reset} \quad (V = V_{act}\text{ の後},\, T_{ref}\text{ の間}) \end{aligned} \quad [4.1]$$

　式 [4.1] の最初の式は，静止膜電位 V_{leak} から閾値 V_{th} までの膜電位の時間変化を表す微分方程式である（図 4.7 では，静止膜電位 $V_{leak} = -70$ mV，閾値 $V_{th} = -50$ mV としている）。左辺にある C_m は電気回路のコンデンサーの性能を表す電気容量と呼ばれるものである。詳細は 4.3.2「等価回路モデル」のところで説明するが，細胞膜の性質によって決まるもので，たいていは正の定数であるので，「計算するときに何か決まった具体的な数字が入る」と思っておけば十分である。$\frac{dV}{dt}$ は微分の記号だが，膜電位 V の時間変化を表している，たとえば，「$\frac{dV}{dt}$ が正なら，膜電位 V は大きくなっていく」という理解で十分である。右辺は，$-g_{leak}(V - V_{leak})$ と $I_{syn}(t)$ の和であるが，$I_{syn}(t)$ は，複数の他のニューロンからの入力によって当該ニューロンに流入するイオン電流の合計を表している。ある時間 t に他のニューロンからの入力があれば $I_{syn}(t)$ の値は正で，入力がなければゼロである。また抑制性ニューロンからの入力があれば $I_{syn}(t)$ の値は負となる。$-g_{leak}(V - V_{leak})$ は，「ニューロンの細胞膜のイオンチャネルには，ある一定の膜電位（図 4.7 では $V_{leak} = -70$ mV）を維持しようとする性質があり，何らかの入力があったとしても，その値に戻ろうとする（この膜電位は平衡電位と呼ばれる）。このような性質を表している式」と理解しておこう。この平衡電位を維持しようとする性質は，細胞膜と K イオンチャネルの物理化学的性質に由来するものであるが，ここでは，こういう性質があるのだと覚えるだけで十分である。g_{leak} はイオンチャネルでのイオン電流の通りやすさを表し，電気回路ではコンダクタンスと呼ばれるものである。コンダクタンスについても詳細は等価回路モデルのところで説明するが，積分発火モデルでは，このコンダクタンスの値もたいていは一定の正の値である。leak という添え字は漏れるという意味であり，このイオンチャネルからイオンを漏らすことで，膜電位を平衡電位に維持しようというニュアンスである。g_{leak} はリークコンダクタンスと呼ばれる。

「では,式 [4.1] の最初の式が上記のような性質を本当に示すのか？」ということについて説明する。$I_{syn}(t)$ は,複数の他のニューロンからの入力によって当該ニューロンに流入するイオン電流の合計であった。$I_{syn}(t)$ の値が正で,かつ,大きく,右辺の合計が正だとしたら,左辺の $\frac{dV}{dt}$ も正なので,膜電位は負から正の方向に脱分極する（図 4.7 では,$I_{syn}(t)$ が正の値になり始めてから,$V(t)$ が $-70\,\mathrm{mV}$ から $-55\,\mathrm{mV}$ へと大きくなる部分）。次に,$I_{syn}(t)$ がなくなり,ゼロになったとする。数式では,右辺が $-g_{leak}(V - V_{leak})$ だけになる。仮に,膜電位 (V) が V_{leak} より大きければ,リークコンダクタンス g_{leak} は正なので,$-g_{leak}(V - V_{leak})$ は負となり,膜電位の時間変化 $\frac{dV}{dt}$ は負となり,膜電位 V は小さくなろうとする（図 4.7 では,$I_{syn}(t)$ がなくなり,ゼロとなったのち,$V(t)$ が $-55\,\mathrm{mV}$ から $-70\,\mathrm{mV}$ へと小さくなる部分）。仮に,膜電位 (V) が V_{leak} よりも低ければ,膜電位の時間変化 $\frac{dV}{dt}$ は正となり膜電位 V は大きくなっていく。そして,膜電位 (V) が V_{leak} と同じなら引き算はゼロなので膜電位は,平衡電位のままで変化しない。

ニューロンの膜電位が閾値の $V_{th} = -50\,\mathrm{mV}$ を超えたら,式 [4.1] の 2 番目の式に移動し,その時刻に活動電位が生じたとして,$V = V_{act}$ とする。そして,すぐに,3 番目の式に移動し,膜電位は $V_{reset} = -55\,\mathrm{mV}$ と書き換えられ,その後 $T_{ref} = 2ms$ の間は不応期として $V_{reset} = -55\,\mathrm{mV}$ のままで,それから再び,1 番目の式の膜電位の時間変化に従う。これを繰り返していく。

次に,他のニューロンからの入力により流入するイオン電流 $I_{syn}(t)$ の時間変化の式について説明する（Brunel & Wang, 2001; Rolls et al., 2008, Box2）。図 4.8 に模式図を示した。

$$I_{syn}(t) = \sum_{j=1}^{N} g w_j s_j(t) \quad (V - E) \qquad [4.2]$$

$$\frac{ds_j(t)}{dt} = -\frac{s_j(t)}{\tau} + \sum_{k=1}^{K_j} \delta(t - t_j^k) \quad (j = 1 \dots N) \qquad [4.3]$$

まず式 [4.2] についてだが,あるニューロンに対して N 個のニューロンからの入力があり,その合計の時系列ということを表している。そのうちの 1

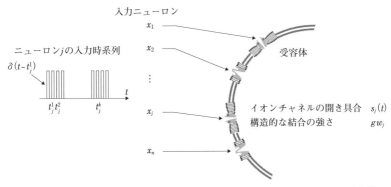

図 4.8 他のニューロンからの入力により流入するイオン電流 $I_{syn}(t)$ と受容体のイオンチャネルの開き具合の変化

つのニューロン j とのシナプス間にある受容体のイオンチャネルが $gw_j s_j(t)$ $(V-E)$ という式で表されている。$(V-E)$ はこれまでも出てきた膜電位 V とイオンチャネルの平衡電位 E の差で，ここでは平衡電位は全ての入力ニューロンで同じと近似されている。次に，$gw_j s_j(t)$ の部分は，3つの項の掛け算になっているが，3つ全体で，入力ニューロン j とのシナプス間にある受容体のイオンチャネルの影響の大きさを表している。まず g としてイオンチャネルでのイオンの通りやすさ，すなわちコンダクタンスの値の最大量を決める。その次に，w_j で，ニューロンの間の結合の強さを表す（これを荷重と呼ぶ）。この2つは時間変化がない定数として扱われ，式 [4.2] において不変であり，言ってみれば，ニューロン間での構造的な結合度の指標を表していることになる。最後に，$s_j(t)$ だが，これは，ある時間でのイオンチャネルの開き具合（論文では，gating variable や fraction of open channel と書かれている）を表すものである。したがって，構造的に結合が強いと gw_j が大きく，このニューロンからの入力は大きく影響を与えるが，ある時点での $s_j(t)$ の値が小さかったら入力が小さくなり，膜電位への影響が小さくなる。それでは，イオンチャネルの開き具合 $s_j(t)$ はどのように決まるのだろうか。このことが式 [4.3] で表されている。[4.3] の左辺は $s_j(t)$ の微分，時間変化を表している。右辺の $-\frac{s_j(t)}{\tau}$ は，負の記号が $s_j(t)$ につけられていて，$s_j(t)$ の値が大きいと負に大きい，すなわち $s_j(t)$ を小さくしようとし，ゼロへと収束していくことを表

す。τ（タウと発音する）は，衰退係数と呼ばれ，ゼロへと収束するまでの時間を表す。τが大きいと$\frac{s_j(t)}{\tau}$の値は，$s_j(t)$が大きくても全体としては小さくなるので，ゼロへと収束しにくくなる。すなわち，イオンチャネルが閉じにくいということになる。最後に$\sum_{k=1}^{K_j}\delta(t-t_j^k)$だが，$\delta(t-t_j^k)$なる見慣れない関数がある。これはディラックのデルタ関数と呼ばれるもので，$t-t_j^k=0$，すなわち，$t=t_j^k$のときに，とても大きな値となり，それ以外の時間はゼロの値という，インパルスを表すときに，よく使用される関数である。ここでは，時刻t_j^kでニューロンjが興奮してインパルス出力を出したと考えればよい。kは，ある時刻tまでにニューロンjが入力を出した回数である。式［4.3］の解釈としては，もし，ニューロンjからの入力がなければ，$\sum_{k=1}^{K_j}\delta(t-t_j^k)=0$で，$s_j(t)$はゼロのままである。また，ニューロン$j$からの入力がまばらならば，$\sum_{k=1}^{K_j}\delta(t-t_j^k)$の影響は小さく，$-\frac{s_j(t)}{\tau}$の影響でイオンチャネルは閉じていこうとする。しかしτが大きければ閉じにくい。ニューロンjからの入力がある時間帯に多ければ，$\sum_{k=1}^{K_j}\delta(t-t_j^k)$の影響は大きく，$s_j(t)$は正へと大きく変化し，イオンチャネルが開いている時間帯が増すということを表す。

　式［4.1］で各ニューロンの膜電位の変化と活動電位の発火のタイミングが表され，式［4.2］，［4.3］でニューロン間の相互作用が表された。ここで，BrunelとWangが，上記の研究（Brunel & Wang, 2001）で行ったワーキングメモリのシミュレーションの結果を紹介する。ワーキングメモリとは，短期記憶の1つで，複雑な認知作業をするときに，必要な情報を一時的に保持し，その情報に操作を加えるシステムと定義される（田川，2004）。また神経生理学の研究知見から，ワーキングメモリの保持は，大脳皮質の前頭葉のニューロン群が高頻度で活動電位を発火維持させている状態であると示唆されている。そこで彼らは，積分発火モデルで表した1000個のニューロンを使って神経回路網を作成した。その神経回路網に，5種類の刺激を用意し，各刺激のうち1つを仮想的に500ミリ秒間だけ呈示し，呈示をやめた後，4秒間その刺激を保持できるかをシミュレーションしたのだが，1000個のニューロンの中で，5種類の刺激に選択的に反応する5つのニューロン群とどんな刺激にも反応しないニューロン群を設定した。図4.9に結果を示す。上の多くの点（ドット）が描かれている図はラスタグラムといわれ，各ドットはニューロンの発火を表

第4章 生物物理学的モデル

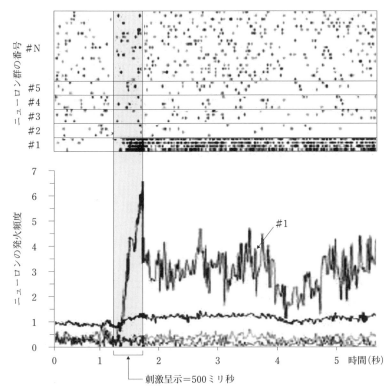

図 4.9 ワーキングメモリの保持機能のシミュレーション結果（Brunel & Wang, 2001）

#1 と番号づけられたニューロン群が反応するような刺激を与えると，その群のニューロンだけが，刺激呈示後も，発火のドットの数が増している（上図：ラスタグラム）。下図は各ニューロン群の発火頻度を示しているが，#1 の発火頻度だけが増加したままになっている。

している。#1 と番号づけられたニューロン群が反応するような刺激を与えると，その群のニューロンだけが，刺激呈示後も，発火のドットの数が増している。図 4.9 の下の図では，各ニューロン群の発火頻度を示しているが，#1 の発火頻度が増加したままになっている。すなわち，刺激が呈示されたときだけでなく，刺激が呈示されなくなった後も発火持続し，ワーキングメモリとして記憶が保持されていることがシミュレーションされた。

4.3.2 等価回路モデル

この章の2節で述べたように,ニューロンの表面はイオンを通さない脂質二重膜と,その中にイオンを通すイオンチャネルからできていて,イオンチャネルを通るイオンは電荷の移動となるのでイオン電流と扱われる。一方で,ニューロンの内外の液体中の Na,K,Ca,Cl などのイオンの濃度は異なり,脂質二重膜の表面には Na,K イオンなどのプラスイオンと Cl などのマイナスイオンが互いに引き寄せられてたまり,ニューロン内外の電位差を生みだす。この電位差が膜電位であった。以下,膜電位の電気回路モデルである等価回路モデルについて説明していく。

ニューロンには様々なイオンチャネルが多数存在するが,理解しやすくするために,まず仮想的に,イオンチャネルが1つとして等価回路モデルを定式化していく。図4.10にイオンチャネルが1つの等価回路モデルを載せた。膜電位は,慣習的に細胞外の電位を基準とした細胞内の電位を使用する($V = V_{in} - V_{out}$)。イオンの動きによる電流は I で表す。イオンを通さない脂質二重膜の表面にたまるイオンの電荷量を Q で表す。この電荷量(Q)は,膜電位(V)に比例する性質がある。たとえば膜電位が大きければ,たまるイオンの量も多くなる。この二重膜でのイオンの蓄積と膜電位の関係は,電気回路ではコンデンサーと呼ばれるものに相当し,比例関係は $Q = C_m V$ と式で表される。C_m は電気容量といわれ,コンデンサーの性能を表すのだが,ここでは

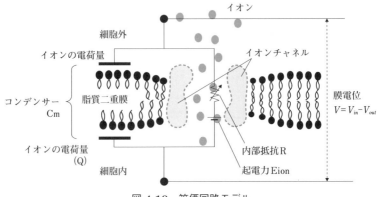

図 4.10 等価回路モデル

細胞膜の性質と考えればよい．たとえば，細胞膜の厚さなどで電気容量の値が変わり，C_m が大きいような細胞膜だったら，膜電位（V）が同じでも，二重膜にたまるイオンの電荷量（Q）が多くなるということを表す．イオンがイオンチャネルを通過することは，内部抵抗（R），起電力（E_{ion}）の電池として扱われる．起電力（E_{ion}）は，ニューロン内外のイオン濃度差を解消しようとしてイオンが移動しようとする駆動力と移動後のイオン電荷の内外の差による駆動力のつりあいから導出される電位（平衡電位）である（詳細は電気化学的説明が必要であり，興味ある読者の方は宮川・井上（2013）を参照）．内部抵抗（R）は，イオンがイオンチャネルを通るときの通りにくさを表し，その値はイオンチャネルの開閉の具合で変化する．

図 4.10 の等価回路モデルでの膜電位の変化は，次式のような微分方程式によって表される（微分方程式に不慣れな読者は，$\frac{dV}{dt}$ の部分は，膜電位（V）の時間変化と理解すれば，以下の説明の理解に支障はない）．

$$C_m \frac{dV}{dt} = -\frac{1}{R}(V - E_{ion}) + I \qquad [4.4]$$

式 [4.4] の $\frac{1}{R}$ はイオン通過の内部抵抗の逆数となっているが，R が大きいと $\frac{1}{R}$ は小さくなるので，$\frac{1}{R}$ はイオンの通りやすさを表す．生物物理学や電気生理学では，イオンチャネルでのイオンの通りやすさを指標とすることが多いので，$g = \frac{1}{R}$ とイオンの通りやすさを表す変数（コンダクタンス）に置き換えると，

$$C_m \frac{dV}{dt} = -g(V - E_{ion}) + I \qquad [4.5]$$

となる．

式 [4.5] は生物物理学的モデルの基本となるので直感的に把握できるような説明を加える．式 [4.5] で知りたいことは，基本的には膜電位（V）の時間変化だということを思い出してほしい．時間変化を知って，ある時間での膜電位の値を求めていこうというアプローチである．そこで左辺にあるコンデンサーの電気容量（C_m）で両辺を割って，式 [4.6] のように変形する．

$$\frac{dV}{dt} = \frac{-g(V - E_{ion}) + I}{C_m} \qquad [4.6]$$

右辺の分子は「$-g(V-E_{ion})$」と電流（I）の足し算となっているが，電流（I）はイオンの流れを表すので，イオンの流れで膜電位が変化するのだとわかる。「$-g(V-E_{ion})$」は次のように理解できる。まず，($V-E_{ion}$) には膜電位（V）と平衡電位（E_{ion}）の引き算が含まれている。イオンは膜電位を平衡電位に近づけようとイオンチャネルを通過していくのだが，膜電位（V）と平衡電位（E_{ion}）の差が大きければ大きいほど，膜電位の時間変化 $\frac{dV}{dt}$ は大きくなるのだとわかる。さらに，膜電位（V）が平衡電位（E_{ion}）よりも大きければ膜電位を下げようとし，膜電位（V）が平衡電位（E_{ion}）よりも低ければ上げようとするので，「$-g(V-E_{ion})$」の全体にマイナス記号がついているとわかる。g はイオンのイオンチャネルの通りやすさを表すコンダクタンスであった。イオンがイオンチャネルを通りやすいほど膜電位は平衡電位に早く近づくということが，g と ($V-E_{ion}$) の掛け算になっていることからわかる。これが「$-g(V-E_{ion})$」の意味するところである。解釈の例として，膜電位（V）と平衡電位（E_{ion}）が同じなら引き算はゼロなので膜電位は変化しないことがわかる。また，膜電位（V）と平衡電位（E_{ion}）の差が同じでもコンダクタンス g が小さい，すなわちイオンがイオンチャネルを通過しにくければ，膜電位の変化はゆっくりとなり平衡電位に近づくのに時間がかかるということもわかる。最後に分母のコンデンサーの部分であるが，電気容量（C_m）が大きいと膜電位 V の時間変化が小さくなっているということがわかる。

イオンチャネルが複数ある場合の等価回路モデルは，式［4.5］の簡単な変形でよく，各イオンチャネルを内部抵抗（R），起電力（E_{ion}）の電池として表し，それらを並列につなげた等価回路モデルとして扱える。図 4.11 と式［4.7］に，Na と K のイオンチャネルを含んだ場合の並列等価回路モデルと膜電位の変化の式を示す。

$$C_m \frac{dV}{dt} = -g_{Na}(V-E_{Na}) - g_K(V-E_K) + I \quad [4.7]$$

各コンダクタンス g，起電力 E の添え字はイオンチャネルを表す。

さらにイオンチャネルを含んだ受容体（イオン共役型受容体）を加えた場合の等価回路モデルも同様に並列等価回路モデルとなる。ここで，第 3 部第 9 章で具体的な精神障害の生物物理学的モデルで使用される際の準備として，受

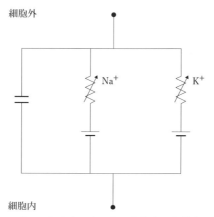

図 4.11 細胞膜に **Na** と **K** のイオンチャネルを含ませた場合の並列等価回路モデル

容体を加えた等価モデルを紹介する．このモデルでは，代表的な興奮性神経伝達物質であるグルタミン酸の受容体の1つである AMPA 型グルタミン酸受容体，抑制性神経伝達物質である GABA の受容体の1つである $GABA_A$ 受容体を加えている．この場合の並列等価回路モデルの膜電位の変化の式も，各受容体やイオンチャネルの内部抵抗と起電力を単に足し合わせるだけでよく，次式［4.8］のようになる．

$$C_m \frac{dV}{dt} = -g_{\text{AMPA}}(t)(V - E_{\text{AMPA}}) - g_{\text{GABA}_A}(t)(V - E_{\text{GABA}_A})$$
$$- g_{\text{Na}}(V)(V - E_{\text{Na}}) - g_{\text{K(Ca)}}(C_{\text{Ca}})(V - E_{\text{K}}) + I$$

[4.8]

各コンダクタンス g，起電力 E の添え字は各受容体やイオンチャネルを表す．各コンダクタンス g は，時間 t，電位 V，カルシウム濃度 C_{Ca} の関数になっている．コンダクタンス g は，受容体の中にあるにせよ，独立にあるにせよイオンチャネルでのイオンの通過のしやすさであった．このモデルでは，Na イオンチャネルのコンダクタンス g_{Na} が膜電位 V の関数になっているということは，膜電位 V によって，Na イオンの通過のしやすさが変わるということを表している．参考として Gage らの研究による g_{Na} と膜電位 V の関係

式を式 [4.9] に載せる (Gage, Lamb, & Wakefield, 1989)。

$$g_{\text{Na}}(V) = \frac{0.2}{1 + \exp[-(V+57)/7]} \qquad [4.9]$$

K イオンチャネルのコンダクタンスは，カルシウムイオンの濃度 C_{Ca} の関数になっているので，K イオンの通過のしやすさは，膜電位 V の値とは関係なく，カルシウムイオンの濃度 C_{Ca} によって変わるということを表している。Na イオンチャネルや K イオンチャネルには，いろいろな種類があるが，このモデルでは，上記のような性質のイオンチャネルを使用したということである。

　AMPA 型グルタミン酸受容体は，あるニューロンからグルタミン酸を受け取ると，受容体の中にあるイオンチャネルが開いて通過率があがり，Na イオン，K イオン，Ca イオンが通過しやすくなる（注意してほしいのは，グルタミン酸は受容体にくっつくだけで，イオンチャネルを通過するのは，Na イオン，K イオン，Ca イオンといった別のイオンである）。神経伝達物質が外れるとイオンチャネルが閉じて通過率が下がり，各イオンは通過しなくなる。あたかも，神経伝達物質という鍵によって開閉するゲートのようになっている。すると，この AMPA 型グルタミン酸受容体内のイオンチャネルの通過率を表すコンダクタンス $g_{\text{AMPA}}(t)$ は，ニューロン間の相互作用を含んだ関数となっていなければならない。そこで，ニューロン間の相互作用を含んでいることをよりしっかり表現するためには，$g_{\text{AMPA}}(t)$ は $g_{\text{AMPA},ji}(t)$ と書いたほうがいい。添え字の i と j は，あるニューロン (i) に他のニューロン (j) からの入力が入るということを理解する。ニューロン (i) には多くのニューロンから入力が入るが，ここではニューロン (j) だけとの入力関係によるコンダクタンスを表している。それでは，$g_{\text{AMPA},ji}(t, w_{ji})$ がどんな数式で書かれるのだろう，と興味がわくと思われるが，$g_{\text{AMPA},ji}(t, w_{ji})$ 自体は数式で書くことは一般にはできず，その時間変化を複雑な微分方程式で表現し，近似的に各時間での数値を求めることしかできない（興味ある読者は Brunel & Wang (2001) を参照）。

　入力の受け手側のニューロン (i) を固定して，ニューロン (i) に多くのニューロンからの入力が入ってくるということを表すために，次式 [4.10] のように総和の演算子を導入する。

$$C\frac{dV_i}{dt} = -\sum_j g_{\text{AMPA},ji}(t)(V_i - E_{\text{AMPA}})$$
$$-\sum_j g_{\text{GABA}_\text{A},ji}(t)(V_i - E_{\text{GABA}_\text{A}})$$
$$- g_{\text{Nap}}(V_i)(V_i - E_{\text{Na}}) - g_{\text{K(Ca)}}(C_{\text{Ca}})(V_i - E_\text{K}) + I$$
[4.10]

精神障害モデル，薬理作用をモデルで表現する際には，受容体やイオンチャネルの遺伝子的変化として，このコンダクタンスの部分に数理的変化を加えることになる．たとえば，受容体機能の低下として，その受容体のコンダクタンスの値を小さくしてイオンチャネルが開いても通過率が病前よりも低くなるようにしたり，イオンチャネルが開く頻度を下げたりすることが仮想的にできる．

4.3.3　ホジキン－ハックスリーモデル

HodgkinとHuxleyは，活動電位の発生機序に関わるのは，NaイオンとKイオンの2つのイオン電流であり，それらの流れる量が変化することで活動電位が生じると推測し，等価回路であるホジキン－ハックスリーモデルを作成して，活動電位を再構成したと述べた．ホジキン－ハックスリーモデルの等価回路を図4.12左に載せる．

ホジキン－ハックスリーモデルは，これまで説明してきた等価回路モデルの膜電位の時間変化の微分方程式とコンダクタンスの微分方程式で表現されるのだが，コンダクタンスの微分方程式がとても複雑であるので，詳細な数式はここでは省略して概要を説明する（興味ある読者は，宮川・井上（2013）を参照）．活動電位を構成するイオン電流の流れる量の変化とは，イオンがイオンチャネルを流れる際のコンダクタンスの大きさの変化として扱われる．図4.12右にNaイオンとKイオンのコンダクタンスの変化を載せたが，Naイオンのコンダクタンスは静止膜電位が脱分極するとすぐに変化して大きくなり，活動電位の形にほぼ一致して大きさが変化している．Kイオンのコンダクタンスは，脱分極よりもやや遅れて，ゆっくりとした変化となっている．これを数式で表

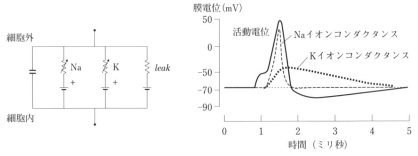

図 4.12 ホジキン–ハックスリーモデル

すと，次式［4.11］のようになる．

$$C_m \frac{dV}{dt} = -g_{Na}(V - E_{Na}) - g_K(V - E_K)$$
$$- g_{leak}(V - E_{leak}) + I \qquad [4.11]$$

g_K：電位依存性 K チャンネルのコンダクタンス

g_{Na}：電位依存性 Na チャンネルの電位依存性のコンダクタンス

g_{leak}：リークコンダクタンス

$E_{Na} = +50\,\mathrm{mV},\ E_K = -70\,\mathrm{mV},\ E_{leak} = -54\,\mathrm{mV}$

g_{leak} は，積分発火モデルの説明でも出てきたリークコンダクタンスで，静止膜電位を維持するために導入された非電位依存性コンダクタンスである．ニューロンに入力がないと，式［4.11］の右辺で，$I = 0$，活動電位を構成する g_{Na} や g_K もゼロであるので，静止膜電位を表す $g_{leak}(V - E_{leak})$ の項だけが残り，膜電位は $E_{leak} = -54\,\mathrm{mV}$ へと至る．上記したように g_{Na} や g_K の時間変化はとても複雑な微分方程式で表されるが，g_{Na} や g_K の数式はわからないが図 4.12 右図のような形の関数だと把握するだけで以下の説明の理解はできる．以下発生機序の時系列を箇条書きで述べる．

1. ニューロンに何らかの入力が入り，膜電位が負の静止膜電位から脱分極性にゼロに向かっていく．式［4.11］では，電流 I が正の値とな

り，膜電位 $V(t)$ が増加していくということになる（積分発火モデルにもある機序）．
2. 膜電位が上がると，まず早い反応である電位依存性の Na イオンコンダクタンスが活性化され，Na 電流が細胞内に流入し，$E_{Na} = +50\,\mathrm{mV}$ と Na の平衡電位に至ろうとする．式 [4.11] では，膜電位 $V(t)$ の変化において，$-g_{Na}(V - E_{Na})$ の項の影響がまず出るということである（積分発火モデルで省略されている機序）．
3. 膜電位の脱分極により，少し遅い反応である K イオンコンダクタンスも活性化しはじめ，K 電流が細胞外に流出しはじめ $E_K = -70\,\mathrm{mV}$ に至ろうとする．式 [4.11] では，膜電位 $V(t)$ の変化において，$-g_K(V - E_K)$ の項の影響も少し入ってくるということである（積分発火モデルで省略されている機序）．
4. 膜電位を上げようとする Na 電流の増大と膜電位を下げようとする K 電流や leak 電流のバランスで，もし Na 電流による膜電位の上昇のほうが勝っているのならば，膜電位は上昇するので，ますます Na イオンコンダクタンスは活性化していく．式 [4.11] では，膜電位 V の変化において，g_{Na} の値がとても大きいので，$-g_{Na}(V - E_{Na})$ の項の影響が主となっているということである（積分発火モデルで省略されている機序）．
5. 膜電位が閾値を超えて，活動電位が生じる（積分発火モデルにもある機序）．ここで，閾値についての説明をしておく．閾値とは，不変のある一定の膜電位と考えがちで，積分発火モデルでも一定としていたが，上記の Na 電流の増大が K 電流や leak 電流の増大を超える膜電位のことであり，あくまで，その都度その都度の Na と K イオンの流れで決まる膜電位の値である．
6. K イオンコンダクタンスの活性化の一方で，Na イオンコンダクタンスの不活性化が始まり，今度は K 電流の増加の影響が強くなるので，膜電位は K イオンの平衡電位である $E_K = -70\,\mathrm{mV}$ に達するように再分極される（後過分極の機序）．式 [4.11] では，膜電位 $V(t)$ の変化において，$-g_K(V - E_K)$ の項の影響が主になったということであ

る（積分発火モデルにもある機序）。

7. その後，Na イオンコンダクタンスの不活性化（すなわち，$g_{Na} = 0$）は数秒間持続するため，Na 電流は流れ込まなくなるので，刺激を与えても脱分極しない（絶対不応期の機序。積分発火モデルにもある機序）。K イオンコンダクタンスが不活性化すると，リークコンダクタンスの影響が主となるので，静止膜電位である $E_{leak} = -54\,\mathrm{mV}$ に至ろうとする。

最後に整理をすると，ホジキン-ハックスリーモデルも積分発火モデルも等価回路モデルという電気回路モデルである。あるニューロンの膜電位の時間変化を，他のニューロンからの入力はイオン電流，イオンチャンネルの通過率の変化をコンダクタンスという変数を用いて微分方程式で表している。この式により静止膜電位の揺れ動きや，活動電位の発生を精巧に再構成する。ホジキン-ハックスリーモデルは活動電位の持続時間や形も表現できるが，その機序を表現するために微分方程式が複雑となる。積分発火モデルは活動電位の持続時間や形は一定と近似し，静止膜電位から活動電位が生じる機序は，ホジキン-ハックスリーモデルと同じ機序となっている。活動電位の持続時間や形が脳の情報処理に関係なく，神経回路網での活動電位の時間的空間的分布が重要であるという前提に立つのならば，積分発火モデルが有用であり，シミュレーションの時間も短時間で済む。

第5章 ニューラルネットワークモデル

5.1 はじめに

　ニューラルネットワークモデル（以下，ニューラルネットワーク：neural network）とは，生物の神経システムを模した計算モデルで，ニューロンとよばれる素子がシナプスとよばれる結合によりネットワークを形成したものである。生物の神経システムの構成を模しているという意味では，第4章で紹介した生物物理学的モデルと類似しており，厳密な区別は困難であるが，おおよそ以下のような違いがあると理解しておけばよい。生物物理学的モデルでは，モデルの1つの素子が，個々の生体ニューロンをモデル化する。一方，ニューラルネットワークでは，ニューロン素子は，単一のニューロンではなくニューロン集団の発火頻度（周波数）を表現していると考える。したがってニューラルネットワークでニューロン素子，シナプス結合とよばれるものは，生体の単一のニューロン・シナプスには対応しないことに注意が必要である。ニューラルネットワークのニューロン素子が，単一のニューロンではなくニューロン集団の発火頻度（周波数）を表現している点を強調して，発火頻度モデルと呼ばれることがある。一方で，生物物理学的モデルのニューロンは，スパイク（活動電位，発火などともいわれる）を生成し，シナプスを介した発火タイミングの伝達が重要な要素である。このため，生物物理学的モデルをスパイクタイミング・モデルと呼ぶことがある。発火頻度モデルでシナプス結合を介して伝達されるのは，あるニューロン群の発火頻度が別のニューロン群の発火頻

度に与える影響，と解釈することができる。実際の神経細胞の発火の時間間隔は，入力が増えると次第に短くなり，入力の強さとスパイク発火の周波数（発火頻度）は，ほぼ比例した関係があることが知られている（銅谷，2007）。したがって，ニューロン集団の発火頻度を変数として脳の情報処理プロセスをモデル化することには，生物学的な妥当性があるといえる。

　ニューラルネットワークは，シナプス結合の配置や強度を変化させることで，連想記憶，感覚・運動マッピング，時系列パターンの生成など，さまざまな知的情報処理を実現可能なことが知られている。多様な情報処理機能を，ニューロン素子とシナプス結合に基づく活動レベルの伝播から生成できるという意味で，ニューラルネットワークは実際の神経システムの特徴をよく反映しており，マクロなレベルで生物学的な神経回路のメカニズムを模倣していると考えることができる。また，ニューラルネットワークは，強化学習モデルやベイズ推論モデルなどの抽象的な数式レベルで表現された脳機能の計算理論を，神経回路網として表現し実験的に検証することができる。このような，異なるレベルの理論や仮説を橋渡しすることは，計算論的精神医学に期待される重要な役割であり，その意味で，ニューラルネットワークは計算論的精神医学の重要なツールであるといえる。

　ニューラルネットワークは，ニューロン素子間の結合様式などによって機能が変化し，様々なタイプのモデルに分けられるが，本章では，第3部で紹介する具体的な計算論的精神医学の研究事例の理解を助けるものを中心に解説する。まず，最も単純なニューラルネットワークを例に，発火頻度モデルの基本的な動作原理を解説する。続いて，再帰的な入力に基づいて内部状態を保持することにより，時系列情報処理が可能になるリカレント・ニューラルネットワーク（recurrent neural network: RNN）を解説する。さらに，感覚・運動制御など，連続的なデータを扱うのに適した連続時間型RNNを紹介し，最後に高次認知機能を研究対象として扱うために，機能的階層性を備えたモデルを紹介する。なお近年では，ニューラルネットワークの中でも，ニューロン素子の層を多層に重ねることで，画像の識別器などとしての圧倒的な性能を示す深層学習ネットワーク（deep learning/deep neural network）が注目されている。深層学習ネットワークは，たとえば，人の脳の視覚皮質の階層構造との類似性

が指摘されるなど，実際の脳の情報処理プロセスの理解に貢献する可能性が指摘されている．しかし，現時点では，精神医学への適用という意味では，データ解析のツールとしての利用に限られているため，本章においては，深層学習モデルに特化した議論は行わない．

5.2　ニューラルネットワークモデルの動作原理

以下では，簡単な認知課題を実行するシンプルなモデルを例に，ニューラルネットワークの動作原理を解説する．図 5.1a のように，文字 A と X のいずれかが，画面の左右に同時に表示され，2 つの文字が同じかどうかを判別することが求められるとする．図 5.1b が，この課題における情報処理過程を模したニューラルネットワークである．ニューラルネットワークは，外部からの入力を受け取る入力素子，最終的な出力を出す出力素子，その間の中間素子（隠れ素子）から構成されている．この場合，入力素子は 4 つ用意されており，最初の 2 つが，画面左に表示される文字，残りの 2 つが，画面右に表示される文字に割り当てられるとする．ニューロン素子は，ニューロン集団の発火頻度に対応すると仮定するので，入力の値は，0 から 1 の値で表現されることが多い．ここでは，左に表示される文字が A なら $(x_1, x_2) = (1, 0)$，X なら $(x_1, x_2) = (0, 1)$，同様に，右に表示される文字が A なら $(x_3, x_4) = (1, 0)$，X なら $(x_3, x_4) = (0, 1)$ などと割り当てる．出力素子 o は 1 つで，課題への回答に対応し，同じなら 1，違うなら 0 とする．この符号化に基づいて，図 5.1a の課題の正解とされる入出力関係を一覧したものが表 5.1 で，このような，ニューラルネットワークが獲得すべき入出力関係のデータの組を，教師データという．たとえば，教師データ 1 番は，左に $A(x_1, x_2) = (1, 0)$，右にも $A(x_3, x_4) = (1, 0)$ が呈示されたとき，回答は同じ（$o* = 1$）である，ということに対応する．

ニューロン素子の活性化の値が，シナプス結合を通じてどのように伝播していくかを理解するために，中間層の 1 つのニューロン素子 h_1 に注目したものが図 5.1c である．各ニューロン素子は内部状態 u という値を保持し，ニューロン素子 h_1 の内部状態 u_{h_1} は，外部からの入力によって決まるとする．

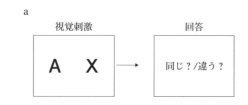
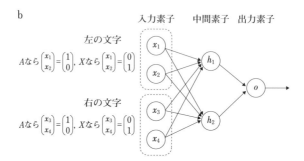
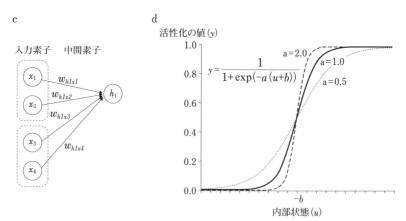

図 5.1　シンプルなニューラルネットワークと動作原理

表 5.1 教師データの例

データ番号	左の文字 (x_1, x_2) A なら $\begin{pmatrix} x_1 \\ x_2 \end{pmatrix} = \begin{pmatrix} 1 \\ 0 \end{pmatrix}$, X なら $\begin{pmatrix} x_1 \\ x_2 \end{pmatrix} = \begin{pmatrix} 0 \\ 1 \end{pmatrix}$	右の文字 (x_3, x_4) A なら $\begin{pmatrix} x_3 \\ x_4 \end{pmatrix} = \begin{pmatrix} 1 \\ 0 \end{pmatrix}$, X なら $\begin{pmatrix} x_3 \\ x_4 \end{pmatrix} = \begin{pmatrix} 0 \\ 1 \end{pmatrix}$	$o*$: 回答 (同じ 1/違う 0)
1	1, 0	1, 0	1
2	1, 0	0, 1	0
3	0, 1	1, 0	0
4	0, 1	0, 1	1

図 5.1c の例では，それぞれ入力素子 x_1, x_2, x_3, x_4 の値に，素子 h_1 への結合強度 $w_{h_1 x_1}, w_{h_1 x_2}, w_{h_1 x_3}, w_{h_1 x_4}$ をかけた値の合計で，式 [5.1] のように表せる．

$$u_{h_1} = w_{h_1 x_1} x_1 + w_{h_1 x_2} x_2 + w_{h_1 x_3} x_3 + w_{h_1 x_4} x_4 \quad [5.1]$$

この式を一般化して書くと，以下のようになる．

$$u_{h_i} = \sum_j w_{h_i x_j} x_j \quad [5.2]$$

ここで $w_{h_i x_j}$ とは，素子 x_j から h_i への結合強度を表す．したがって i 番目の中間素子 h_i の内部状態 u_{h_i} は，h_i へ入力するすべての素子の活性化の値に，結合強度をかけたものの合計で決まることを意味する．内部状態の値は，マイナスの値を含む連続値を取り得るが，活性化関数によって 0～1 の発火頻度に対応する値として出力される．活性化関数は，発火周波数がある値を境に急激に変化し，また刺激を強くしていくと発火頻度が飽和するといった実際の神経細胞の性質を考慮して，シグモイド (S 字型) 関数がよく用いられる．

$$y_{h_i} = \frac{1}{1 + \exp(-a(u_{h_i} + b_{h_i}))} \quad [5.3]$$

ここで，$\exp(x)$ は，指数関数 e^x を表す．a は活性化関数の傾きを表現する変数（ゲインとよばれる）で，b_{h_1} は，その素子自体の活動のしやすさ（閾値とよばれる）を表す変数である．シグモイド関数の出力値は，閾値を境に急激に

変化するが，変数 a（ゲイン）の値が大きくなればなるほど，その変化の度合いが大きくなる．ゲインの大きさは，入力値の変化の検出に対する感度と考えることができ，ニューロン素子におけるシグナルノイズ比（signal-to-noise ratio）に対応すると考えられている．式［5.3］で定義される内部状態の値と活性化の値との関係をプロットしたのが，図 5.1d である．中間素子 h_1, h_2 の活性化の値は，出力素子 o の入力として，シナプス結合を介して伝播し，最終的なニューラルネットワークの出力を生成する．その際の計算は，中間素子の活性化の値を求める場合と同様である．

5.3 ニューラルネットワークモデルの学習

　図 5.1b のようにニューラルネットワークを構築しても，それがそのまま期待する動作をするわけではない．前述したような，教師データとして示される標的の入出力関係を実現するように，シナプス結合を最適な値に調整する必要がある．これをニューラルネットワークの学習，もしくは訓練，という．標的の入出力関係を教師データとして示す学習方法は一般に，教師あり学習とよばれる．

　通常，学習前には，シナプス結合強度はランダムな小さな値に設定される．ランダムなシナプス結合を持つニューラルネットワークの出力は，もちろん教師データと異なっている．シナプス結合強度は，ニューラルネットワークが生成した出力 o と教師データ $o*$ との誤差に基づいて，誤差を最小化する方向に少しずつ更新される．この更新プロセスを多数回くりかえすことで，最終的に誤差が最小化され，最適なシナプス結合を得ることができたとき，ニューラルネットワークの学習が終了したことになる．

　以下に，ニューラルネットワークの学習のプロセスをもう少し詳しく説明する．すべての教師データに対する，出力 o と教師データ $o*$ との差 $o - o*$ の 2 乗の合計を誤差 E と定義する．差を 2 乗するのは，符号の影響を排除して差の絶対値を扱うためである．学習の目的は，できるかぎり E が小さくなるような理想のシナプス結合の値 $w*$ をみつけることである．ではどうすれば，この E の値を小さくできるだろうか．図 5.2a の曲線は，シナプス結合の

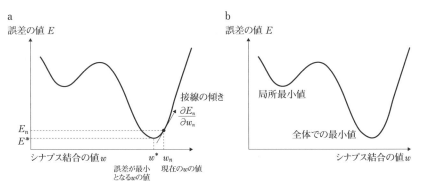

図 5.2 シナプス結合と誤差の関係の模式図

値 w を変化させると，誤差 E が大きくなったり小さくなったりする，というような，誤差 E とシナプス結合の値 w との関係を模式的に示したものである。今，シナプス結合の値が w_n，誤差の値が E_n だったとしよう。この時，点 (w_n, E_n) での接線の傾きは，E を w について微分することで求めることができる。この接線の傾きの値 $\partial E/\partial w$ は，w を少しだけ変化させたときの E の増加量を意味する。すなわち，E を小さくするためには，これとは逆の方向 $(-\partial E/\partial w)$ に w を変化させればよい。このことを式として表現したのが，以下のシナプス結合更新のルールの式 [5.4] である。

$$w_{n+1} = w_n - \alpha \frac{\partial E_n}{\partial w_n} \qquad [5.4]$$

この式の意味するところは，新しいシナプス結合の値 w_{n+1} は，現在のシナプス結合の値 w_n の値を，$\partial E/\partial w$ とは逆方向に少しだけ変化させた値とするという意味である。α は，一回の更新でシナプス結合を変化させる量を調整するパラメータで，学習率と呼ばれる。以後，変化させた新しい w に基づいて，再度出力 o を生成して E を計算し，$\partial E/\partial w$ に基づいて w を更新する，という操作を繰り返すことで，E の値がどんどん小さくなり，最適なシナプス結合を得ることが期待できる。このような学習方法を，勾配降下法という。

ニューラルネットワークの学習においては，あり得るデータの組み合わせをすべて呈示して訓練すれば，正答を出力できる可能性は高くなるが，実際の世界の問題に対しては，すべての教師データを用意することは不可能である。し

かし，教師データに一部欠損があっても，他の教師データとの関係から類推できる内容であれば，その欠損を補足できることが知られており，このような性質をニューラルネットワークの汎化能という．

また，勾配降下法による学習では，誤差 E とシナプス結合の関係がどのようになっているかによって，必ずしも最適な値にたどりつけるとは限らない，という問題がある．たとえば，図 5.2b に示されるような，「局所最小値」が存在する場合，勾配降下法では，学習によるシナプス結合の更新をいくら続けても，局所最小値を抜け出すことができないということが起こりうる．実際には，このような問題を克服するための様々な技術的工夫が提案されている．

また，中間素子の数によって，ニューラルネットワークが対処できる問題が異なり，層状に構成した中間素子を多層に重ねることで，より複雑な計算を実現できることがわかっている．近年，注目が集まっている深層学習ネットワークは，その性質を利用したものである．勾配降下法を用いれば，中間素子や層の数が増えても，シナプス結合更新のための方向を計算することが可能であり，深層学習ネットワークの最適化にも基本的には同じアルゴリズムが用いられている．

ここでニューラルネットワークにおける学習は，発達や心理学の文脈で使われる学習過程とは意味が異なる場合があることに注意が必要である．たとえば，学習の初期にシナプス結合がランダムに設定されること，また，勾配降下法において，誤差信号がシナプス結合を出力側から入力側へ逆向するような計算が用いられることなどは，実際の神経システムにおいて行われているかどうかは明らかになっていない．したがって，ニューラルネットワーク研究では，学習過程の詳細は研究対象としないことが多い．たとえば，学習により，ある認知的課題を解くことができるニューラルネットワークができたとき，その学習過程を解析するよりは，そのような認知的機能が，ニューロン群の活動のダイナミクスとして神経回路内にどのように表現されているかといったことを明らかにしようとする．ただし，ニューラルネットワークの学習が，実際の神経システムの学習過程をモデル化している訳ではないとしても，抽象的なレベルの学習という現象を何らかの形で表現しているとも考えられ，マクロな視点での発達的なプロセスの議論に用いられることもある（Yamashita et al., 2008）．

5.3.1 応用例

本節で紹介したニューラルネットワークは，入力から出力への情報の流れが一方向に限られており，いわば将棋倒しのように素子の活動が伝播していく．このようなタイプのモデルを，フィードフォワード（feed forward）型のニューラルネットワークという．またその間に確率的に変化する過程がないため，1つの入力に対して必ず同じ1つの出力を生成する．このようなフィードフォワード型のニューラルネットワークは，入力データを分類したり判別したりすることに使われることが多い．たとえば，様々な自然画像に写っている物や内容を指定されたカテゴリーに分類・判別する深層学習ネットワークの多くが，このタイプである．

5.4 時系列情報を扱うニューラルネットワークモデル：リカレント・ニューラルネットワーク（**RNN**）

前節で紹介したフィードフォワード型のニューラルネットワークでは，1つの入力に対して必ず同じ1つの出力を生成する．しかし実際の世界では，現在の入力に対して，必ず同じ対応をしていればよい，ということはむしろまれで，過去の履歴や，背後の文脈に応じた対応が求められることが多い．そのような問題の例として，前節で用いた，2つの文字を比較する単純な課題を拡張した課題を例に考えてみる．今度の課題では，一度に呈示されるのは，文字AとXのいずれか1つで，それが一定時間ごとに連続して呈示されるとし，被験者に求められるのは，「文字Xの後にAが呈示されたときだけ」ボタンを押し（Go試行），それ以外の時には何もしない（No-Go試行）こととする（図5.3a）．このような課題は，continuous performance test（CPT）といい，注意や抑制などの認知機能を評価するのに用いられる．たとえば，前頭葉機能の障害や注意欠陥多動性障害（attention-deficit hyperactivity disorder: ADHD）などでは，この課題の成績が悪くなることが知られている．

前節で紹介したフィードフォワード型のニューラルネットワークを参考に，図5.3bのように，現在呈示されている文字を入力素子に入力し，中間素子を介して出力素子が回答を出力するモデルでこの課題を解くことを考えてみよう．先に述べたように，フィードフォワード型のニューラルネットワークで

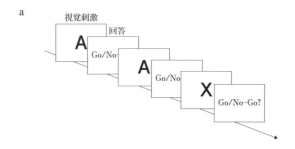

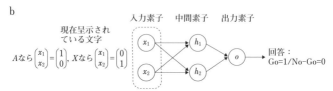

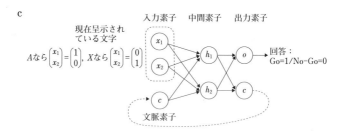

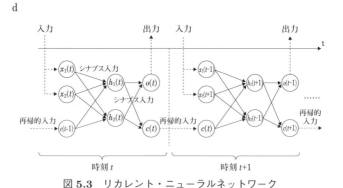

図 5.3 リカレント・ニューラルネットワーク

表 5.2　CPT 課題の教師データ

データ番号	1つ前の試行 $(t-1)$ の文字	現在の試行 (t) の文字	O*: 回答 (GO = 1/NoGO = 0)
1	A(1, 0)	A(1, 0)	0
2	A(1, 0)	X(0, 1)	0
3	X(0, 1)	A(1, 0)	1
4	X(0, 1)	X(0, 1)	0

は，1つの入力に対して必ず同じ1つの出力を生成する．たとえばAという文字が入力された場合には，前の試行での入力がAであったかXであったかに関わらず，GoかNo-Goかのいずれかしか回答を出すことができない．したがって，図5.2bのような形のニューラルネットワークでは，前の試行で呈示された文字に依存して回答を出すような，時系列情報を扱う課題には対応できないのは明らかである．

ここで，CPT課題でニューラルネットワークが獲得すべき入出力関係を表5.2に示す．実際には，ある工夫によってフィードフォワード型のニューラルネットワークでもCPT課題を解ける可能性があるが（後述），ここでは，この問題を容易に克服できる，時系列情報を扱うのに特化したリカレント・ニューラルネットワーク（RNN）を紹介する．

ここで用いるRNNは，図5.3bのニューラルネットワークに，文脈情報を保持する文脈素子 c を加えたものである（図5.3c）．RNNにおいて，ニューロン素子の活性化の値が，シナプス結合を通じて伝播されていくプロセスは，以下のようになる．まず中間素子は，入力素子からの入力に加えて，文脈素子からの入力も受ける．中間素子の内部状態は，入力素子からの入力（入力素子の活性化の値にシナプス結合をかけたもの）と，文脈素子からの入力（文脈素子の活性化の値にシナプス結合をかけたもの）の総和で決まるので，以下のように表される．

$$u_{h_i} = \sum_j w_{h_i x_j} x_j + \sum_j w_{h_i c_j} c_j \qquad [5.5]$$

中間素子の内部状態の値は，活性化関数式 [5.3] によって 0〜1 の値に変換され，出力素子に加えて，文脈素子に向けた出力として，シナプス結合を介し

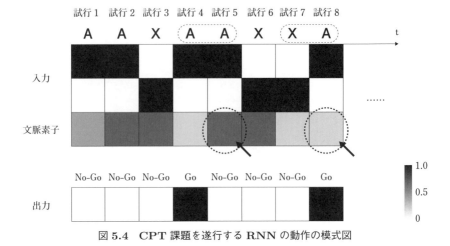

図 5.4　CPT 課題を遂行する RNN の動作の模式図

て伝播される。ここでの文脈素子は，外部に出力を生成しない特殊な出力素子と考えてもらうと理解しやすい。大事なのは，外部に出力は生成しない文脈素子の活性化の値が，そのまま，次の時間のニューラルネットワークへの再帰的入力として働くことである（図 5.3c のループの矢印）。入出力に加えて，時間的変化に着目してより詳しく示したのが，図 5.3d である。この時間関係を明示的にして式 [5.5] を書き直すと以下のようになる。

$$u_{h_i}(t) = \sum_j w_{h_i x_j} x_j(t) + \sum_j w_{h_i c_j} c_j(t-1) \qquad [5.6]$$

文脈素子のこの再帰的入力に基づいて，ニューラルネットワーク内には，現在の外部入力だけではなく，過去の入力の履歴の情報を保持することができ，RNN は時間的な情報を含む複雑な情報処理が可能となる。学習は基本的には，勾配降下法で行うことができる。ただし文脈素子の存在に対応した工夫を行ったアルゴリズムが用いられる。

　図 5.4 は，RNN で CPT 課題を訓練した後のニューラルネットの動作を表した模式図である。図 5.4 では，8 回の試行を連続して行った際の課題で呈示されている文字列，RNN の回答（Go/NoGo），課題中の文脈素子の活動を示している。ここで注目してほしいのは，先ほど言及した，同じ入力に対する RNN の挙動である。たとえば，試行 5 と試行 8 の入力はどちらも文字 A で，

RNN への入力の値が全く同じになる．しかし，RNN は，Go/NoGo の出力を1つ前の試行の入力の履歴に応じて生成しなければならない．このような違いの表現を可能にするのが，文脈素子の活動である．文脈素子の活動は，試行5の時にはその前の入力 A を反映して高い値だが，試行8の時にはその前の入力 X を反映して低い値をとっている（図の矢印）．このような入力の履歴を反映した文脈素子の値を手がかりにして，RNN は全く同じ入力 A に対して，文脈に応じた異なる出力を生成することが可能になる．注意してほしいのは，文脈素子の活性化レベルには，教師データが存在しないことである．RNN の優れた点は，入出力関係の教師データのみから，教師データの背後に存在する文脈的な状態と入出力との関係を自動的に抽出して学習できる点である．このような性質を，文脈状態の自己組織化という．

最後に，フィードフォワード型のニューラルネットワークでも，CPT 課題を解くことができる工夫について説明する．CPT 課題は，直前の1試行の入力を覚えていれば，正しい反応をすることができる．したがって，文脈素子を用いる代わりに，現在呈示されている文字に加えて1つ前の試行で呈示された文字を入力してやることで対応ができる．このような工夫は，時間的な情報を含むデータをフィードフォワード型のニューラルネットワークで処理したいときによく用いられる手法である．ただし，いくつ前の時刻の情報まで入力するのが適切かを判断できないことも多く，こういった問題を回避できる点がRNN の優れた点である．また，本来記憶として脳の中に保持されているべき前の試行の情報を，外部入力として明示的に与える形で表現することが，課題の認知プロセスをモデル化したものとして妥当なのか，という問題もある．

5.4.1 応用例

RNN は，上述したように，現在の入力のみではなく，過去の入力の履歴に応じた反応が求められるような課題をモデル化するときに用いられる．RNNを用いた認知的な課題の例としては，単語や短い文に相当する文字列の生成を学習したものが有名である（Elman, 1990）．近年では，フィードフォワード型の深層ニューラルネットワークと RNN を組み合わせることで，複雑な時系列の予測・判別課題に応用することも取り組まれている．

5.5 連続時間型リカレント・ニューラルネットワーク（CTRNN）

前節までのモデルでは，入力は認知課題の1回ごとの視覚刺激に対応する，といったように飛び飛びの値であることが前提となっていた．このようなモデルを，離散時間型ニューラルネットワークという．一方，連続的に変化する現象を扱う場合には，以下に紹介する連続時間型リカレント・ニューラルネットワーク（continuous time RNN: CTRNN）が適しており，特に，感覚や運動信号など連続的な時系列情報の処理をモデル化する際によく用いられる．ここでは，図 5.5a のような振幅と位相の異なる2つのサインカーブの動きにしたが

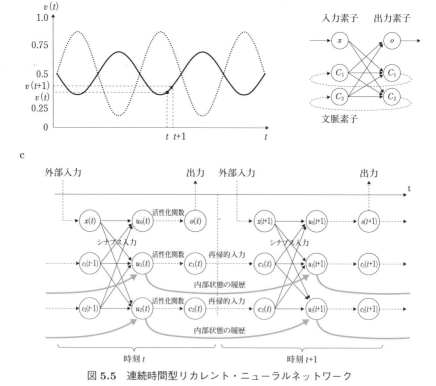

図 5.5　連続時間型リカレント・ニューラルネットワーク

って移動する物体の位置を予測するという問題を例に，CTRNN の基本的な動作を解説する（図 5.5a）。ここで用いる CTRNN（図 5.5b）は，外部からの入力を受け取る入力素子 x，最終的な出力を生成する出力素子 o をそれぞれ 1 つ持ち，また，離散時間型 RNN と同様に，文脈素子 c を持つ。なおここで用いるモデルは，簡単のために中間素子をなくしている。

CTRNN は，時刻 t における物体の位置の値 $v(t)$ を入力したとき，時刻 $t+1$ の物体の位置 $v(t+1)$ に対応する予測値を生成することを求められるとする。したがって CTRNN の教師データは，サインカーブ上の時刻 t と $t+1$ のデータの組をたくさん用意したものとなり，多くの場合には，ある時間幅（時刻 $t=0$ から $t=T$ まで）を持った時系列自体を用いることとなる。

実際の神経組織では，入力が続くと内部の活性化レベルが徐々に上昇し，次の入力に対して反応しやすくなり，一時的に抑制的な入力があっても活性化レベルは高いままにとどまる。一方で，入力がなくなると，ある定常状態に戻っていく，といった性質がある。離散時間型のニューラルネットワークでは，ニューロン素子の内部状態は，現在のシナプス入力だけに基づいて決まるため，このような性質を表現できない。CTRNN は，現在のシナプス入力だけではなく，そのニューロン素子自身の過去の状態の履歴にも影響される，という実際の神経組織の性質を模したモデルである。CTRNN の連続時間型の特性は，実際には微分方程式を用いて記述されるが，数値計算シミュレーションにおいては，ニューロン素子の時間的特性を表すパラメータ（時定数 τ）を用いて以下のような離散的な方程式で近似的に表現することができる（式 [5.7]）。

$$u_i(t+1) = \left(1 - \frac{1}{\tau}\right) u_i(t) + \frac{1}{\tau}\left[\sum_j w_{c_i x_j} x_j(t) + \sum_j w_{c_i c_j} c_j(t-1)\right] \quad [5.7]$$

ここで $u_i(t)$ は時刻 t におけるニューロン素子 i の内部状態である。この式の意味していることは，i 番目のニューロン素子の時刻 $t+1$ での内部状態 $u_i(t+1)$ が，ニューロン素子 i 自身の時刻 t での状態 $u_i(t)$（式 [5.7] の右辺第 1 項）と，ニューロン素子 i へのシナプス入力（式 [5.7] の右辺 2 番目の項）によっ

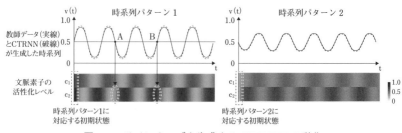

図 5.6　サインカーブを生成する CTRNN の動作

て決まることを意味する．つまり時定数 τ は，この内部状態の履歴（第 1 項）とシナプス入力（第 2 項）の重みのバランスを決めるパラメータである．たとえば，τ の値が大きいとき，内部状態は現在のシナプス入力より過去の履歴に強く依存する．いくら大きなシナプス入力が入っても，前と同様の状態にとどまろうとし，そのニューロン素子の活動はゆっくり変化する．一方，τ の値が小さいと，過去の履歴の効果は小さく，内部状態は現在のシナプス入力の影響で大きく変化しうるため，そのニューロン素子の活動は，速やかに変化することになる．したがって，時定数 τ は，過去のシナプス入力を積分する時間窓，もしくは蓄積された活性化レベルの減衰率に相当すると考えることができる．式 [5.7] で示される CTRNN の動作における時間関係を詳しく示したのが，図 5.5c である．図 5.5c において，太い矢印で強調されているものが，式 5.7 の第 1 項に対応する内部状態の履歴である．

図 5.6 は，振幅と位相の異なる 2 つのサインカーブの時系列を教師データとして学習した CTRNN のシミュレーションの結果である．破線が教師データ，実線が RNN によって生成された時系列である．2 つの線はほぼ重なっており，学習の結果，周期と振幅の異なる 2 つの時系列パターンがうまく生成できていることがわかる．グレースケールのバーは，文脈素子の活動の時間的な変化を表している．文脈素子の活性化は，時間とともになめらかに変化し，時間的な変化のパターンと活性化の大きさが，それぞれ，サインカーブの周期と振幅に対応しているのがわかるだろう．ここで再び，同じ入力に対する CTRNN の挙動に注目する．たとえば，点 A と点 B の地点はサインカーブの変曲点に対応し，CTRNN への入力の値が全く同じになる．しかし，

CTRNN は，値が減少していくのか，増加していくのか，という過去の入力の履歴に応じて，次の時刻の出力を生成しなければならない．前節の RNN の例と同様に，たとえば文脈素子 C_2 活動は，過去の履歴を反映して，点 A では低い値だが，点 B では高い値をとっている．このような文脈素子の値を手がかりにして，CTRNN は，全く同じ入力の値に対して，文脈に応じた異なる出力を生成することが可能になる．同様に，時系列 1 と時系列 2 では，$t = 0$ の値が全く同じであるにも関わらず，$t = 1$ 以降で一方は，値が増加し，もう一方は値が減少しなければならない．さらに時系列 1 と時系列 2 では，振幅が異なるので，変化の幅も異なる．このような時系列全体の特徴の違いも，文脈素子の存在，特に，初期状態の違いによって表現が可能で，このような RNN の性質を，初期値敏感性とよぶ（Nishimoto & Tani, 2004; Yamashita & Tani, 2008）．先ほど述べたように，文脈素子の活性化レベルと同様に，文脈素子の初期値にも教師データは存在せず，初期値の値も学習を通じて自己組織化することができる．

5.5.1 応用例

CTRNN は，文脈に応じた時系列生成の中でも，特に連続的になめらかに変化する時系列の生成を得意とする．このため，ロボットや生物の感覚・運動の時間的変化をモデル化することによく用いられる（Doya, 1989; Yamashita, 2008b）．

5.6 多時間スケールリカレント・ニューラルネットワーク（MTRNN）

CTRNN では，適切な時定数 τ を設定することで，連続的な時系列を生成できることを紹介した．しかし，実世界においては，異なる時間スケールの情報が複雑に組み合わさっていることが多い．たとえば，聴覚情報では，音素（a, i, u... など）のような短い時間スケールでの情報の組み合わせによって，少し長い時間スケールで単語が構成され，さらに長い時間スケールで文が構成される．同様に，運動でも，物体に手を伸ばす，つかむ，持ち上げる，手元に戻すといった運動のパーツ（プリミティブ）などの短い時間スケールの情報を

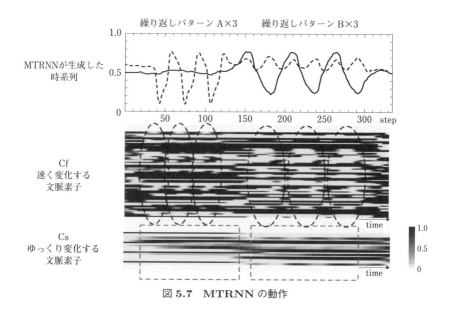

図 5.7　MTRNN の動作

組み合わせて，より長い時間スケールの運動のシーケンスが構成される．動物の神経システムには，このような知覚や運動の構造を反映した階層性（機能的階層性）が存在し，動物の高度な認知や複雑な行動を可能にしていると考えられている（Fuster, 2001）．

ここでは，前節で紹介した CTRNN に，異なる時定数をもつ複数の文脈素子を導入することで，上述したような機能的階層性を実現できるニューラルネットワーク，多時間スケール RNN（multiple timescale RNN: MTRNN）を紹介する（Yamashita & Tani, 2008）．MTRNN は，基本的には前節の CTRNN と同様に，入出力素子と，入出力を受けない文脈素子で構成されるが，文脈素子を異なる時定数をもつグループに分ける点が異なる．たとえば，2 つの異なる時定数を持つ MTRNN では，最初のグループは，小さな τ の値をもち，活動が早く変化する Cf 素子（Cf），もう一方は，大きな τ をもち活動がゆっくり変化する Cs 素子（Cs）という風にわける．

図 5.7 は，2 つの周期的なパターンとその組み合わせの時系列を学習した 2 つの異なる時定数を持つ MTRNN の生成する時系列とニューロン素子の活動

をプロットしたものである．図の例では，はじめに3回繰り返し物体を上下に動かすパターンAを生成してから，物体を左右に動かす繰り返しパターンBを3回繰り返す，という動作に対応しており，一番上のパネルの実線が物体のX座標，破線がY座標に対応する．Cf素子の活動は短い時間スケールの繰り返しパターンに対応して短い時間スケールで変化し，周期的に類似した活動のパターンを示していることがわかる．一方，Cs素子の活動は，繰り返しパターンとの対応は少なくゆっくりと変化し，むしろ，繰り返しパターンの組み合わせや切り替えを表現していることがわかる．このように，CTRNNに多時間スケールの特性を導入することにより，神経回路に機能的な階層性が自己組織化されることが可能になる．実際にMTRNNを使用する場合には，τの異なる文脈素子のグループをいくつ用意するのか，また，それぞれのτをどのような値に設定するのかは，課題に応じて探索的に実験を繰り返しながら，ある程度恣意的に設定する必要がある．

5.6.1 応用例

MTRNNにおける「時間の階層」のアイデアは，計算論的モデル研究のみならず，認知神経科学の幅広い研究領域にインパクトをあたえている．Taniらのグループは，深層学習ネットワークの得意とする空間的な階層構造に加えて，MTRNNの時間的階層構造の自己組織化能力を組み合わせる multiple spatio-temporal scales RNN（MSTRNN）を提案し，時間・空間的に階層構造をもつ複雑な動画の判別課題や，ロボットの知覚・認知プロセスのモデル化に取り組んでいる（Jung, Hwang, & Tani, 2015; Choi & Tani, 2018）．

ニューロン素子の活動に，時間スケールの違いを持たせることで，複雑な時系列の学習が可能なニューラルネットワークとしては，long short-term memory（LSTM; Hochreiter & Schmidhuber, 1997）がよく知られている．LSTMは，ニューロン素子の中に，情報の流れを機械的に制御する複雑な機構を含むため，脳・神経機能の理解を目的とするというよりは，学習装置としての性能向上を目的としたものとなっている．近年では，深層ニューラルネットワークと組み合わせて，自然言語処理などの機械学習で標準的に用いられる．

5.7 初期値敏感性,パラメトリックバイアス,トップダウン的予測とボトムアップ的修正

5.5節で,RNNは初期値敏感性の性質を利用することにより,文脈素子の初期値をaに設定すると時系列Aが生成され,初期値bに設定すると時系列Bが生成されるという具合に,生成されるダイナミクスの切り替えが可能であることを説明した(図5.8a)。同様に,RNNの生成ダイナミクスを切り替えることができる,もう1つのメカニズムが,パラメトリックバイアス(parametric bias: PB; Tani, 2003)である。PBとは,特殊な入力素子で神経回路に定常的な入力をすることで,RNNのダイナミクスを変化させる分岐パラメータとして機能する。図5.8bのように,RNNが時系列を生成している間継続的に,PB素子に値aを入力し続けると,RNNは時系列Aを生成し,

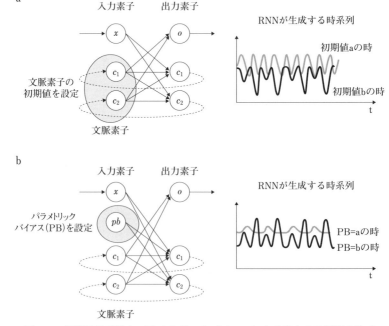

図 5.8　初期値敏感性とパラメトリックバイアスによる異なる時系列の生成

PB 素子に値 b を入力すると，時系列 B を生成する，というようなことが可能になる．PB の値と RNN の生成する時系列との関係は，シナプス結合の学習と同様に，標的となる時系列（教師データ）との誤差最小化のアルゴリズムによって可能となる．最適な PB 素子の値は，シナプス結合の学習と同じ，勾配降下法によって自己組織化することができる．

$$pb_{n+1} = pb_n - \varepsilon \frac{\partial E_n}{\partial pb_n} \qquad [5.8]$$

この式の意味するところは，今，ある pb_n によって生成された時系列と，標的となる教師データの時系列の誤差を E_n とすると，シナプス結合の学習と同様に，誤差 E_n を最小化する方向に pb 値を変化させることを繰り返して，最適な pb の値を自己組織化することができる，ということである．

5.7.1　応用例

このような，文脈素子の初期値や PB を，生成する時系列の切り替え機のように用いることができる性質は，生物やロボットの運動制御メカニズムのモデル化に用いられている．たとえば，文脈素子の初期値や PB の値をある値に設定すると，行動 A が生成され，別の値に設定すると行動 B が生成されるとするならば，運動制御の観点からは，文脈素子の初期値や PB の値は，トップダウン的予測や運動の意図・計画に相当すると考えることができる（Tani, 2003; Yamashita & Tani, 2012）．

5.8　適応行動の計算理論「予測符号化」・神経ロボティクス

RNN が，文脈素子の活動の時間的変化を自己組織化することによって，複雑な時系列を生成可能であることを示してきた．RNN のこの性質は，脳の中心的な機能である「予測」機能をモデル化する上で有用である．近年では特に，予測の観点から脳の知覚・運動制御・高次認知機能といった適応行動のメカニズムを理解しようとする「予測符号化」理論を検証していく手法として，RNN とロボットを用いた神経ロボティクスという研究手法が用いられている．

神経ロボティクスでは，適応行動の計算論的仮説である予測符号化理論をニューラルネットワークとして具現化し，これを脳と見立て，ロボットの身体を通じて実際の物理環境と相互作用することで，その仮説を実験的に検証する。特に，連続的な感覚・運動信号のレベルから，ニューラルネットワークのダイナミクスのレベル，そして抽象的な計算理論のレベルまでをつなぐことができることが最大の特徴である。また，神経ロボティクスでは特に，知的機能とは脳・身体・環境との相互作用のなかから創発するという考えに基づいて，身体を持ち，物理環境と実際に相互作用するロボット実験を重視する。精神疾患もまた，脳だけでなく身体を通じた環境や他者との相互作用の中で生じるものであるから，神経ロボティクス的な視点は，計算論的精神医学の有力な研究ツールとして貢献できる可能性があると期待されている（Yamashita & Tani, 2012）。以下では，予測符号化の理論の概要について触れ，これまで紹介したニューラルネットワークとの対応や，それらを拡張したモデルについても紹介する。

人が感覚や運動を通じて，外の世界と相互作用するときに，脳の中に外の世界のモデル（内部モデル）を作ると考えられている（Wolpert, Ghahramani, & Jordan, 1995）。その内部モデルに基づく予測を用いることで，迅速で適確な認知・行動の生成が可能になる。また，外界と相互作用する中で，実際の知覚・経験が予測と異なっている場合には，予測誤差に基づいて，予測を修正（認識），あるいは内部モデルが更新（学習）されると考えられる。さらに，これらの予測・生成・認識・学習のすべてのプロセスが，予測誤差最小化という単一の計算原理で実現可能であると考えられている。このように，脳とは予測装置であり，予測と予測誤差最小化が脳の一般的な計算原理であるとする理論を予測符号化理論といい，人の柔軟で多様な認知・行動を可能にする脳の一般的計算原理であると目されている（Friston, 2009; Tani, 2016）。特に，行為の生成も予測誤差最小化の原理で説明できるとする点を強調して，能動的推論（active inference）と呼ばれる理論も提案されているが，基本的には，類似の考え方である（詳細は 7.5 節「自由エネルギー原理」を参照）（Friston, 2009）。

さらに，動物の高度な認知や複雑な行動は，神経システムの機能的な階層性によって可能になると考えられている（Fuster, 2001）。たとえば，ヒトの運動

制御システムは，そのような機能的階層性を備えた神経システムの代表例であるといえる。ヒトは同じ行為をくり返し経験することで，いくつもの熟練した行為を獲得する。その過程で連続した動作のいくつかの部分は，くりかえし利用される運動の要素（プリミティブ）として分節化される。こうして分節化された運動のプリミティブは，状況に応じて異なる順序や形に柔軟に再統合され，多様な連続的行為として再統合することができる（Arvib, Erdi, & Szentagothai, 1998）。

　このような階層的システムにおいて，トップダウン的予測プロセスとボトムアップ的修正プロセスの相互作用が，柔軟な適応行動に重要な役割を果たす。たとえば，遂行機能の評価としても用いられるウィスコンシン・カードソーティング・テストのような認知タスクにおいて，被験者は内的に表象されたタスク文脈（現在有効な照合規則）に応じて，トップダウン的に反応を生成する。照合規則が，予期できないタイミングで実験者によって変更されたときには，このトップダウン的予測と実際の感覚フィードバックとの間に予測誤差が生じる。タスクの要求に応じるには，被験者の内的に表象されたタスク文脈は，予測誤差に応じてボトムアップ的に修正される必要がある。このような意図やゴールに基づくトップダウン的予測とボトムアップ的修正のスムーズな相互作用が，環境への柔軟な適応的行動を可能にする。

　さらに，トップダウン的予測と，ボトムアップ的修正の相互作用における予測誤差最小化プロセスと密接に関係して，予測精度の推定（予測対象にどのくらいばらつきがあるか）が非常に重要な役割を果たすことが指摘されている。すなわち，予測精度が低い（不確実性・ばらつきが大きい）と推定され，何が起こるかわからない状況では，予測誤差が生じたとしても無視することが適応的となる。一方で，予測精度が高く（不確実性・ばらつきが小さく），何が起こるか高確率で予測できる状況では，生じた予測誤差には敏感に反応することが求められる。したがって，予測精度の推定は，予測誤差最小化プロセスにおいて，予測誤差の価値を重み付けする重要なパラメータとして機能する。このような予測精度の推定が，他者との協調運動，特に，感覚入力に従う受動的な行動と，予測に基づく能動的な行動のバランスのよい切り替えにおいて，重要な役割を担っていることが示唆されている（Murata et al., 2017）。

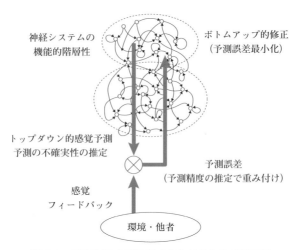

図 5.9 適応行動を可能にするシステムの必須要素

　上述してきた，適応行動を可能にするために神経システムが備えているべき必須要素を図 5.9 に示した．ニューラルネットワーク，特に RNN を用いると，これらの機能を神経回路として具体化することが可能である．たとえば，RNN の，ある入力に対して対応する時系列パターンを生成できる，という性質は，運動や感覚の内部モデルに対応していると考えることができる．本節で紹介した MTRNN を用いることで，機能的階層性をそなえた内部モデルを獲得できる．また，文脈素子の初期値や PB の，生成する時系列の切り替え機のように用いることができるという性質は，運動制御の観点からは，トップダウン的な運動の意図や計画に相当すると考えることができる（Tani, 2003; Yamashita & Tani, 2012）．さらに，学習の際に用いた誤差最小化（勾配降下法）の計算原理を用いれば，文脈素子の状態や PB の値に基づいて RNN が生成するトップダウン的な予測と，実際の感覚フィードバックとの間の離齬（予測誤差）に基づいて，リアルタイムに文脈素子の状態や PB の値を修正することができる（Yamashita & Tani, 2012）．このプロセスは，意図や計画に基づいたトップダウン的予測と，状況に応じたボトムアップ的修正といった，トップダウン・ボトムアップ相互作用メカニズムに対応すると考えることができる．同様に，予測誤差最小化の原理に基づくボトムアップ的修正プロセスにお

いて，重要な役割を果たす「予測精度の推定」を神経回路の出力としても組み込んだ RNN も提案されている（Murata et al., 2017）。特に近年，予測精度の推定における変調が，統合失調症，自閉スペクトラム症を含む様々な精神障害に関連するとの仮説が提案されており，この仮説を実験的に検証する研究も試みられ始めている（Idei et al., 2018）（詳細は 11.6「予測精度の推定とその失調としての精神障害」を参照）。

第6章 強化学習モデル

6.1 はじめに

　前章までは，神経回路レベルにおいて行動や認知を説明するモデルを紹介してきた．本章では，より抽象度の高い計算過程のモデルである強化学習モデルを扱う[3]．強化学習は，もともとはロボットなどの人工的な主体（エージェント）に，行動の評価に基づいて適切な行動をすることを学習させるアルゴリズム（計算手順）として工学分野で発展してきたものである．しかし，近年では神経科学的知見や心理学の学習理論とも結びつき，ヒトやそれ以外の動物の行動の背後にあるプロセスのモデルとして用いられるようになっている．さらに，強化学習モデルはそのシンプルさゆえに，前章で紹介された神経回路モデルや，次章で紹介するベイズ推論モデル，および他の統計モデルとの対応づけもしやすく，計算論的精神医学において中核的な役割を担うモデルとなっている．

　本章でははじめに，環境の状態が1つのみの単純な課題において，各行動から得られる報酬の期待値（行動価値）を学習し，選択を行うシンプルな強化学習モデルを紹介する（6.2節）．強化学習モデルの利点として，神経回路モデルと比べてパラメータ数が少ないため，パラメータ推定やモデル選択を実際の行動データを用いて行うこと，すなわち行動データへのモデル・フィッティン

---

[3]　このモデルについては片平（2018）でも詳しく解説している．

グが容易であるという点が挙げられる．さらにそのパラメータは解釈しやすいものが多く，精神障害に関する行動特性をそのパラメータで特徴づけることが可能である．行動からパラメータ推定を行う方法を 6.3 節で扱う．6.4 節では行動の価値ではなく状態の価値を推定する強化学習モデルを紹介する．モデル選択の方法は 6.5 節で扱う．6.6 節以降は，より発展的な強化学習モデルの中から，計算論的精神医学と特に関係が深いものを紹介する．強化学習モデルとそのモデル・フィッティングの概要をつかむ上では，6.5 節まで目を通していただければ十分である．6.6 節，6.7 節では状態遷移や報酬の遅延を扱うことが可能な強化学習モデルを，6.8 節では計算論的精神医学においても特に注目されているモデルベース強化学習を紹介する．

6.2　行動価値にもとづく強化学習モデル

はじめに例として，2 つのスロットマシンからの選択を繰り返すギャンブル課題（2 腕バンディット課題）を考えよう（図 6.1）．主体は毎試行いずれかのスロットマシンを選択し，選択されたスロットマシンに割り当てられた報酬確率に従い，報酬の有無が決定される．その確率は事前にはわからない．したがって主体は経験をもとにより良いスロットマシンを判断して選ぶ必要がある．ここで紹介する基本的な強化学習モデルでは，各選択の行動価値を計算する．行動価値とは，主体がおかれた環境の状態 s において選択可能なそれぞれの行動から得られる報酬の期待値の推定値である[4]．状態 s における行動 a の行動価値を $Q(s,a)$ で表す．ここで $a = A$ または B であり，それぞれスロットマシン A, スロットマシン B の選択に対応する．この例では，選択するスロットマシンは毎試行同一のものであり，環境の状態 s は常に一定であると考える．そこで s は省略し，試行 t において報酬が出る前の行動 a の行動価値を $Q_t(a)$ で表す．試行 t において行動 a_t を選択して報酬 r_t（ここでは報酬なしのとき

---

[4] 期待値とは確率的に変化する量の平均値である．たとえば，報酬 r の値が確率 0.7 で 1 となり，確率 0.3 で 0 となる場合，r の期待値は $1 \times 0.7 + 0 \times 0.3 = 0.7$ である．行動価値は状態と行動に依存した報酬の，条件付き期待値の推定値となる．状態 s，行動 a のもとでの報酬 r の条件付き期待値 $\mathrm{E}[r|s,a]$ と表す．

第 6 章　強化学習モデル

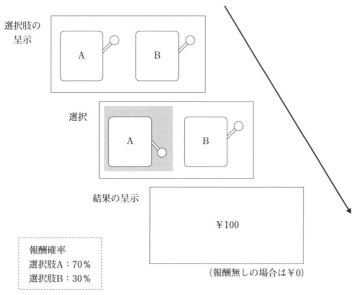

図 6.1　ギャンブル課題（2 腕バンディット課題）の 1 試行の流れ

$r_t = 0$，報酬ありのとき $r_t = 1$ とする）が得られた場合，次のように行動価値の更新を行う。

$$Q_{t+1}(a_t) = Q_t(a_t) + \alpha(r_t - Q_t(a_t)) \qquad [6.1]$$

α は学習率と呼ばれるパラメータであり，0 以上 1 以下の値をとる定数である。この式は言葉で表現すると，「報酬を得た後の行動 a の価値 = 報酬を得る前の行動 a の価値 + 学習率 $\alpha \times$（実際に得られた報酬 r − 報酬を得る前の行動 a の価値）」となる。行動 a をとって得られた報酬の値が，その時点での行動 a の価値より大きければ，その分，行動 a の価値は増加する。逆に報酬の値が小さければ行動価値は減少する。式 [6.1] の $r_t - Q_t(a_t)$ は実際に得られた報酬の期待からのずれと解釈することができる。これを報酬予測誤差と呼び，

$$\delta_t = r_t - Q_t(a_t)$$

と，δ を用いて表すことが多い。学習率 α が十分に小さい時，行動価値 Q の

変化は，報酬予測誤差 δ の期待値がゼロとなるように進行する．つまり，行動価値 Q は報酬 r の期待値に近づくように学習は進行する（詳細は付録参照）．

ここで紹介したモデルは，強化学習モデルの中では比較的単純なものではあるが，心理学や精神医学における行動データの分析において頻繁に用いられるものである．正確には行動価値修正法などと呼ばれるが，神経科学や精神医学，心理学で用いられる際は単に「強化学習モデル」，あるいは学習心理学の代表的なモデルとの関連性から，「Rescorla-Wagner モデル」と呼ばれる．また，後述する Q 学習モデルの特殊形となっていることから，「Q 学習モデル」と呼ばれることもある[5]．

この強化学習モデルでは，行動価値をもとに，選択する行動を決定する．基本的には行動価値の高い行動を選べばよいのだが，常に行動価値が高い方だけを選ぶと，たまたま最初に報酬が得られた，実際には報酬確率の低い選択肢ばかり選ぶようになってしまうかもしれない．より良い選択肢を探索する余地を残しておくために，選択にはある程度ランダムな要素も入れた方がよい．そこで，たとえばソフトマックス関数

$$P(a_t) = \frac{\exp(\beta Q(a_t))}{\sum_{a'} \exp(\beta Q(a'))} \quad [6.2]$$

で計算した選択確率に従って選択をする．ここで，$\exp(x)$ はネイピア数（自然対数の底）$e = 2.7182\cdots$ を底とする指数関数，e^x を表す．分母の和はそこで選択できる全ての行動についてとる．ここでは選択肢は A と B の 2 つなので，以下のように書くことができる．

$$\begin{aligned}P(a_t = A) &= \frac{\exp(\beta Q(A))}{\exp(\beta Q(A)) + \exp(\beta Q(B))} \quad [6.3] \\ &= \frac{1}{1 + \exp(-\beta(Q(A) - Q(B)))}\end{aligned}$$

この関数の形を図 6.2 に示す．この関数では選択確率は 2 つの行動価値の差のみに依存する．また，この関数の急峻さはパラメータ β で決定される．β が大きくなると，選択確率は行動価値の違いに鋭敏になり，価値の高い行動を選

---

[5] ただし，このモデルは後述する SARSA の特殊形ともなっている．

第 6 章 強化学習モデル

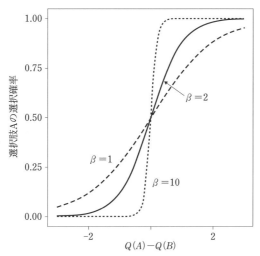

図 **6.2** ソフトマックス関数により与えられる，選択肢 **A** を選択する確率

ぶ確率が増加する．β が小さくなると傾きは緩やかになり，価値の低い選択肢を選ぶ確率も増え，選択のランダム性は増加する．統計力学におけるボルツマン分布とのアナロジーからパラメータ β は逆温度などと呼ばれる．

ここまでをまとめると，ここで紹介した行動価値の修正に基づく強化学習モデルは，行動価値の高い行動を確率的にとりやすくするモデルである．確率的な行動選択は，ソフトマックス関数などでモデル化される．ある時点で実際に選択した行動の行動価値と実際の報酬の差，すなわち報酬予測誤差に応じて，行動価値は刻々と更新されていく．それにより行動の傾向も変化する．このように，確率的な行動選択と行動価値の修正を交互に行いながら学習が進行する．

図 6.1 のギャンブル課題においてこのモデルを主体として用いたシミュレーションの結果を図 6.3 に示す．学習率と逆温度パラメータはそれぞれ $\alpha = 0.3$, $\beta = 3.0$ とした．行動価値 $Q(A)$, $Q(B)$ は確率的な変動をするが，平均的にはそれぞれの選択肢の報酬の期待値である 0.7, 0.3 付近に滞在している．その結果，ソフトマックス関数（式 [6.3]）より計算した選択肢 A の選択確率は 0.5 以上となり，選択肢 A を選ぶ頻度が増えている．

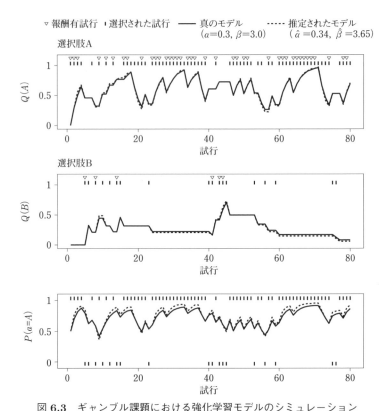

図 6.3 ギャンブル課題における強化学習モデルのシミュレーション

シミュレーションにより生成した行動価値（上段，中段）と選択確率（下段）を実線で，そのデータから最尤推定により推定したパラメータに基づく行動価値と選択確率を破線で記している．

6.3 行動データからの強化学習モデルのパラメータ推定

図 6.3 のシミュレーションでは，モデルにより計算された行動価値とソフトマックス関数により与えられた選択確率をもとに選択がなされ，それにより報酬が与えられていた．実際の行動実験においては，行動選択はヒトやその他の動物によりなされ，その結果として報酬が与えられる．強化学習を行動のモデルと考え，行動データから学習率等のパラメータを推定することで，その内的

過程を推定するための分析ツールとして用いることもできる。その方法をモデル・フィッティングと呼ぶ[6]。ギャンブル課題では，実際に参加者によりなされた選択の系列とその参加者が経験した報酬の系列がデータとして与えられ，そこから未知のパラメータである α, β を推定することになる。

　学習率 α が変われば行動価値の値も変わり，また，それに応じて選択確率も変わる。また，選択確率は逆温度パラメータ β の値によっても変わる。ではどのようなパラメータの値を推定値として採用するのがよいだろうか。ここでは，統計的なパラメータ推定法としてよく用いられている，最尤推定と呼ばれるパラメータ推定法を紹介する。与えられたデータをモデルが生成する確率を尤度と呼び，L で表す。たとえば，与えられた選択データが4試行目までに A, B, B, A と順に選択されたものだったとしよう。そのとき，4試行目までの尤度は，モデルが1試行目において A を選択する確率×2試行目において B を選択する確率×3試行目において B を選択する確率×4試行目において A を選択する確率，すなわち $P(a_1 = A) \times P(a_2 = B) \times P(a_2 = B) \times P(a_4 = A)$ である。各試行において A を選択する確率 $P(a_t = A)$，および B を選択する確率 $P(a_t = B) = 1 - P(a_t = A)$ は，その過去の試行 $1, \ldots, t-1$ までの選択と報酬のデータを用いて式 [6.1]，式 [6.3] から求められる。実際に与えられた選択データを $a_1 = A, a_2 = B, a_3 = B, a_4 = A$ と表すとすると，この尤度は $L = P(a_1) \times P(a_2) \times P(a_2) \times P(a_4)$ と書ける。この確率が高いほど，モデルがデータを生成したと考えるのが尤もらしいといえる。また，各選択の確率は，その前の試行までの情報のみを用いて計算されるので，尤度が高いほどモデルが選択をよく予測できているといえる。この尤度を最大にするようなパラメータの組を一点に求めるのが最尤推定である。実際には尤度 L のかわりに，その対数をとった，対数尤度，$\log L$ を用いる（コラム2参照）。上述の強化学習モデルの対数尤度 $\log L$ は

$$\log L = \sum_{t=1} \log P(a_t) \quad [6.4]$$

---

[6] パラメータ推定とモデル選択等を合わせてモデルベース解析，または計算論モデリングと呼ばれることもある。

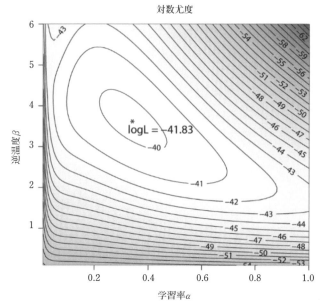

図 6.4　対数尤度の等高線表示（図 6.3 のシミュレーションデータに対するもの）
"*" は対数尤度を最大にする点を示している。

となる．図 6.4 は図 6.3 のシミュレーションデータについての対数尤度の等高線を表している．さらに，この対数尤度が最も高くなるパラメータ値を用いて，行動価値や選択確率も推定することができる（コラム 3 参照）．そのようにして求めた推定値を図 6.3 に破線で示してある．データを生成するのに用いたモデル（実線）とおおむね一致した行動価値や選択確率が得られていることがわかる．

第 6 章 強化学習モデル 111

コラム 2　対数尤度を用いる理由

ある数 x をネイピア数 e のべき乗 e^a で表したときのべき指数 a を，x の自然対数と呼ぶ．本書では x の自然対数を $\log(x)$ で表す．すなわち，$e^a = x$ のとき $\log(x) = a$ である．対数をとると尤度の計算に都合がよい．たとえば a と b の積 $a \times b$ の対数は

$$\log(a \times b) = \log(a) + \log(b)$$

と対数の足し算で表せる．選択肢が 2 つのデータでは，1 試行あたりの尤度は 0.5 程度になるが，たとえばそれが 100 試行あると全体の尤度は 0.5^{100} 程度と非常に小さい値になり，計算機で計算をする際に誤差の影響が大きくなる．これを対数で表せば，その値は $100 \log(0.5)$ 程度となって，これは -70 程度の負の値になる．この場合，小数点以下の小さい値で発生する丸め誤差の影響は無視できる程度になる．

コラム 3　最尤推定によるパラメータフィット

対数尤度を最大にするパラメータ α, β を求めるための素朴な方法は，$\alpha = 0.01, 0.02, \ldots, 0.99$，$\beta = 0.01, 0.02, \ldots, 10.0$ とそれぞれのパラメータを細かく区切って全ての組み合わせに対し対数尤度を計算し，最大の対数尤度を与えるパラメータの組を採用する，というものである．この手法はグリッドサーチと呼ばれる．グリッドサーチは手軽に実装でき，探索したパラメータの範囲内では確実に最尤推定値に近い推定値が得られるという長所がある．しかし，推定すべきパラメータの数の増加に対し計算時間は指数関数的に増えるという問題がある．たとえばパラメータ数が 4 つ以上になると計算時間がかかりすぎて現実的ではない．そこで，一般には非線形最適化の方法が用いられる．その方法については，片平（2018）を参照されたい．

6.4 状態価値に基づく強化学習モデル

これまで考えてきた強化学習モデルはそれぞれの状態における各行動の価値(その行動を選択した場合の報酬の期待値)を計算し,それをもとに行動選択を行うものであった.行動ではなく,その状態の価値を計算する強化学習モデルもよく用いられる.状態の価値とは,主体が現在持っている行動選択ルールのもと,その状態にいることで得られる報酬の期待値であると考える[7]。

状態価値を計算しながら行動を決定する方策の更新を並行して行う学習アルゴリズムとして代表的なものに,アクター・クリティック学習がある.アクター・クリティック学習は状態の価値の更新(クリティック)と方策パラメータの更新(アクター)の2つの学習過程からなる.試行 t に滞在している状態 s_t の状態価値を $V_t(s_t)$ と表す.クリティックは状態価値を以下のように更新する.

$$V_{t+1}(s_t) = V_t(s_t) + \alpha_C \delta_t \qquad [6.5]$$

$$\delta_t = r_t - V_t(s_t)$$

α_C は状態価値の更新の量を決めるパラメータである.アクターは各行動をとる傾向を表す,方策パラメータを更新する.行動 a_t が選択されたとき,その行動に対応する方策パラメータ $\pi_t(a_t)$ は上式で与えられる報酬予測誤差 δ_t を用いて以下のように更新する.

$$\pi_{t+1}(s_t, a_t) = \pi_t(s_t, a_t) + \alpha_P \delta_t$$

α_P は方策パラメータの更新の程度を決めるパラメータである.方策パラメータを行動価値と同様に用いることで,以下のソフトマックス関数により定められる確率にもとづいて行動が決定される.

---

[7] 数式では $\mathrm{E}[r|s]$ と表せる.状態 s で選択できる行動が A, B であり,それぞれを選択する確率が $P(A), P(B)$ だったとすると,$\mathrm{E}[r|s] = \mathrm{E}[r|s, A] \cdot P(A) + \mathrm{E}[r|s, B] \cdot P(B)$ である.

$$P(s_t, a_t) = \frac{\exp(\beta \pi_t(s_t, a_t))}{\sum_{a'} \exp(\beta \pi_t(s_t, a'))}$$

同じ報酬予測誤差 δ_t を用いながら，状態価値の更新と状態行動価値の更新を独立して行うこと，報酬予測誤差は状態価値からの差分を用いることがアクター・クリティック学習の特徴である。

コラム 4　行動価値修正法とアクター・クリティック学習の違い

図 6.1 のギャンブル課題のように，選択肢 A を選ぶと 0.7 の確率で報酬が得られ，選択肢 B を選ぶと 0.3 の確率で報酬が得られる場合，常に選択肢 A を選ぶという行動が報酬を最大化する選択である。しかしながら，行動価値に基づく強化学習モデルでは，どんなに学習が進んでも片方の選択肢だけを選ぶようにはならず，一定の確率でより報酬確率の低い選択肢 B も選んでしまう（図 6.3）。これは行動価値の差に応じて選択確率が決まるためである。行動価値は各行動から得られる報酬の期待値を表すものであり，それは有限の値をとる。逆温度パラメータ β を十分に大きくすれば選択肢 A の選択確率を限りなく 1 に近づけることも可能であるが，それを大きくし過ぎると，最初に選択肢 B を選んで報酬がでた場合に，その後の全ての試行で選択肢 B のみを選択するという結果に陥りやすくなる。つまり，適切な探索ができなくなる。一方，アクター・クリティック学習はパラメータ β の調整をせずとも最適な選択肢，すなわち選択肢 A のみを排他的に選択するようになる。アクター・クリティック学習により排他的な選択が行われるメカニズムは以下のように説明できる。選択肢 A のみを選ぶ場合には報酬 r_t の期待値は 0.7 となる。したがって，δ_t の期待値はゼロとなるように状態価値は更新され，状態価値は $V_t = 0.7$ に近づく（ここでは状態 s は省略している）。そうでない場合，つまりある程度の確率で選択肢 B も選ぶ場合は報酬 r_t の期待値は 0.7 より小さい値となり，V_t も平均的にはそれより小さい値になる。しかし，その場合，ポリシーパラメータ $\pi_t(A)$ の更新式に入る δ_t は平均的に正になる。$\pi_t(A)$ が更新されるのは選択肢 A を選んだ場合に限定され，その場合の報酬の期待値はやはり 0.7 となるからである。したがって，V_t が 0.7 になるまで，つまりほぼ常に選択肢 A のみを選ぶようになるまで $\pi_t(A)$ は増加する。詳細は Sakai & Fukai（2008）を参照されたい。

6.5 強化学習モデルにおけるモデル選択

行動データに対し候補となるモデルは2つ以上考えられることが多い。たとえば、図 6.1 のギャンブル課題の選択データに対するモデルとして、行動価値修正法に加え、上述のアクター・クリティック学習も候補モデルとして考えられる。また、学習率 α が結果の良し悪しに応じて変化するモデルも用いられている。候補となるモデルからどのように適切なモデルを選択していけばよいだろうか。ここでは、データから客観的指標に基づき適切なモデルを選択する方法について簡単に紹介する。

上述のように、式 [6.4] で与えられる対数尤度が高いほどモデルはデータに適合しているといえる。しかし、一般にはパラメータ数の多い複雑なモデルほど与えられたデータには適合しやすくなり、対数尤度は高くなりやすい。尤度の大小をモデル評価の基準とすると、パラメータ数が過剰に多いモデルが選ばれやすくなる。したがって、与えられたデータに対する尤度が高いということはそのモデルの妥当性を示すとは限らない。そこで、モデルの良さはパラメータ推定には使っていないデータに対する予測の良さ等で評価される。実際には、赤池情報量規準（Akaike's information criterion: AIC）、ベイズ情報量規準（Bayesian information criterion: BIC）等の情報量基準がよく用いられている。

AIC, BIC はいずれも式 [6.4] で与えられる対数尤度 $\log L$ の最大値に加え、パラメータの数に依存した罰則項から構成されており、各モデルの対数尤度とパラメータ数をもとに簡単に計算することができる。AIC, BIC は以下の式で与えられる。

$$\mathrm{AIC} = -2\log L + 2k$$
$$\mathrm{BIC} = -2\log L + k\log(n)$$

ここで、k はモデルのフリーパラメータの数、n はデータの標本サイズ（ここでは試行数）である。AIC と BIC は一見よく似た形をしているが、根底にある思想が異なる。AIC は期待対数尤度を近似的に評価するものである。期待

対数尤度とは，パラメータ推定に使ったデータではなく，これから得られるであろうデータに対する対数尤度の期待値であり，予測の良さの指標となる。BIC はモデルのベイズ事後確率に比例する，周辺尤度（第 7 章参照）を近似的に評価するものである。AIC と BIC はいずれも近似の対象とする指標をマイナス 2 倍したものになっており，値が小さいほど適切なモデルであると判断される。つまり，候補となるモデルの中で，最も小さい AIC または最も小さい BIC の値をとったモデルが最適なモデルとして選択される。ただし，それらの情報量基準自体には，どれだけモデル間で値に差があれば，モデル間の適合度の差は有意と見なせるか，という有意性の評価は含まれていない。いずれのモデルが有意にデータに適合しているかということを議論する場合は，尤度比検定や，ベイズ統計学の枠組みで用いられるベイズファクターが使われることが多い。また，AIC や BIC は最尤推定の結果をもとに計算されるものであるが，ベイズ推定を行う場合は，より適用範囲の広い，広く使える情報量基準（widely applicable information criterion: WAIC）や広く使えるベイズ情報量基準（widely applicable Bayesian information criterion: WBIC）を用いることができる（Watanabe, 2010, 2013; Vehtari & Gelman, 2014）。WAIC や WBIC はベイズ推定に用いられるマルコフ連鎖モンテカルロ法により計算が可能である。

6.6 状態遷移，遅延報酬を扱う強化学習モデル

これまでの例では環境の状態は 1 つであり（同一の 2 つのスロットマシンが常に選択肢として与えられる），報酬は選択の直後に得られる状況を考えていた。現実的な問題では，行動とともに状態が遷移し，報酬は選択のしばらく後に遅れて与えられる状況もある。将棋や囲碁などのボードゲームがその典型的な例である。そのような状況における行動価値や状態価値はどのように考えたらよいだろうか。ここではまず，問題を単純にするため状態遷移や報酬の確率が与えられ，最適な選択がわかっている場合の状態価値や行動価値の計算方法を見ていく。そのような情報を経験をもとに推定していく方法は次節で扱う。

たとえば，図 6.5 のような状態遷移図で描かれる課題を考えてみよう。各状

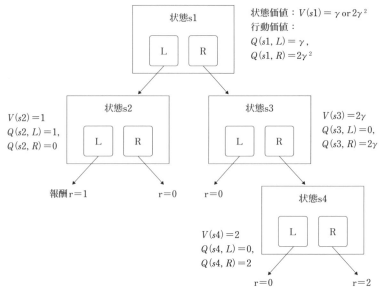

図 6.5 状態遷移と遅延報酬を伴う課題の例(状態遷移や報酬が決定論的に与えられる場合)

態において主体は行動 L(左)または R(右)のいずれかを選ぶ。その結果として,状態が遷移し,最後の状態で適切な行動を選ぶと報酬が得られる。一種の迷路のような課題である。最初の状態(スタート地点)は状態 $s1$ であり,2回左を選択すると1単位の報酬が得られる。右,右,右という選択をすると2単位の報酬が得られる。後者の選択の方が得られる報酬が大きいが,前者は選択が1回少ない分,早く報酬が得られる。いずれの選択が良いかは,遅延によって価値がどれだけ下がるかによる。報酬を待つのを全く厭わない場合は,多少遅れても大きな報酬が得られる右に行く選択が好まれるだろう。しかし,空腹でたまらないときの食物報酬のように,多少それ自体の価値は低くても,少しでも早く食べ物にありつける方が価値が高くなる場合もある。そこで,報酬の遅延割引の効果を考え,時刻 t における報酬関数を,将来の報酬も考慮した

$$R_t = r_t + \gamma r_{t+1} + \gamma^2 r_{t+2} + \gamma^3 r_{t+3} + \cdots \qquad [6.6]$$

で定義する．ここで，γ は割引率と呼ばれるパラメータであり，$0 \leq \gamma \leq 1$ の範囲で定義される定数である．γ が 0 に近づくと，すぐに得られる報酬の価値が相対的に高くなり，γ が 1 に近づくと，遅延の影響は小さくなって遠い将来の報酬の価値がすぐに得られる報酬と同等のものとなる．この報酬関数をこれまでの報酬の値 r の代わりに用いて行動価値や状態価値を考える．

はじめに，主体は状態遷移の仕方や報酬の出方を完全に把握しており，常に最適な選択ができるとしよう．その知識をもとに計算された状態価値 V や行動価値 Q が図 6.5 に記されている．状態 $s1$ にいるときに左を選ぶことの行動価値[8]は，あと 1 回左を選ぶと $r = 1$ の報酬が得られるから，$Q(s1, L) = 0 + \gamma \times 1 = \gamma$ となる．状態 $s1$ にいるときに右を選べば，あと 2 回適切な選択をすると $r = 2$ の報酬が得られるから，$Q(s1, R) = 0 + \gamma \times 0 + \gamma^2 \times 2 = 2\gamma^2$ である．γ が 1 に近ければ，$s1$ で右に行く行動価値が大きくなり，γ が小さくなれば，左を選ぶ行動価値が大きくなる．たとえば $\gamma = 0.9$ では状態 $s1$ で右の行動価値が大きくなり（左：0.9，右 1.62），$\gamma = 0.3$ では左の価値が大きくなる（左：0.3，右：0.18）．パラメータ γ は個人の特性や状況によって変わるものと考えられる．最適な選択もそれに応じて決まる．

図 6.5 の例は状態の遷移，報酬の出方についても決定論的に決まる単純な問題であった．現実的な選択場面では必ずしもそれらは決定論的なものではなく，ギャンブル課題のように確率的に決まる場合が多い．さらに，主体自身の選択も確率的に決まるかもしれない．状態遷移や報酬の出方に確率的要素を含む課題の例を図 6.6 に示した．この例では，状態 $s1$ の後の遷移が確率的に決まる．左を選ぶと 0.7 の確率で $s2$ に遷移するが，残り 0.3 の確率で右に遷移する．報酬の出方も確率的である．状態 $s2$，状態 $s3$ ではいずれも右を選ぶ方が高い確率で報酬が得られるが，状態 $s2$ の方がより高い確率で報酬が得られるため，状態 $s1$ では，状態 $s2$ に高い確率で遷移する左を選ぶのが最適である．

このように報酬の出方や状態遷移が確率的に決まる場合は，報酬関数（式

---

[8] 状態 $s1$ と行動 L を条件とした報酬関数 R_t の条件付き期待値，$\mathrm{E}[R_t|s1, L]$ と定義されるが，この例では報酬の出方は決定論的なので，報酬関数の値そのものである．

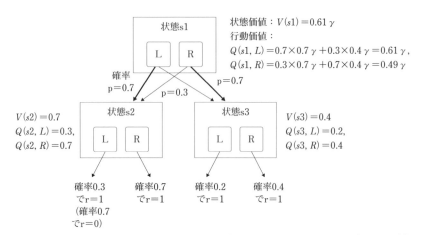

図 6.6 状態遷移と遅延報酬を伴う課題の例（状態遷移や報酬が確率的に決まる場合）

[6.6]）も確率的に変動する変数となる。そこで報酬関数の期待値

$$\mathrm{E}[R_t] = \mathrm{E}[r_t + \gamma r_{t+1} + \gamma^2 r_{t+2} + \gamma^3 r_{t+3} + \cdots] \qquad [6.7]$$

を用いて，行動価値や状態価値を定義する。ここで，$\mathrm{E}[x]$ は x の期待値を表す。図 6.6 の例において最適な選択をする場合（状態 $s1$ で左，状態 $s2, s3$ では右）を例に考えよう。時刻 t に状態 $s1$ にいたとすると，その先で報酬が得られる可能性があるのは次の時刻 $t+1$ のみであるから，式 [6.7] は $\mathrm{E}[R_t] = r_t + \gamma \mathrm{E}[r_{t+1}] = \gamma \mathrm{E}[r_{t+1}]$ となる。時刻 $t+1$ の報酬の期待値は，状態 $s1$ で左を選んだあとに状態 $s2$ に遷移する確率 $(= 0.7) \times$ 状態 $s2$ で右を選んだ場合の報酬の期待値 $(= 0.7) +$ 状態 $s1$ で左を選んだあとに状態 $s3$ に遷移する確率 $(= 0.3) \times$ 状態 $s3$ で右を選んだ場合の報酬の期待値 $(= 0.4)$ であるから，$\mathrm{E}[r_{t+1}] = 0.61$ である。したがって，状態 $s1$ で左を選択することの行動価値，および左を選ぶ方策を前提とした状態価値は 0.61γ となる[9]。他の行動価値や状態価値も同様に計算することができる（図 6.6 にそれらの値が記されている）。

9）ここでの状態価値は $\mathrm{E}[R_t|s1] = \mathrm{E}[R_t|s1, a_t = L] \cdot P(a_t = L) + \mathrm{E}[R_t|s1, a_t = R] \cdot P(a_t = R)$ となるが，状態 1 で必ず右を選ぶ，すなわち $P(a_t = R) = 1, P(a_t = L) = 0$ とすると，これは右を選ぶことの行動価値 $\mathrm{E}[R_t|s1, a_t = R]$ と等しくなる。

6.7 TD学習

ここからは，状態遷移や報酬の確率が与えられていない状況において，経験をもとに行動価値や状態価値を推定するための方法を考える．まず，状態価値，すなわちその状態における報酬関数の期待値を推定する方法を考えよう．これは，アクター・クリティック学習でクリティックのみを考えることに対応する．式［6.5］における報酬予測誤差は

$$\delta_t = r_t - V_t$$

であった．クリティックは現在の状態 s_t の状態価値 $V(s_t)$ を計算するアルゴリズムである．状態価値はその状態で得られる報酬の期待値 $\mathrm{E}[r_t]$ の推定値となっている．この報酬の期待値 $\mathrm{E}[r_t]$ の代わりに，将来の報酬を含む報酬関数の期待値 $\mathrm{E}[R_t]$（式［6.7］）を考える．つまり，時刻 t に滞在している状態 s_t の価値 $V(s_t)$ が，

$$V(s_t) = \mathrm{E}[R_t] = \mathrm{E}[r_t + \gamma r_{t+1} + \gamma^2 r_{t+2} + \gamma^3 r_{t+3} + \cdots] \quad [6.8]$$

となるよう学習することを目標とする．しかし，将来の報酬の期待値を直接的に計算することは難しい．そこで，次の時刻 $t+1$ に滞在する状態 s_{t+1} の状態価値は

$$V(s_{t+1}) = \mathrm{E}[R_{t+1}] = \mathrm{E}[r_{t+1} + \gamma r_{t+2} + \gamma^2 r_{t+3} + \gamma^3 r_{t+4} + \cdots]$$

$$[6.9]$$

と書けることに注目する．式［6.8］と式［6.9］を比較すると，

$$V(s_t) = \mathrm{E}[r_t] + \gamma V(s_{t+1})$$

という関係があることがわかる．さらに，これまでの価値の更新式が，報酬予測誤差 δ_t の期待値をゼロにする，つまり報酬の期待値に予測を近づけるように更新されるものであったことを思い出そう．すると，報酬予測誤差を

$$\delta_t = r_t + \gamma V_t(s_{t+1}) - V_t(s_t)$$

とし，これをもとに状態価値 $V(s_t)$ を

$$V_{t+1}(s_t) = V_t(s_t) + \alpha \delta_t$$

と更新すれば $V(s_t)$ は真の状態価値（式 [6.8]）に近づくことが期待される。このときの報酬予測誤差 δ_t は TD（temporal difference）誤差と呼ばれる。1単位時間進むことで，期待がどのように変化するかを反映するためである。この TD 誤差を用いた強化学習アルゴリズムは TD 学習と呼ばれる。

　強化学習モデルが神経科学者に注目されるきっかけとなったのが，この TD 誤差がサルの中脳の腹側被蓋野におけるドーパミンニューロン（ドーパミン作動性ニューロン）の活動をよく説明することを示した Schultz, Dayan, & Montague（1997）の研究である。Schultz らの実験では，報酬を伴う課題中のサルからドーパミンニューロンの活動が電極で記録された。その課題は以下のようなものであった。被験体のサルは，ランダムなタイミングで呈示される光刺激（以降，手がかり刺激と呼ぶ）の後にレバーを押すと，報酬のジュースが与えられた。手がかり刺激の呈示されるタイミングはランダムに決められた。手がかり刺激と報酬の関係性が学習されていない初期の段階では，ドーパミンニューロンは報酬の呈示に対して活動が増加した。しかし，手がかり刺激が報酬を予報することが十分に学習された後は，ドーパミンニューロンは手がかり刺激呈示直後にのみ活動を増加させ，報酬に対しては活動の変化は見られなくなった。

　このドーパミンニューロンの活動のパターンは以下のような TD 学習に基づくモデルで説明される（Schultz, Dayan, & Montague, 1997）。時間を離散化し，1つの時間ステップは 50 ms 程度（1秒は 20 時間ステップ）であると考えよう。1つの時間ステップごとに状態価値や TD 誤差を計算する。1つの試行がはじまると，時刻 $t = 5$（5時間ステップ目）に手がかり刺激が与えられ，時刻 $t = 20$ に，報酬が与えられるとする。試行が始まるタイミングは主体にはわからないものとする。ここで，状態は手がかり刺激呈示後の経過時間で規定されるものと考える。同一試行の中で出た手がかり刺激をもとに，状態価値，

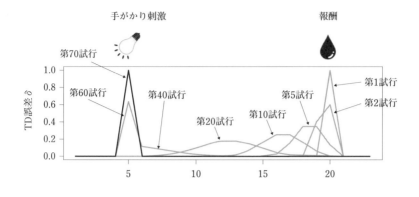
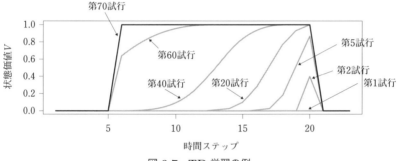

図 6.7　TD 学習の例

上段は TD 誤差，下段は状態価値の挙動を示している。シミュレーションは Schultz et al.（1997）を参考に，筆者が独自の設定で行ったものである。

すなわちその試行内で得られる報酬の期待値を計算する。具体的な計算方法はコラム 5 に記した。

図 6.7 はこのモデルにおける TD 誤差と状態価値の挙動を示している。上段の TD 誤差に注目しよう。第 1 試行ではどの時刻の状態価値もゼロ，つまりどの時刻でも報酬は全く予期していない状態であるため，実際に報酬が得られた時刻 $t = 20$ のみで TD 誤差は報酬の値である，1 となる。学習が進行するにつれ，状態価値は報酬の得られる時刻からさかのぼって順に上昇し，最終的には手がかり刺激が与えられた直後（$t = 6$）から報酬の値とほぼ等しくなる（第 70 試行）。手がかり刺激が与えられた以降はこの先報酬が得られることを予測できているということである。手がかり刺激の与えられる $t = 5$ では，ま

だ報酬が来ることを予測できず，状態価値はゼロとなる（各時刻の状態価値はその時刻の刺激が与えられる前のものを示していることに注意）．$t=5$ と $t=6$ の状態価値の差分を反映して，最終的にはTD誤差は手がかり刺激が与えられた時刻 $t=5$ のみ値を持つようになる．手がかり刺激が与えられる前は，この先報酬が来ることは期待できないが，手がかり刺激が与えられることで，報酬が来ることが期待される．つまり，期待が高まるということである．TD誤差はその期待の差分を表す．Schultzらの実験における課題の開始直後と学習完了後のドーパミンニューロンの活動はそれぞれこのシミュレーションにおける第1試行，第70試行のTD誤差と対応づけることができる．

TD学習を行動選択と組み合わせる方法はいくつかある．アクター・クリティック学習では，状態価値の更新，すなわちクリティックで上述のTD学習をそのまま用いる．方策パラメータ $\pi_t(s,a)$ を更新するアクターにおいては，式 [6.5] において，TD誤差を報酬予測誤差として用いればよい．

$$\pi_{t+1}(s_t, a_t) = \pi_t(s_t, a_t) + \alpha_P \delta_t$$
$$\delta_t = r_t + \gamma V(s_{t+1}) - V(s_t)$$

このモデルを拡張した薬物依存のモデルを第12章で紹介する．

行動価値にもとづく学習則もTD誤差を用いる方法と同様の考え方で構築することができる．その場合，次の時刻 $t+1$ の行動価値をどのように計算するかを考える必要がある．その計算の仕方として代表的なものに，Q学習とSARSAという2つの方法が存在する（コラム6参照）．

コラム5　TD学習のシミュレーションの詳細

Schultzらのモデルでは，時刻 t に手がかり刺激が出た場合を $u(t)=1$，そうでなければ $u(t)=0$ とし，時刻 t での状態価値 V_t はそれ以前の刺激の重み付き和

$$V_t = \sum_{\tau=1}^{t} w(\tau) u(t-\tau)$$

により計算される。$w(\tau)$ は τ 時刻前の手がかり刺激に対する重みである。各時刻に得られた TD 誤差を用いて，それぞれの τ に対する $w(\tau)$ を以下のように更新する。

$$\delta_t = r_t + \gamma V_{t+1} - V_t$$
$$w(\tau) \leftarrow w(\tau) + \alpha \delta_t u(t - \tau)$$

図 6.7 のシミュレーションにおいては，割引率は $\gamma = 1.0$，つまり時間が経過しても報酬の価値は割り引かないものとし，手がかり刺激の与えられる $t = 5$ で $u(5) = 1$，それ以外は $u(t) = 0$ とした。時刻 $t = 20$ で報酬が与えられるとし（$r_{20} = 1$），w の初期値は全ての τ についてゼロとした。

コラム 6　Q 学習と SARSA

状態遷移を考慮した行動価値 $Q(s_t, a_t)$（状態と行動に依存した価値であるため，状態行動価値（state-action value）と呼ぶこともある）の学習アルゴリズムとしては，Q 学習と SARSA が代表的である。いずれの学習アルゴリズムも更新則の基本形は式［6.1］と同じく，以下の形をとる。

$$Q_{t+1}(s_t, a_t) = Q_t(s_t, a_t) + \alpha \delta_t$$

Q 学習と SARSA が違うのは，報酬予測誤差 δ_t の計算方法である。いずれも基本的な考え方は TD 誤差と同様のものである。

Q 学習では TD 誤差の 1 時刻先の価値の推定値として，次の状態においてとりうる行動のうち，最も行動価値の高いものを用いる。

$$\delta_t = r_t + \gamma \max_{a'} Q(s_{t+1}, a') - Q(s_t, a_t)$$

ここで，$\max_{a'}(\cdot)$ は a' について最大をとることを意味する。つまり，Q 学習は，未来の自分は最適な選択をするだろう（行動価値を最大にする行動を選択するだろう）という仮定に基づいて TD 誤差を計算する。

一方，SARSA では，1 時刻先の状態で実際に主体がとる行動の行動価値を用いる。

$$\delta_t = r_t + \gamma Q(s_{t+1}, a_{t+1}) - Q(s_t, a_t)$$

したがって，SARSA 学習では次の行動を決定するまで更新を待たなければならない。

TD 誤差がドーパミンニューロンの活動を反映しているとすると，SARSA と Q 学習は異なるドーパミンニューロンの振る舞いを予測する。したがって，実際のドーパミンニューロンの活動から，いずれが強化学習の神経基盤のモデルとして妥当であるかを検討することも可能であると考えられる。しかし，現状では SARSA を支持する結果（Morris et al., 2006; 実際に選択された行動の価値にドーパミンニューロンの活動が対応）と Q 学習を支持する結果（Roesch et al., 2007; 行動価値の最も高い選択肢の価値にドーパミンニューロンの活動が対応）が混在している。実際に脳内で行われている計算様式がいずれのモデルに近いかは，脳部位や状況に依存するかもしれない。

6.8　モデルフリー強化学習とモデルベース強化学習

ここまで紹介してきた強化学習アルゴリズムである行動価値修正法やアクター・クリティック学習，Q 学習モデル等は，モデルフリー強化学習と呼ばれる分類に入るものである。ここでいう「モデル」とは，「この状況でこの行動をとるとこのような結果になり，次はこの状態に遷移する」というような，外部の環境に関するモデルである。これは行動主体が持っている「モデル」であり，必ずしもそれが真実を反映しているとは限らない。6.6 節の例ではそのような知識を使って行動価値や状態価値を計算したが，これまで紹介してきた強化学習モデルの価値の更新式の中には，状態遷移に関するモデルは明示的には含まれていなかった。実際に起こった状態遷移に基づき状態価値や行動価値が計算されているため，間接的には環境の構造が反映されているとはいえるが，価値の計算においてその知識は明示的には用いられていない。たとえば図 6.6 の課題を思い出してみよう。この課題では，Q 学習などにより行動価値が適切に学習されれば状態 $s1$ では左を選ぶことが学習されるはずであるが，それはそれまで状態 $s1$ で左を選んでいた方が結果としてそのあとで報酬が得られることが多かったからである。状態 $s1$ において左を選んだ方がより報酬の得られる状態 $s2$ に遷移しやすい，という知識を主体が持っているわけ

ではない。したがって，仮に状況が変わって状態 $s2$ の報酬が枯渇し，状態 $s3$ の方が報酬を得られやすくなったことを知ったとしても，状態 $s1$ においてただちに選択を右に切り替えることはできない。切り替えるためには，それまでと同じように試行錯誤を通して，右を選択したあとで多くの報酬が得られることを経験しなければならない。

　一方，少なくとも人間は，単にそれまで強化されてきた行動を繰り返すだけでなく，行動の結果得られる報酬や，環境の変化を予測して行動することができる。状態遷移確率のモデルを用いて，状態 $s2$ の価値が下がった場合はただちに状態 $s3$ に行くような選択をすることもできるということである。このように環境や将来起こる事象のモデルに基づき選択をする強化学習の枠組みは，モデルベース強化学習，またはモデルベース方策と呼ばれている。

　ヒトの行動においては，モデルベース強化学習とモデルフリー強化学習はどちらか一方のみが使われるのではなく，その両方が並行して用いられ，状況や個人特性に依存してその比重が決定されると考えられている。ここでは，その比重を調べるための課題としてよく用いられている，2段階マルコフ決定課題 (two-stage Markov decision task) を紹介する (Daw, Gershman, Seymour, Dayan, & Dolan, 2011)。課題は2つのステージと3つの状態から構成されている（図6.8a）。基本的な構造は図6.6の課題とよく似ているが，異なるのは，ステージ2の選択に対する報酬確率が時間とともに変動することである。したがって，主体は報酬を最大化するために，常に学習を続けなければならない。また，その報酬確率の変動は緩やかであり，直前の試行からそこまで大きくは変化しないようになっている。したがって，遠い過去の経験より，直近の経験の情報がより有用である。

　それにより，モデルベースな方策とモデルフリーな方策に違いが出てくる。たとえばある試行で A1 が選択され，確率 0.3 の遷移 (rare 遷移) により状態 C に遷移し，C1 が選択されたとしよう。その後に報酬が得られたならば，C1 の報酬確率が高いと考えられるので，次はもう一度状態 C に行くよう選択した方がよいかもしれない。その場合，次の試行では前の試行と同じ A1 ではなく，確率 0.7 (common 遷移) で状態 C に遷移する A2 を選ぶ方がよい。そのように選択するのが，状態遷移についての「モデル」を利用したモデルベース

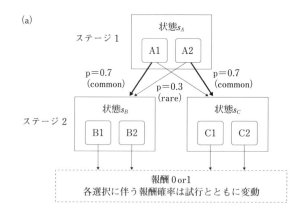

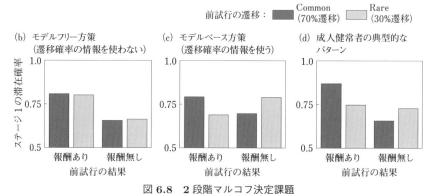

図 6.8　2 段階マルコフ決定課題

(a) 実験課題の構造。(b-c) 各方策の典型的なステージ 1 における滞在確率。滞在確率は，次の試行で前試行と同じ選択肢（A1 または A2）を選択する割合として算出される。(d) 成人健常者に見られる滞在確率の典型的なパターン。

方策である。一方，モデルフリー方策では，A1 を選んだあとに報酬が得られたという理由で，もう一度 A1 を選ぶことになる。

その帰着として，それぞれの方策にしたがう場合，図 6.8b, c のようなステージ 1 の選択における滞在確率のパターンが見られると予想される。多くの実験により，成人の健常者で典型的にはこれらの中間的なパターンが現れることが確認されている（図 6.8d）。そこから，成人の健常者の行動選択にはモデルフリー方策とモデルベース方策が混在していると考えられている。

モデルフリー方策とモデルベース方策のバランスは，それらの強化学習モデ

ルを組み合わせたハイブリッドモデルのパラメータ推定により推定することができる（Daw et al., 2011）。そのハイブリッドモデルでは，ステージ 1 で選択肢 a の行動価値 $Q_{net}(s_A, a)$ が，以下のようにモデルフリー強化学習の行動価値と，モデルフリー強化学習の行動価値の重み付き和で与えられるとする。

$$Q_{net}(s_A, a) = wQ_{MB}(s_A, a) + (1-w)Q_{MF}(s_A, a) \quad [6.10]$$

ここで，Q_{MB}, Q_{MF} はそれぞれ，モデルベース強化学習によって計算された行動価値，モデルフリー強化学習によって計算された行動価値を表す（これらの具体的な計算方法はコラム 7 に記した）。この w を最尤推定などにより行動から推定することができる。w が 0 に近いほどモデルフリー強化学習の比重が，1 に近いほどモデルベース強化学習の比重が大きいと考えられる。

この 2 段階マルコフ決定課題とハイブリッドモデルを用いて，モデルフリー強化学習とモデルベース強化学習の比重に影響する様々な個人特性や状況が明らかにされている。たとえば，課題中に認知的負荷をかけるとモデルフリーの方策の比重が増える（Otto, Raio, Chiang, Phelps, & Daw, 2013）。これは，モデルベース強化学習の計算には認知資源が必要であるためと考えられる。発達的変化としては，8 歳から 12 歳まではモデルフリー方策が支配的であるが，13 歳から 17 歳にかけてモデルベース方策が使われるようになり，成人になるとさらにモデルベース方策の比重が増える（Decker, Otto, Daw, & Hartley, 2016）。また，衝動性の高い個人（Gillan et al., 2016）や統合失調症の患者（Culbreth et al., 2016）においてモデルフリー方策の比重が増すことも報告されている。精神障害との関係については，詳しくは第 12 章で議論する。

コラム 7　モデルベース強化学習とモデルフリー強化学習の計算

Daw et al.（2011）のハイブリッドモデルはモデルフリー強化学習とモデルベース強化学習により並行して行動価値が計算され，それらから出力されたステージ 1 の行動価値を式 [6.10] のように重み w を付けて足し合わせるというモデルである。以下でそのモデルの概要を記す。

以下では，試行 t におけるステージ $i (= 1 \text{ or } 2)$ の状態を $s_{i,t}$ と表す。課題

の構造より $s_{1,t} = s_A, s_{2,t} = s_B$ or s_C である．Daw et al.（2011）ではモデルフリー強化学習のアルゴリズムとして，上述の SARSA に適格度トレース（eligibility trace）を導入した SARSA（λ）という学習アルゴリズムを用いている．適格度トレースを用いると，ステージ2の結果をただちにステージ1の行動価値に反映させることができる．

まず，試行 t において滞在した状態 $s_{i,t}$，その状態で選択した行動 $a_{i,t}$ に対する行動価値を

$$Q_{MF}(s_{i,t}, a_{i,t}) \leftarrow Q_{MF}(s_{i,t}, a_{i,t}) + \alpha_i \delta_{i,t}$$

で更新する．$\delta_{i,t}$ は以下の TD 誤差である（6.7 節参照）．

$$\delta_{i,t} = r_{i,t} + Q_{MF}(s_{i+1,t}, a_{i+1,t}) - Q_{MF}(s_{i,t}, a_{i,t})$$

ここでは，割引率 γ は1であると考え，省略している．ステージ1では報酬が得られないので，$r_{1,t} = 0$ である．ステージ2ではその先の状態はないので，$Q_{MF}(s_{i+1,t}, a_{i+1,t}) = 0$ である．さらに以下のように，適格度トレースを使って逆向きにステージ1の行動価値も更新する．

$$Q_{MF}(s_{1,t}, a_{1,t}) \leftarrow Q_{MF}(s_{1,t}, a_{1,t}) + \alpha_1 \lambda \delta_{2,t}. \qquad [6.11]$$

これにより，ステージ2の報酬予測誤差の結果をもとに，ステージ1における選択の傾向を変えることができる．たとえば，ステージ1で A1 を選択し，その後ステージ2で期待以上の報酬が得られた（正の予測誤差が得られた）ならステージ1の A1 の行動価値は高まる．

次に，モデルベース強化学習の解説をする．Daw et al.（2011）は参加者が持つ状態間の遷移確率の推定値は，参加者がそれまで実際に経験した割合が多い遷移の遷移確率が 0.7，その反対側の遷移が 0.3 であるとした．すなわち，以下の2つの確率の組み合わせのうちどちらかであると仮定している．

- $P(s_B|s_A, A1) = 0.7, P(s_C|s_A, A2) = 0.7$
- $P(s_B|s_A, A1) = 0.3, P(s_C|s_A, A2) = 0.3$

ここで，$P(s_B|s_A, A1)$ はステージ1（状態 s_A）で選択肢 A1 を選んだ場合にステージ2で s_B に遷移する確率を表す．また，$P(s_C|s_A, A1) = 1 - P(s_B|s_A, A1), P(s_B|s_B, A2) = 1 - P(s_C|s_A, A2)$ である．

ステージ2の行動価値はその先の状態はなく，報酬はただちに与えられるため，モデルフリーな行動価値とモデルベースな行動価値は同じものになる．したがって，$Q_{MB}(s_{2,t}, a) = Q_{MF}(s_{2,t}, a)$ とし，上記の SARSA（λ）で計

第 6 章 強化学習モデル

算した行動価値がそのまま使える．

モデルベース強化学習におけるステージ 1 の行動 a_j の行動価値は，状態遷移確率を用いて，

$$Q_{MB}(s_A, a_j)$$
$$= P(s_B|s_A, a_j) \max_{\alpha \in \text{B1,B2}} Q_{MB}(s_B, a)$$
$$+ P(s_C|s_A, a_j) \max_{\alpha \in \text{C1,C2}} Q_{MB}(s_C, a)$$

と計算される．図 6.6 で行動価値を計算した際と同様に，ステージ 2 の価値は行動価値が高い選択肢を選ぶことを前提に計算し，状態遷移確率でそのステージ 2 の価値を重み付けして和をとったものとなっている．

6.9 強化学習とその神経基盤

これまで，強化学習モデルの構成要素に対応する神経基盤が検討されてきている．報酬予測誤差（具体的には TD 誤差）がドーパミンの放出量と対応していると考えられているのは前述の通りである．ドーパミン以外にも，セロトニン，アセチルコリン，ノルアドレナリン等の神経修飾物質が強化学習モデルで仮定されているパラメータや変数とどのように対応するかが検討されている（Doya, 2008）．たとえば，セロトニンの量は遅延に伴う価値の割引率 γ と関連するということを示唆する研究がある（たとえば Schweighofer et al., 2008）．また，fMRI の強化学習モデルを用いた解析により，強化学習モデルで仮定されている様々な計算論的要素と対応する脳部位が明かにされている．たとえば，アクター・クリティック学習において状態価値の計算を担うクリティックには腹側線条体が，行動決定をおこなうアクターの計算過程には背側線条体が対応する活動を示すことが報告されている（O'Doherty et al., 2004）．

強化学習モデルは少数の変数やパラメータからなるシンプルな計算モデルであるという特徴から，行動と生物学的知見をつなぐ橋渡しができる位置にあるといえる．その利点は精神障害の研究においても，症状とその生物学的・神経学的基盤をつなぐ上で活かされるだろう．

第7章 ベイズ推論モデル

7.1 はじめに

　図 7.1 を見てほしい。これは，どのような状況の写真だろうか。おそらく，多くの方は，湖のほとりで男性が木によりかかっている写真に見えたのではないかと思う。今度は，この図 7.1 を 90 度回転して見てほしい（本書を左向きに倒して見てほしい）。そうすると，男性が横に倒れた木の上に横になっており，湖は存在しないことに気づくかと思う。私達が日常生活を送っていると大きな木は垂直に立っているので，図 7.1 の垂直方向の太い木が横になっているとは思わない。その結果，それ以外の情報も木の情報に基づいて処理され，男性は木によりかかっており，右側の細い木は湖に映った木とみなしたりする。このように，私達の知覚は，事前の知識と実際の感覚データと組み合わされることで生じる。この事前の知識とデータとを統合するプロセスをベイズ推論としてとらえ，ベイズ推論の観点から人間の知覚や認知を扱うモデルをベイズ推論モデルと呼ぶ。

　第 6 章で紹介した強化学習は，報酬の期待値を一種の価値として推定する方法であった。また，行動データからパラメータを推定する方法として最尤推定を紹介した。そのいずれも，「選択肢 A から得られる報酬の期待値は 0.72」，「このデータの学習率は 0.36」というように，推定値として値を 1 つに定めるものであった。しかし，実際の人間が行う推論は，推定値を 1 つの点として決めるのではなく，「分布」として表す方が自然な場合も多い。たとえば明日

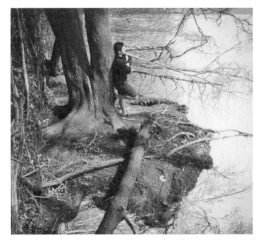

図 7.1 男性の写真[10]

の天気を予想するときに，我々は「明日の天気は晴れだろう」というように，「晴れ」という 1 つの値（点）で推定を表すこともあるが，「晴れである確率が高いが，くもりになる確率も少しはあるだろう」と考えるときもある。ベイズ推論モデルは，推定結果や信念を後者のように確率分布として表現するモデルである。本章ではベイズ推論モデルの基礎となるベイズの定理，そして基礎的なベイズ推論モデルを紹介する[11]。ベイズ推論モデルとして，カルマンフィルターも紹介する。カルマンフィルターは近年，計算論的精神医学でよく用いられるようになった階層ガウシアンフィルターの理解の土台となるモデルである。また，ベイズ推論の近似的な計算方法である変分ベイズ法も紹介する。変分ベイズ法に基づくベイズ推論の過程は，自由エネルギー原理として脳の基本的な動作原理であると Friston らにより提唱されている。本章で扱う事項と例の見取り図を図 7.2 に記したので，適宜参照されたい。

---

10) OmarWazHere による投稿。https://i.imgur.com/vsAtUs1
11) 本章の解説の一部は片平（2018）の一部を改訂したものとなっている。

第 7 章 ベイズ推論モデル

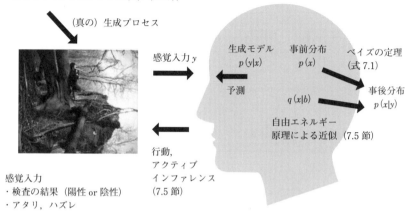

図 7.2 本章で扱うベイズ推論モデルの概要

7.2 ベイズ推論

7.2.1 ベイズの定理，検査の例

はじめに，ベイズ推論モデルの基礎となるベイズの定理を紹介する．あるウイルス性の疾患の罹患の有無を特定の検査法で検査するという状況を考えよう[12]．変数 x で罹患の有無を表し，罹患している場合は $x = 1$，罹患していない場合は $x = 0$ とする．y は検査結果を表し，陰性のとき $y = 0$，陽性のとき $y = 1$ とする．x は観測可能な変数（観測変数）である検査の結果 y の原因となる変数であるが，直接的に観測することができないという意味において，潜在変数である．ここで，検査1は罹患しているとき ($x = 1$) に陽性になる ($y = 1$) 確率は3分の2であるとする（図7.3a）．これを，条件付き確率

---
12) このような例は，ベイズ推定の基本的な例題としてよく用いられるものであるが，後ほど述べる自由エネルギー原理やモデル選択，能動的推論という発展的な事項の例としても用いる．

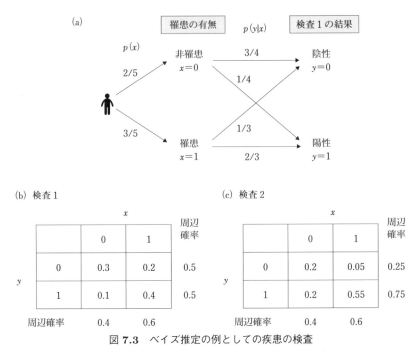

図 7.3 ベイズ推定の例としての疾患の検査

(a) 検査 1 についてのデータ生成のプロセス．矢印は因果の向きを表し，それについている数字は確率を表す．(b) 検査 1 についての同時確率と周辺確率．(c) 検査 2 についての同時確率と周辺確率．

として $P(y=1|x=1) = 2/3$ と表す[13]．罹患していないとき $(x=0)$ に陽性になる $(y=1)$ 確率は 4 分の 1 であるとする $(P(y=1|x=0) = 1/4)$．また，この疾患の検査を受ける人が罹患している確率は 0.6，罹患していない確率は 0.4 であることがわかっているとする $(P(x=1) = 3/5, P(x=0) = 2/5)$[14]．これを事前確率と呼ぶ．検査という事（コト）が起こる前に x がどの値をどの程度とりやすいかを表している確率である．ある患者が罹患しており，かつ検査が陽性となる確率は $P(y=1|x=1) \times P(x=1) = 2/3 \times 3/5 =$

---

13) ある事象 A が起こるという条件下で別の事象 B が起こる確率のことを条件付き確率と呼び，$P(B|A)$ と表す．
14) この検査を受ける人はすでに症状がでており罹患が疑われる患者だったとすると，3/5 という確率も高すぎることはないだろう．

0.4 である。これを同時確率と呼ぶ。図 7.3b の表の中には各変数の値の組み合わせについての同時確率が記されている。検査 1 を受けて，集団全体として（罹患者も非罹患者も含め）陽性になる確率 $P(y=1)$ は $P(y=1) = P(y=1, x=0) + P(y=1, x=1) = 0.1 + 0.4 = 0.5$ である。これは周辺確率と呼ばれる。文字通り，表の「周辺」に書かれている確率である。また，ベイズ推定の文脈ではこれは周辺尤度と呼ばれる重要な量である。

それでは検査 1 で陽性反応が出たとき，その患者が罹患している確率はどの程度だろうか。その確率を事後確率と呼ぶ。事後確率は以下のベイズの定理：

$$p(x|y) = \frac{p(y|x)p(x)}{p(y)} \qquad [7.1]$$

により求められる（この公式の導出についてはコラム 8 参照）。ベイズの定理により，観測データである検査の結果から直接的に観測できない潜在変数の値についての推論ができる。図 7.3a の矢印は因果の向き（原因から結果への向き）を表しているが，その推論は因果の向きを逆にたどるものとなる。検査 1 の例では，陽性反応が出たとき，その人が罹患している確率は

$$p(x=1|y=1) = \frac{p(y=1|x=1)p(x=1)}{p(y=1)} = \frac{0.4}{0.5} = 0.8$$

と求められる。検査の結果と潜在変数の値との関係は確率的であり，偽陽性や偽陰性になる確率もある。したがって，「この人は罹患している」と断言することはできず，罹患している確率は何パーセントであり，罹患していない確率は何パーセントである，というように確率分布として表される。

図 7.3c に記されている検査 2 については同様の計算より，陽性反応が出たとき，その患者が罹患している確率は

$$p(x=1|y=1) = \frac{p(y=1|x=1)p(x=1)}{p(y=1)} = \frac{0.55}{0.75} = 0.73$$

となることがわかる。検査 2 では $p(y=1|x=1)p(x=1) = p(y=1, x=1) = 0.55$ と，罹患していてかつ陽性になる確率は検査 1 より高いが，非罹患かつ陽性になる確率も $p(y=1, x=0) = 0.2$ と検査 1 より高いため，分母の周辺確率 $p(y=1)$ が検査 1 より大きくなる。その結果，陽性のときの罹患の

事後確率は検査1より小さくなっている。この例から，事後確率にはベイズの定理の分母にある周辺確率も影響することがわかる。

この例では潜在変数も観測変数も二値の離散変数であったが，そのいずれか，あるいは両方とも連続変数である場合にもベイズの定理は適用できる。次は，潜在変数が連続変数である例を見ていく。

コラム 8　ベイズの定理の導出

一般に，事象 A と事象 B がともに起こる確率 $p(A, B)$ は A が起こる確率 $\times$ A が起こったという条件のもと B が起こる確率と表せる。また，それは B が起こる確率 $\times$ B が起こったという条件のもと A が起こる確率とも等しい。つまり，

$$p(A, B) = p(A)p(B|A) = p(B)p(A|B)$$

である。この2番目と3番目を $p(A)$ で割ると

$$p(B|A) = \frac{p(B)p(A|B)}{p(A)}$$

が得られる。ここで $A \to y$, $B \to x$ と対応づければ式 [7.1] が得られる。

7.2.2　アタリ・ハズレのスロットマシン

第6章で考えたような，スロットマシンから報酬確率を推定する問題を考えよう（図7.4）。ここでは結果は，アタリ（報酬あり），ハズレ（報酬なし）の2通りのみとする。N 回そのスロットマシンを試したあと，このスロットマシンのアタリの確率 θ を推定したい。さて，以下の結果が得られたとする。どのように推定すればよいだろうか。

［ケース1］4回スロットマシンを試して，4回ともアタリだった。

割合でいえば，100% の試行でアタリが出たということである。しかしおそらく多くの読者は，「このスロットマシンからは確率1.0（100%）でアタリが出

第 7 章 ベイズ推論モデル

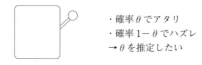

・確率 θ でアタリ
・確率 $1-\theta$ でハズレ
→ θ を推定したい

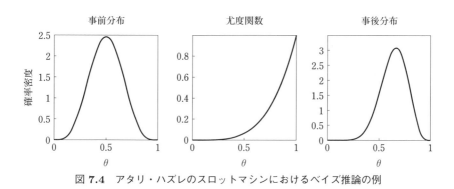

図 **7.4** アタリ・ハズレのスロットマシンにおけるベイズ推論の例

る」，つまり「$\theta = 1.0$ である」と断言することは控えるだろう．おそらく 4 回だけではそこまで言えないと思われたのではないだろうか．その「4 回だけでは…」，という感覚を数理的に表現するのがベイズ推論であり，それを計算過程のモデルとして用いるのがベイズ推論モデルである．

　ベイズ推定ではまず，データの生成過程についての確率モデルを考える．この確率モデルを特に，生成モデルと呼ぶ．スロットマシンの例では「アタリは毎試行独立に確率 θ でアタリになり，確率 $1-\theta$ でハズレになる」というのが 1 つの生成モデルとなる．ここで，この仮定はあくまで「モデル」であり，真実であるとは限らないし，必ずしも真実である必要はない．たとえば実際は，アタリの後はハズレになりやすい，という細工がしてあるかもしれない．それでも，「アタリの確率は毎試行独立に θ である」，という生成モデルを用いて推論をすることは可能である[15]．ここではその生成モデルを用いて推論することにしよう．N 回中アタリが出た回数を M としよう．ハズレが出た回数は

---

15) 当然，生成モデルが間違っていれば結論は真実から逸脱したものになり得ることにも注意されたい．

$N-M$ 回である。これらをまとめてデータ D と表す。すると，データ D が観測される確率は

$$p(D|\theta) = {}_N C_M \theta^M (1-\theta)^{N-M}$$

となる。これは尤度関数と呼ばれる（6.3 節参照）。たとえば 4 回中 4 回ともアタリが出たケース 1 の例では，尤度関数は

$$p(D = (アタリ 4 回, ハズレ 0 回)|\theta) = {}_4 C_4 \theta^4 (1-\theta)^0 = \theta^4$$

となる。尤度関数は生成モデルのパラメータ（ここでは θ）の関数であることに注意しよう。したがって，図 7.4 中央のようなパラメータ θ の関数が描ける。この例ではアタリの確率 θ は 0 から 1 の範囲で連続値をとるので θ を横軸とした連続関数となる。

　前述のようにベイズ推定では，「$\theta = 1.0$ である」というようにパラメータの推定値を 1 つに求めるのではなく，確率分布として推定を行う。$\theta = 1.0$ である確率が一番高いかもしれないが，$\theta = 0.9$ や $\theta = 0.8$ である確率もそれなりにあるかもしれない，という具合である。また，データを観測する以前でも，パラメータについての信念，すなわち事前分布を持っているだろう。たとえば，「スロットマシンであれば必ず毎回アタリが出る可能性は低いだろうし，まったくアタリが出ない可能性も少ないだろう」，という信念である。これはたとえば図 7.4 左のような事前分布で表現できる。そしてこの分布は式［7.1］のベイズの定理に基づいて観測データにより更新される。ここではベイズの定理は

$$p(\theta|D) = \frac{p(D|\theta)p(\theta)}{p(D)}$$

となる。$p(\theta|D)$ は観測データ D が与えられたもとでのパラメータ θ の事後分布である。このベイズの定理で得られた事後分布が図 7.4 の右のパネルに示されている。右辺の分子の $p(\theta)$ は，観測値が得られる前の θ の確率分布である事前分布である。これに尤度関数 $p(D|\theta)$ をかけ，$p(D)$ で割ると図右の事後分布がでてくる。$p(D)$ はパラメータ θ に依存しないので，図左の事前分布と図中央の尤度関数をかけ合わせた曲線が図右の事後分布の曲線の形を決

定する．事後分布 $p(\theta|D)$ は確率分布（確率密度関数）なので，$\theta = 0.0$ から $\theta = 1.0$ まで積分した値が 1 にならなければならない．分母の $p(D)$ はその正規化をする効果がある．図 7.4 の例では，4 回アタリが出たことで事後分布は少し右に寄ってはいるが，事前分布の影響により，尤度を最大にする $\theta = 1.0$ の確率はゼロに近い値となる．

次に，以下の 2 つのケースを考えてみよう．

［ケース 2］10 回スロットマシンを試して，10 回ともアタリだった．
［ケース 3］50 回スロットマシンを試して，50 回ともアタリだった．

ケース 1 と同様に，ケース 2，ケース 3 も全ての試行でアタリが出たという結果になっている．しかし，これらの 3 つのケースから得られる情報は質的に違うように感じられるのではないだろうか．アタリの確率は仮に半々（$\theta = 0.5$）だったとしても，ケース 1 のように偶然 4 回アタリが出るということは十分に起こり得るかもしれない．しかしケース 2 のように 10 回全てアタリがでることは偶然の結果とは考えにくいので，θ は少なくとも 0.5 よりは大きそうだ．ケース 3 の結果は，θ は 1.0 であるか，かなりそれに近い値でないと起こり得ないだろう．これらのケースに対するベイズ推定の結果を表したものが図 7.5 である．事前分布は同じでも，事後分布は異なる．これは尤度関数の形が異なるためである．尤度関数のピークの位置はいずれも $\theta = 1.0$ にあるが，試行数が多くなるほどその分布はよりシャープになり，その結果として事後分布のピークは 1.0 付近に近づいている．

7.2.3　ポイントの出るスロットマシン

上の例で，尤度関数のピークの位置だけではなく，その広がり方が事後分布の形に影響するということを確認した．事後分布の形状を決めるのは尤度関数だけではなく，事前分布の形も事後分布に影響を及ぼす．そのことを議論するために，次は少し違う例を考えよう．この例では，スロットマシンを試した結果として，ポイント y（報酬）が得られるが，そのポイントは毎回変動するという状況を考える．ポイント y は平均 x，分散 σ_y^2 の正規分布にしたがって得

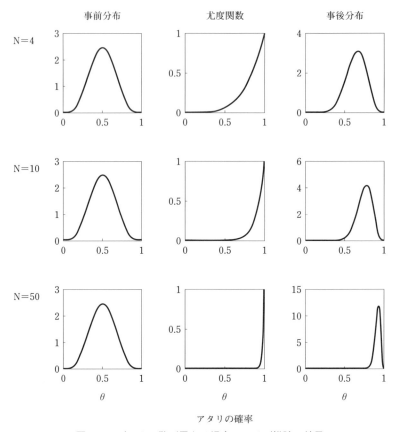

図 7.5 データの数が異なる場合のベイズ推論の結果

られる(という生成モデルを仮定する)としよう.分散 σ_y^2 は既知であるが,平均 x が未知であり,スロットマシンにより異なるとする.少しでもよいスロットマシンを選択したいので,x を推定したい.

x の事前分布は平均 $\hat{\mu}$,分散 $\hat{\sigma}_x^2$ の正規分布であるとしよう.すると,ベイズの定理より,1試行の y を観測した後の事後分布は平均 μ が

$$\mu = \frac{\sigma_y^2}{\hat{\sigma}_x^2 + \sigma_y^2}\hat{\mu} + \frac{\hat{\sigma}_x^2}{\hat{\sigma}_x^2 + \sigma_y^2}y \qquad [7.2]$$

分散 σ_x^2 が

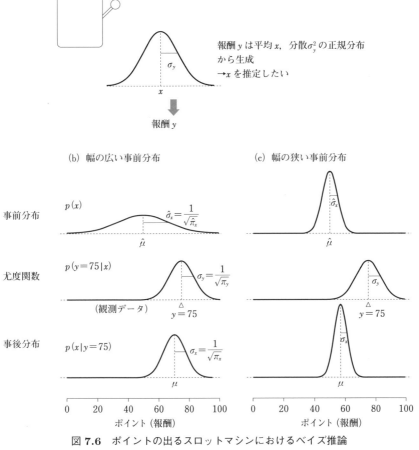

図 **7.6** ポイントの出るスロットマシンにおけるベイズ推論

(a) 生成モデルの仮定と問題の概要。(b-c) 事前分布，尤度関数と事後分布。(b) は事前分布の分散が大きい例であり，(c) は事前分布の分散が小さい例である。

$$\sigma_x^2 = \frac{\hat{\sigma}_x^2 \sigma_y^2}{\hat{\sigma}_x^2 + \sigma_y^2} \qquad [7.3]$$

の正規分布になる。導出は巻末の第 7 章付録 B「正規分布の平均に関するベイズ推定」を参照されたい。

分散 σ^2 の逆数 $\pi = 1/\sigma^2$ を精度 (precision) と呼ぶ。正規分布のベイズ推

定については分散より精度を用いた方が便利な場合もある．精度を用いると，x の事後分布は，平均 μ が

$$\mu = \frac{\hat{\pi}_x}{\pi_y + \hat{\pi}_x}\hat{\mu} + \frac{\pi_y}{\pi_y + \hat{\pi}_x}y \tag{7.4}$$

精度 π_x が

$$\pi_x = \hat{\pi}_x + \pi_y \tag{7.5}$$

の正規分布となる．事後分布の平均に注目しよう．$\hat{\mu}$ は事前分布の平均であり，y は観測データであった．式 [7.4] は，事後分布の平均，つまりピークの位置は，$\hat{\mu}$ と y にそれぞれの精度で重みを付けて内分した点となることを示している．事前分布の方がシャープであり，事前分布の精度 $\hat{\pi}_x = 1/\hat{\sigma}_x^2$ が尤度関数の精度 $\pi_y = 1/\sigma_y^2$ に対して大きければ，事後分布の平均は事前分布の平均 $\hat{\mu}$ に寄る．逆に，尤度関数の方がシャープである場合（観測値 y は x からほとんどずれておらず，信頼できると考えられる場合），π_y が $\hat{\pi}_x$ に対して大きくなり，事後分布の平均は観測値 y に近い値をとる．

また，式 [7.4] を変形すると，事後分布の平均 μ は

$$\mu = \hat{\mu} + \frac{\pi_y}{\pi_y + \hat{\pi}_x}(y - \hat{\mu})$$

と書くことができる．$\hat{\mu}$ を更新前の価値，μ を更新後の価値，と見なすとこの形は 6.2 節の式 [6.1] のような強化学習モデルの価値の更新式と対応する形になっていることがわかる．$\hat{\mu}$ は x の事後確率を最大にする値であるから観測に対する予測値と見なせる．したがって，括弧内の $y - \hat{\mu}$ は，観測値 y からその予測値を差し引いたものと見なせるので，予測誤差と見なせる．更新量は予測誤差に比例したものとなる．予測誤差に基づく更新の大きさを決める，学習率に対応するのは，$\frac{\pi_y}{\pi_y + \hat{\pi}_x}$ である．観測変数 y の生成モデルにおける精度 π_y が潜在変数 x の事前分布の精度 $\hat{\pi}_x$ に比べて大きければ，この学習率に対応する量は 1 に近づき，直近の観測値 y に重きを置くようになる．一方，π_y が $\hat{\pi}_x$ に比べて小さければ，すなわち観測値の信頼性より現在の x に関する事前分布の信頼性が高い場合は，学習率は小さくなり，観測値が得られても x の推定は大きくは変わらなくなる．そのように，自分の現在の事前分布の確からし

さと観測の信頼性のバランスを考慮して学習率が自動的に決定されるのがベイズ推論の特徴である．

ここではスロットマシンの期待報酬の推定という例を扱ってきたが，ベイズ推論は，不確実性を伴う入力からのその原因の推論過程のモデルとして広く用いることができる．たとえば本章の冒頭の図 7.1 の例では，木は垂直に伸びるものという信念が事前分布として表現される．画像の情報を解釈し，どのような場面か（右の白い部分は湖面に木の映っている湖か，あるいは空か）ということをボトムアップな処理で判断するのはそれぞれの解釈に尤度を割り当てることに対応する．最終的に得られる解釈は事後分布に対応している．ベイズ推論モデルのアイディアは，観測不可能な潜在変数 x（スロットマシンの期待報酬）の分布 $p(x)$ が脳内に表現されており，生成モデル（どのようなノイズが加わって報酬が得られるか）をもとに，観測データが得られる度にベイズの定理で更新していく，というものである．x は期待報酬のように観測に直接的に反映される変数である場合もあれば，のちに階層ガウシアンフィルターの例で考えるように，「環境の変動のしやすさ」という，抽象度の高い変数である場合もある．

ベイズ統計学の枠組みでは，直接的に観測不可能な潜在変数 x についての信念を表す分布は，上で述べたように，観測データ（y）が得られる前は事前分布，それが得られた後は事後分布と呼ばれる．しかし，ある観測データの後の事後分布は，次の観測データにとっては事前分布となる．同一の分布が事前分布にも，事後分布にもなり得るということである．同一の分布であるにも関わらず文脈で呼び名が変わるのは不便な場合もある．そこで，この分布は単に「信念」（belief）などと呼ばれることもある．

7.3 カルマンフィルター

次に，スロットマシンから出る報酬 y の期待値が，時間とともに変化していくという状況を考えよう（カジノのオーナーは同じプレイヤーに報酬を与え続けないよう，そのような細工を入れるかもしれない）．そのような状況で上記のパラメータ x が固定であるとする生成モデルを用いて推定すると，その変化に追従できず，すでに報酬の出にくくなったスロットマシンを選択することにな

ってしまうかもしれない．そこで，期待報酬 x が試行ごとに少しずつ変動していくような生成モデルを考える．ここでは，それが以下のように前の試行の x を中心とした正規分布に従って次の試行の x が決まるとする．

$$x^{(t)} \sim N\left(x^{(t-1)}, \sigma_d^2\right), t = 1, 2, \cdots \qquad [7.6]$$

これをガウシアンランダムウォークと呼ぶ．t は試行のインデックスであり，$x^{(t-1)}, \sigma_d^2$ はそれぞれ正規分布の平均と分散を表す．前の試行 $t-1$ の $x^{(t-1)}$ に，平均 0，分散 σ_d^2 の正規分布にしたがう拡散ノイズ（正規ノイズ）が加わって次の試行 t の $x^{(t)}$ が決まる，と解釈できる．また，σ_d^2 は期待報酬の変わりやすさ（ボラティリティ）と解釈できる．実際にこのような報酬スケジュールを持つ課題は実験でもよく用いられている．この生成モデルを仮定して，それまでの観測データから，現在の試行における $x^{(t)}$ を推定するアルゴリズムはカルマンフィルターと呼ばれる．このアルゴリズムでは，$x^{(t)}$ の事前分布および事後分布の平均値と分散が簡単な更新式で求まる．試行 t の潜在変数 $x^{(t)}$ についての事前分布が平均 $\hat{\mu}^{(t)}$，分散 $\hat{\sigma}_x^{2(t)}$ の正規分布であるとすると，この試行 t における観測値 $y^{(t)}$ が得られたときの，次の試行 $t+1$ における事前分布は以下のように求められる（導出は巻末の第 7 章付録 C 参照）．

$$\hat{\mu}^{(t+1)} = \hat{\mu}^{(t)} + k_t \left(y^{(t)} - \hat{\mu}^{(t)}\right)$$
$$\hat{\sigma}_x^{2(t+1)} = (1 - k_t)\hat{\sigma}_x^{2(t)} + \sigma_d^2$$
$$k_t = \frac{\hat{\sigma}_x^{2(t)}}{\hat{\sigma}_x^{2(t)} + \sigma_y^2}$$

ここで，k_t はカルマンゲインと呼ばれる量であり，前節で述べたように学習率に対応する．また，事前分布の分散 $\hat{\sigma}_x^{2(t)}$ の更新式は前節の事後分布の式 [7.3] に拡散ノイズの大きさ（分散）の σ_d^2 が加わっただけである．これは，次の時刻に進むと分散 σ_d^2 のノイズが加わることにより不確実性が前の時刻の事後分布の分散に比べて高まるということを反映している．もし $\sigma_d^2 = 0$，つまり x は変動しないと仮定すれば，これは前節の正規分布の平均についてのベイズ推論と等価になる．なお，$\pi_x^{(t)} = 1/\sigma_x^{2(t)}, \pi_y = 1/\sigma_y^2$ とし，カルマンゲインを精度で書くと，

第 7 章 ベイズ推論モデル

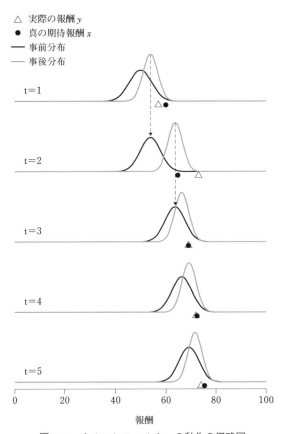

図 **7.7** カルマンフィルターの動作の概略図

各試行における事前分布（黒）と事後分布（灰色）をプロットしている。破線の下向き矢印は，前の試行の事後分布の平均が次の試行の事前分布の平均と等しくなることを確認するために補助的に記したものである。

$$k_t = \frac{\pi_y}{\pi_y + \pi_x^{(t)}} \quad [7.7]$$

となる。

図 7.7 にカルマンフィルターの動作の例を示す。各試行における x の事前分布を黒色の実線で，x の事後分布を灰色の実線で示している。選択肢（スロットマシン）は 1 つのみとし，第 5 試行までをプロットしている。まず，各試行

においての事後分布（グレイの実線）は情報が得られる分，事前分布（黒い実線）より幅が狭くなること，そしてその位置は実際に得られた報酬の値に引っ張られることがわかる。また，次の試行の事前分布の平均は前の試行の事後分布から変わらないが，拡散ノイズの分，幅が広くなっている。第2試行においては，実際の報酬（△）は真の期待報酬（●）より大きくなっている。しかし生成モデルに，x は直前の試行から次の試行までそこまで大きくは変わらないという仮定が入っているため，カルマンフィルターによる推定は1つのサンプルに過剰に影響されず，事後分布は真の $x^{(t)}$ をとらえたものになっている。

　カルマンフィルターを始めとするベイズ推論モデルは，モデルの構造や事前分布が適切なものに設定されれば最適な推定が行われるが，それらが真のデータ生成過程から大きく逸脱する場合，不適切な推論をもたらす。図7.8 (a) は適切なパラメータ値を設定したものであり（データ生成に使ったモデルと同じパラメータ σ_d^2, σ_y^2 を用いた），真の $x^{(t)}$ の値（グレイの太線）に近い事後分布の平均（$\mu^{(t)}$；黒い実線）が得られている。図7.8 (b) は $x^{(t)}$ の変動の大きさを表す σ_d^2 を過少評価（$\sigma_d^2 = 0$）した場合の推定結果を表す。この場合，前節で紹介した，平均が変化しない正規分布を生成モデルとしたベイズ推論モデルと等価となり，過去全ての観測が等しく扱われる。したがって，$\mu^{(t)}$ は実際の $x^{(t)}$ の変化に追従することができない。これは式［7.7］のカルマンゲインにおいて，分母にある $\pi_x^{(t)}$ が過大となることによりもたらされる。$x^{(t)}$ の値は変化しないと信じている分，その精度 $\pi_x^{(t)}$ は高く見積もられ，更新の程度が小さくなるということである。この結果は，主体が事前に持つ信念に重きを置きすぎて個々の観測についての予測誤差の影響が過少になる様態と解釈できる。図7.8 (c) は観測 $y^{(t)}$ に乗るノイズの大きさを表す，σ_y^2 を過少評価した場合の推定結果を表す。この場合，感覚入力の精度 π_y が過大となる。その結果，1つ1つの観測データに対して過剰に信念を更新してしまい，事後分布の平均 $\mu^{(t)}$ がノイズによる変動に引っ張られ過ぎて安定しない。これは式［7.7］のカルマンゲインにおいて，分母にある π_y が大きく更新の程度が大きくなることによりもたらされる。これは各試行における $x^{(t)}$ の事前分布の精度が相対的に低く見積もられ，主体が事前に持つ信念をあまり活用せずに現在

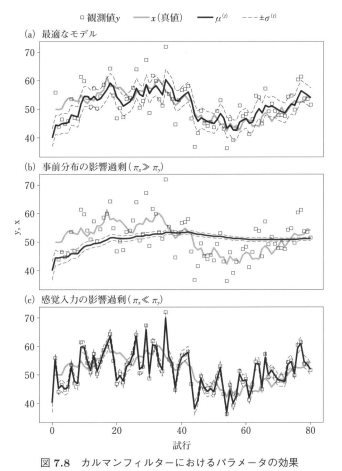

図 7.8 カルマンフィルターにおけるパラメータの効果

(a) 生成モデルと同じパラメータ値 $\sigma_d^2 = 2, \sigma_y^2 = 25$ を仮定したカルマンフィルターの挙動。(b) $\sigma_d^2 = 0, \sigma_y^2 = 25$，つまり $x^{(t)}$ は変動しないと仮定した場合。(c) $\sigma_d^2 = 2, \sigma_y^2 = 0.5$，つまり，$y^{(t)}$ の分散を過少評価した場合。

の感覚入力によりもたらされた予測誤差を過大評価する様態と解釈できる。

　カルマンフィルターは，上述の逐次的な更新式により少ない計算コストで計算が可能なため，第 6 章で紹介したような強化学習モデルと同様の方法で行動データへのモデル・フィッティングができる。たとえば，Daw et al.（2006）は，選択肢として与えられる 4 つのスロットマシンの期待報酬を参加者がベ

イズ推定により推定していると仮定し，カルマンフィルターをその推定過程のモデルとして用いている。彼らはそれぞれの事前分布の平均を期待報酬の推定値（行動価値）として，ソフトマックス関数（第6章，式 [6.2]）にしたがって選択を行うモデルを構築し，そのモデルのパラメータ（上述の σ_d^2 や σ_y^2 や逆温度パラメータの β 等）を選択データから推定している。事前分布の平均を期待報酬の点推定値として強化学習の行動価値同様に用いているため，第6章で紹介した強化学習モデルと同様の方法（最尤推定）によりパラメータを推定することができる。

7.4 階層ガウシアンフィルター

前節のカルマンフィルターを階層的に拡張したものが階層ガウシアンフィルター（hierarchical Gaussian filter: HGF）である（Mathys et al., 2011; Mathys et al., 2014）。Mathys らは観測変数を二値（0 または 1）であるとしている。観測変数は連続変数にすることも可能であるが，本書でも Mathys らの定式化に従い階層ガウシアンフィルターの概要を紹介する[16]。

最下層のレベル（レベル1）の変数を x_1 とし，二値（0 または 1）の値をとるカテゴリカル変数であるとしよう。これが実際に観測される変数に対応する。たとえば Iglesias et al. (2013) は，2種類の高さの音を手がかりとして次に来る画像が顔か家かを予測する課題を用いている（Iglesias et al., 2013）。刺激のカテゴリーが顔であれば $x_1 = 1$，家であれば $x_1 = 0$ とする。2番目のレベルの変数 x_2 は，高い音の後に家が出る程度，つまり刺激間の連合の強さを表す。x_2 の値がシグモイド関数で変化され，x_1 の値が1または0となる確率が決定される（巻末の第7章付録 D 参照）。x_2 は直前の値に正規分布にしたがうノイズが加わって変化する（ガウシアンランダムウォークに従う）と仮定される。その点においては上記のカルマンフィルターで出てきた潜在変数 $x^{(t)}$ は，レベル2の変数 $x_2^{(t)}$ に対応すると考えられる。ただし，HGF ではその変動の

---

[16] 数式の表記は他の箇所との整合性を保つためオリジナルのものから変更している箇所がある。

しやすさ（ボラティリティ）は一定ではなく，上位の階層の潜在変数 $x_3^{(t)}$ により調整されると考え，潜在変数 $x_2^{(t)}$ は以下のように時間変化すると仮定する．

$$x_2^{(t)} \sim N\left(x_2^{(t-1)}, \exp(\kappa x_3^{(t-1)} + \omega)\right)$$

$x_3^{(t)}$ が大きいほど $x_2^{(t)}$ は変化しやすくなる．その影響の程度はパラメータ κ で，また $x_2^{(t)}$ のボラティリティのベースラインはパラメータ ω で決定される．上位の変数 $x_3^{(t)}$ もまた，ガウシアンランダムウォークにしたがい変化すると仮定する．ただしそのボラティリティは θ で固定であるとする．

$$x_3^{(t)} \sim N\left(x_3^{(t-1)}, \theta\right)$$

これらの生成モデルの前提のもと，主体が各試行 t において，前の試行までの観測をもとに変数 $x_1^{(t)}, x_2^{(t)}, x_3^{(t)}$ の事前分布をベイズ推定により計算するアルゴリズムが階層ガウシアンフィルターである．このベイズ推定はカルマンフィルターと異なり，厳密には単純な更新式で行うことはできない．そこで，次節で紹介するような変分ベイズ法やラプラス近似等の近似法を用いることで，計算の容易な更新式が導出されている (Mathys et al., 2012)．具体的には，これらの変数の分布は独立であるとし，かつそれぞれの事前分布，事後分布を正規分布で近似する（ラプラス近似）．その前提のもと，カルマンフィルターの更新式と類似した，予測誤差に比例した更新をする式が得られる（巻末の第 7 章付録 D 参照）．その更新式はカルマンフィルター同様，四則演算のみで構成されているため計算は容易であり，強化学習モデルやカルマンフィルターと同様にパラメータ（上の κ や θ, ω 等）を参加者の行動データから推定することが可能である[17]．階層ガウシアンフィルターの精神障害への適用事例については 13 章を参照されたい．

---

[17] その計算やパラメータ推定はチューリッヒ大学とチューリッヒ工科大学にある Translational Neuromodeling Unit が開発しているオープンソースのソフトウェア Translational Algorithms for Psychiatry-Advancing Science (TAPAS, https://www.tnu.ethz.ch/en/software.html) に含まれている HGF toolbox を利用することで実行することができる．

7.5 自由エネルギー原理

これまで議論してきたように，ベイズ推論モデルとは，主体がベイズの定理に従って観測データから事後分布を計算していると仮定するモデルである。しかし，ベイズの定理に基づく事後分布を計算することは一般には容易ではない。式 [7.1] のベイズの定理の分母に出てくる $p(y)$ は推定したい潜在変数 x のすべての値について和をとる（連続変数の場合は積分をとる）ことにより得られる，周辺尤度（周辺確率）である[18]。未知変数 x が多次元のベクトルである場合（複数の変数からなる場合）はその全ての組み合わせについて計算する必要があり，計算量が膨大なものとなる。脳がそのような計算を厳密に行っているとは考えにくい。脳が仮にベイズ推論をしているとしても，計算しやすい何らかの近似を行っていると考えられる。特に，脳がベイズ推定の近似法の1つである変分ベイズ法を用いて信念を更新しているとするのが Friston の提唱する自由エネルギー原理である（Friston & Kiebel, 2009）。

変分ベイズ法は，実際の事後分布 $p(x|y)$ とは関数形の異なる扱いやすい分布 $q(x|b)$ で $p(x|y)$ を近似する計算手法である。ここで，b は x の分布の形を決めるパラメータである。自由エネルギー原理では，b は脳の状態，たとえば特定の神経細胞群の活動パターンに対応すると考える。$q(x|b)$ は脳内にある x についての信念を表現する分布といえる。ここで，「扱いやすい分布」とは，正規分布である場合もあるし，x が複数変数のベクトル $x = [x_1, x_2, \cdots, x_N]$ であるとき，$q(x) = q(x_1)q(x_2) \cdots q(x_N)$ とそれぞれの分布の積に分解できるような，変数間が独立な分布である場合もある。

$q(x|b)$ を真の事後分布 $p(x|y)$ に近づけるにはどうすればよいだろうか。いずれも x についての確率分布であるから，確率分布間の「近さ」を表す指標があるとよい。そこで，カルバック・ライブラー情報量（Kullback-Leibler divergence, 以下 KL 情報量）

---

[18] 離散変数の場合は，$p(y) = \sum_x p(y|x)p(x)$，連続変数の場合は $p(y) = \int dx p(y|x)p(x)$ と書ける。

第7章 ベイズ推論モデル

$$D_{KL}(q(x|b)||p(x|y)) = \int dx q(x|b) \log \frac{q(x|b)}{p(x|y)} \quad [7.8]$$

を考える[19]。ここで，log は自然対数を表す。この量は，$q(x|b)$ と $p(x|y)$ が完全に一致したときにゼロとなる[20]。これを最小化するように b を調整して $q(x|b)$ を真の事後分布に近づけることが目標となる。ただし，式 [7.8] の KL 情報量は $p(x|y)$ が含まれており，この計算には，上述のように計算することが困難である $p(y)$ の計算が必要となる。そこで，$p(y)$ を直接的に計算せずに KL 情報量を最小にする分布 $q(x|b)$ を求めるため，KL 情報量の式 [7.8] を以下のように変形する。

$$D_{KL}(q(x|b)||p(x|y)) = \int dx q(x|b) \log \frac{q(x|b)p(y)}{p(x,y)}$$
$$= \int dx q(x|b) \log \frac{q(x|b)}{p(x,y)} + \log p(y)$$
$$= F + \log p(y) \quad [7.9]$$

ここで，

$$F = \int dx q(x|b) \log \frac{q(x|b)}{p(x,y)}$$

と置いた。この F は自由エネルギー（より詳細には，変分自由エネルギー）と呼ばれる。この式に出てくる $p(x,y)$ は $p(x,y) = p(y|x)p(x)$ と変形され，これはベイズの定理（式 [7.1]）の分子に出てくる量であり，計算が比較的容易である。また，式 [7.9] の第 2 項に出てくる $\log p(y)$ は，$q(x|b)$ には依存しない。したがって，自由エネルギー F を最小化する $q(x|b)$ は，KL 情報量も最小化するので，自由エネルギー F を最小化するように $q(x|b)$ を選べばよい。脳がそのような計算をしている，とするのが自由エネルギー原理の骨子である。図 7.3 の検査の例について，自由エネルギーや KL 情報量を計算した例を巻末の第 7 章付録 E に示してあるので，具体的な計算のイメージをつかみた

---

[19] x が離散型の変数の場合は，積分を和 $\sum$ に置き換えればよい。
[20] $p(x|y) = q(x|b)$ を代入してみると，$\log 1 = 0$ より確認できる。ただし，KL 情報量は $q(x|b)$ と $p(x|y)$ を入れ替えると値が変わり，対称性が満たされないため，厳密には距離の性質を満たさない。

い読者は参照されたい。

　ここで，もう一度図7.3の検査の例を考えてみよう[21]。実際には，その疾患に罹患している確率はどの程度かという事前確率も，罹患している場合に陽性になる確率はどのくらいか，ということについても正確な値を知ることは困難である。いくら大量のデータをとってもその値は推定値に過ぎない。事前確率がどの程度なのか，陽性反応が出る確率はどの程度か，ということも研究者が想定している一種の「モデル」と考えた方が良い。すると，ある検査の結果が出た場合，そのモデルの妥当性をベイズ統計の枠組みで評価することも可能となる。

　たとえば，患者であるAさんが検査1または検査2のいずれかを受けたとし，その結果，陽性反応（$y=1$）が出たとする。いずれの検査を受けた可能性が高いであろうか。検査1で陽性となる周辺尤度は $p(y=1|検査1)=0.5$ であり，検査2の周辺尤度は $p(y=1|検査2)=0.75$ であった。ここで，周辺尤度は検査に依存することを条件付き確率として明示している。仮にAさんが検査1と検査2をそれぞれ受ける確率は同程度であるとすると，ベイズの定理より，$y=1$ だった場合に検査1を受けたことの事後確率 $p(検査1|y=1)$ と検査2を受けたことの事後確率 $p(検査1|y=1)$ の比は，以下のように周辺尤度の比と等しくなる。

$$\frac{p(検査1|y=1)}{p(検査2|y=1)} = \frac{p(y=1|検査1)p(検査1)}{p(y=1|検査2)p(検査2)} = \frac{p(y=1|検査1)}{p(y=1|検査2)}$$

したがって周辺尤度の高い検査2を受けた事後確率の方が高くなる。このように，統計的モデル選択では，周辺尤度 $p(y)$ を大きくするモデル（ここで，生成モデル $p(x|y)$ と事前分布 $p(x)$ を含めてモデルと考える）が事後確率を高くするモデルとして選択される。また，この周辺尤度の比はベイズファクターとよばれる。

　周辺尤度の対数にマイナスをつけた $-\log p(y)$ は自由エネルギー原理の文脈では「驚き」（surprise，または surprisal）と呼ばれる。$-\log p(y)$ が大きい，

---

[21] 以下の例は現実的なものではない。自由エネルギー原理の説明のための便宜的なものととらえてほしい。

つまり周辺尤度が小さいということは，現在仮定しているデータ生成過程からは考えにくいような低い確率の事象が観測された，ということで驚きがある，ということである[22]。検査の例では，たとえばAさんの検査の結果が陽性だった場合，検査1を受けていたと考える場合より，検査2を受けていたと考える場合の方が，驚きが小さい。

$q(x|b)$ が $p(x|y)$ に十分に近づいてKL情報量がゼロに近くなれば，式 [7.9] より $F \approx -\log p(y)$，つまり自由エネルギーは「驚き」および負の対数周辺尤度の近似となる，と考えることができる。そこで，検査1と検査2があったように，観測結果に対して複数の生成モデルが候補として考えられる場合，自由エネルギーを小さくするモデルを選択する，というモデル選択をすることも可能である。

自由エネルギー原理は観測された変数 y から事後分布 $q(x|b)$ を推定したり，モデル選択をしたりするのみではなく，観測のための行動を決定することにも働くとされている。自由エネルギー原理によると，主体は自由エネルギーを最小化するように行動を選択する。これは能動的推論（active inference）とよばれる（Friston, Mattout, & Kilner, 2011; 具体的な例は第13章を参照）。図7.3の検査の例で説明しよう。たとえばある医師は患者Bさんについて，その疾患に罹患している可能性が高いと考えているとしよう。つまり，検査で陽性になる可能性が高い。その前提のもとでは，検査1で陽性になったときより検査2で陽性になった場合の方が驚きは小さく，自由エネルギーも小さくなる。したがって，この医師は検査1ではなく検査2を選択する，とするのが能動的推論である。しかし，必ずしもその結果として陽性反応が出るとは限らない。期待に反して陰性反応が出た場合，むしろ検査2の方が自由エネルギーは高くなる。能動的推論の枠組みでは，主体が持っている生成モデルと事前分布のもとで結果を予測した上で，平均的に自由エネルギーが下がるように行動は決定されるものと考える。また，能動的推論は自由エネルギーを下げるように選択をするとされるが，自由エネルギーを下げるには現在の信念についての証拠を探すように行動がなされることになる。したがって，字義通りに単に「驚き」

---

22) 確率の対数を「驚き」というのはシャノンの情報理論から来ている。

が得られない行動（たとえば目をつぶって何もしない）を選ぶ，ということではない。現在想定している生成モデルやその潜在変数についての信念から最も出やすいような感覚入力が得られる行動を「能動的に」とる，ということである。

7.6 おわりに

本章では，ベイズ推論をもとに認知のモデルを構築するベイズ推論モデルの枠組みを概観した。ベイズ推論モデルでは，主体が持つ事前分布と生成モデルをもとに予測をし，観測結果をもとに分布を更新することで認知プロセスが実現されるとする。精神疾患を特徴づける認知の変容はその推論プロセスそのものではなく，事前分布や生成モデルの異常としてとらえられる。そのような仮定を置くことで，精神疾患の患者が環境に対してどのような信念を持つ傾向にあるか，ということを検討することができる。一方で，行動の変容が，生成モデルや事前分布の変容によるものか，推論プロセスそのものの変容によるものかを区別することは容易ではない。ベイズ推論モデルはあくまで自身が持つ前提知識のもとで理想的な（規範的な）推論をするという前提のモデルであることは注意する必要がある。その前提が間違っている場合は，ベイズ推論モデルを用いることで誤った結論が導かれる可能性もある。ベイズ推論モデルの具体的な精神疾患への適用事例は第 13 章で紹介する。

第8章 疾病分類・研究方略への計算論的アプローチ

8.1 はじめに

2017年にMIT Pressより新たなジャーナル "*Computational Psychiatry*" が刊行された．そこで最初に掲載されたのは，自由エネルギー原理を提唱したFriston，依存症の強化学習理論で有名なRedish，そして米国国立精神衛生研究所（National Institute of Mental Health: NIMH）の所長を務めるGordonの3人による "Computational Nosology and Precision Psychiatry" というタイトルの論文であった[23]．この論文のタイトルになっている計算論的な疾病分類学（nosology），そして患者ごとに特化した治療を提案する精密精神医学（precision psychiatry）は，これからの計算論的精神医学が実際に精神医学に貢献するために進むべき1つの方向性を示しているものといえる．本章ではFristonらの提案も概観しながら，計算論的アプローチが精神障害の研究にどのように貢献しうるかを議論したい[24]．

はじめに，精神医学における疾病分類の現状と，関連する話題である研究領域基準（Research Domain Criteria: RDoC）について紹介する．次に，それらの疾病分類に基づく研究方略を計算モデルにより評価する枠組みを紹介する．それから，Fristonらによる現状の疾患カテゴリーやRDoCを統合する試みを

---

23) この研究の初出はFriston (2016)．
24) 本章の内容は片平・山下 (2018) に加筆・改訂したものである．

概観する．これらの試みはまだ始まったばかりであり，具体的な応用事例はまだ存在しない．ここでは，主にそのアイディアについて紹介したい．最後に，計算論的精神医学による疾病分類学の今後の展望について議論する．

8.2 現状の疾病分類・研究方略

8.2.1 精神医学における既存の疾患分類

精神障害の治療は，「うつ病」，「統合失調症」というように，診断をくだすことから始まる．その診断は，通常は「精神障害の診断と統計マニュアル」（Diagnostic and Statistical Manual of Mental Disorders: DSM）等の診断マニュアルにより行われる．基礎研究においても，まずはそれらの疾患カテゴリーで個人を分類し，分類された患者群の中で共通する生物学的基盤を探索するという研究方略が主流であった（図 8.1a, カテゴリー的方略）．しかし近年，精神障害に関する多くの生物学的知見が疾患カテゴリーと一対一に対応がつかず，予後や治療反応性の予測にも有用ではないことが認識されるようになってきた．それに伴い，従来の疾患カテゴリーに基づく研究方略は，研究の発展を妨げているかもしれないとさえ考えられるようになった．

8.2.2 研究領域基準（RDoC）

そのような問題意識のもと，異なる疾患カテゴリーの背景に共通する病態を想定し，その生物学的基盤を明らかにしようとする研究方略（次元的方略）も模索されてきた．その中でも近年，NIMH によって提案された研究領域基準（RDoC）は，従来の疾患カテゴリー分類の枠組みにとらわれない，全く新しい精神医学の研究の枠組みとして注目されている（Cuthbert, 2014; Insel et al., 2010）．RDoC は，観察可能な行動指標とそれに対応する神経回路機能の基本的な構成要素に基づき，健常から異常にいたるスペクトラム（連続体）として精神障害をとらえるという研究方略である（図 8.1b）．

RDoC では図 8.1c のような 2 次元マトリックス（RDoC マトリックス）を想定して研究をデザインする．マトリックスの行の成分として，観察可能な行動神経科学的指標に基づく神経回路機能の基本的なコンポーネントをコンスト

第 8 章　疾病分類・研究方略への計算論的アプローチ

(a) カテゴリー的方略（従来の精神医学研究法）

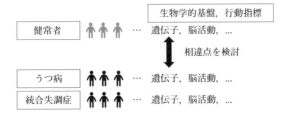

(b) 次元的方略（RDoCに基づくアプローチ）

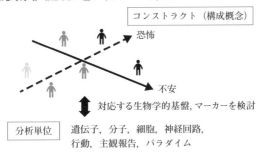

(c) RDoCマトリックス

ドメイン	コンストラクト	分析単位			
		遺伝子	分子	…	パラダイム
ネガティブ価システム	恐怖				
	不安				
	⋮				
ポジティブ価システム	接近動機/報酬評価				
	/行動選択				
	習慣				
	⋮				

図 8.1　カテゴリー的方略と RDoC のアプローチ

ラクト (construct) として規定する．コンストラクトは「恐怖」，「報酬に基づく学習」等の基本的コンポーネントからなる．コンストラクトは，それ自体は適応的な機能を持つものであり，精神障害は，このコンストラクトの機能の異常として理解される．各コンストラクトの異常は，現在のカテゴリカルな診断分類に対応させれば，複数の精神障害カテゴリーにわたって関与しうる．コンストラクトは，5つの大きなドメイン (domain) にグループ化される．ドメインには，ネガティブ価システム，ポジティブ価システム，認知システム，社会過程システム，覚醒/制御システムが設定されている．一部のコンストラクトの下には下位分類としてサブコンストラクトが用意される．マトリックスの列の成分は，そのコンストラクトの神経生物学的基盤を探索する分析単位 (unit of analysis) を表す．分析単位には，遺伝子，分子，細胞，神経回路，生理学，行動，自己報告が含まれる．

　従来の研究デザインでは，ある精神障害Xでは，課題Yの遂行に関連する異常が認められる，というような形で特徴付けられる（たとえば，うつ病では感情制御課題における，扁桃体や内側前頭前野の活動の異常が認められる，など）．しかし，同様の異常は，多くの異なる精神障害に関与するし，同様の神経回路の異常があるからといって，必ずしもその精神障害の症状を示すとは限らない．この事実は，これらの精神障害に共通の基盤となるメカニズムが存在する可能性を示唆する．この問題に対して，RDoCに基づく研究デザインでは，ネガティブ価システムの恐怖/消去という神経回路機能を標的となるコンストラクトとし，診療において不安や恐怖を呈するすべての個人が研究参加の対象となる．fMRIにおける恐怖刺激に対する扁桃体の反応や，驚愕反応などと，多様な不安や苦悩に関する症状評価尺度との関係を調べるという研究デザインが考えられる．

　このように，精神障害の研究は，RDoCマトリックスの1つ，もしくは複数のセルに対応させることができ，このマトリックスを埋めていくことが精神障害の生物学的基盤研究の目標となる．特に神経科学などの基礎研究の分野では，これまでの行動神経科学の知見の蓄積が利用できるため，この手法への期待が高まっている．また，神経・精神疾患を正常から異常へのスペクトラムとして捉えるRDoCの考え方は，精神障害の症状を，脳の情報処理システムに

おける連続的なパラメータの偏りとして捉えようとする計算論的なアプローチと親和性が高いため，RDoC的な基礎研究の推進において，計算論的アプローチの貢献が期待できる。

その一方で，RDoCに対しては精神障害の諸要因を十分にとらえきれない，実用的な診断分類基準には結びつかない等，批判的な意見もある。DSM等の診断カテゴリーにもとづく研究方略には，異なる評価者でも同一の診断を下しやすい（高い信頼性がある）というメリットも存在する（第1章2節参照）。RDoCではそのメリットが失われてしまうかもしれない。

8.3 計算論的精神医学による疾病分類・研究方略への貢献

従来の疾患カテゴリーが実際に生物学的実体と一対一に対応していなかったとして，果たしてそれはどの程度問題になるのだろうか。また，その疾患カテゴリーが不適切であるならば，どのように疾患の概念を定義し，診断基準を作っていけばよいのだろうか。また，前節で紹介したRDoCはどの程度有効なのだろうか。それらの疑問に答えるうえで，計算論的精神医学が貢献できる可能性がある。

これまで本書で扱ってきた計算モデルは，疾患やそれに基づく行動の変容，症状の生成過程を説明するものであった。それらのモデルにより，想定される原因（病因）からどのような結果（症状やその他の行動指標）が導かれるかを，計算機シミュレーションや理論的な検討により議論することができる。それをもとに，ある疾病分類やそれに基づく研究方略がどのような結果をもたらすかを予測することもできるだろう。ここでは，そのような発想に基づく枠組みの例を紹介する。

8.3.1 病因の検定力に着目した疾病分類・研究方略の評価

精神医学における基礎研究の多くは，疾患の原因となる生物学的素因を解明することや，顕在発症の可能性，経過や予後を予測するためのバイオマーカーを発見することを目的とする。ここでは，その標的となる要素をまとめて便宜的に「病因」と呼ぶ。前述のように，疾患カテゴリーに基づく多くの研究で

は，疾患カテゴリーで個人を患者群と統制群に分類し，遺伝子や脳活動，脳構造等の生物学的指標の差異を調べるという方法がとられてきた。その文脈においては，より良い疾患のカテゴリーの基準の1つとして，それに基づく分類により病因の発見のしやすさが考えられる。病因と疾患カテゴリーの対応があいまいであれば，その対応が統計的に有意であると判断すること，すなわち病因を検出することは難しくなる。統計学の用語を用いれば，良い疾患カテゴリーとはそのような研究における病因の「検出力」または「検定力」を高めるものであるといえる。

　片平と山下は，各研究方略における病因の検出力を理論的に評価するための枠組みを構築した（Katahira & Yamashita, 2017）。その枠組みではまず，病因となる変数から，行動や症状の分布が生成される過程を記述するモデルを構築する（図8.2）。次にそのモデル設定のもとで各研究方略が病因を検出する過程をモデル化し，真の病因が検出される確率（検出力）を計算することで，それらの研究方略を評価する。図8.2は，最も単純な生成モデルである線形正規モデルを用いた例である。このモデルではまず，個人の病因に対応する変数（x_1, x_2）が正規分布に従う乱数により決定される（図8.2a）。観測可能な行動指標（症状）はそれが線形変換され，正規分布に従う誤差が加わって生成される（y_1, y_2；図8.2b）。カテゴリー方略では，2つの症状が一定値（h_1, h_2）を超えた集団を患者群，そうでない集団を健常対照群とする。病因の候補のうち観測値（$\hat{x}_1, \hat{x}_2$）に有意な差があるものが病因として検出されるとする（図8.2c）。RDoC的なアプローチでは，疾患カテゴリーは使わず，病因の候補と行動の指標の相関関係を検定にかけ，有意な相関の認められる病因を検出する（図8.2d）。

　例として，2つの疾患カテゴリー（疾患A，疾患B）があり，その疾患カテゴリーに共通する症状が診断基準に含まれるという状況を考えよう。たとえば，2つの疾患カテゴリーはそれぞれうつ病，統合失調症であるとし，その2つの疾患に共通して観察される1つの症状（y_2）としてアンヘドニアがあるとする。このように共通する症状が生じる背景として2つの状況が考えられる（図8.3）。1つは，共通の症状が疾患カテゴリーごとに異なる病因（それぞれx_1, x_2）に起因するケースである（図8.3a，ケース1）。もう1つは，共通の

第 8 章 疾病分類・研究方略への計算論的アプローチ　　161

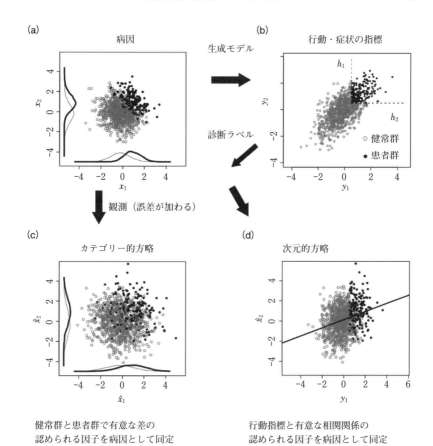

図 8.2　片平と山下による研究方略評価の枠組みの概要
散布図における点は一個人の値を表す。

症状が疾患カテゴリーに関わらず共通の病因から形成されるという状況である（図 8.3b，ケース 2）。ケース 2 は，疾患カテゴリーと病因が一対一に対応していない例となっている。この問題設定は，うつ病と統合失調症におけるアンヘドニアは表現型としては類似しているが，背景の病因は異なるかもしれず，それを同じ名称で呼ぶのは適切かという，今でも議論のある古典的な精神病理学の問題に対応する。ケース 1 では，背景の病因が異なる場合，ケース 2 では共通である場合を仮定している。

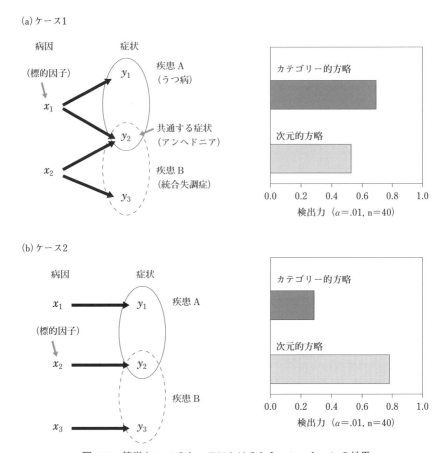

図 8.3　簡単な 2 つのケースにおけるシミュレーションの結果

　シミュレーションの結果，ケース 1 では診断カテゴリーを使ったアプローチが，個々の症状と病因の相関関係を調べる次元的方略よりも高い検出力を示した（図 8.3a）。これは 2 つの行動指標を診断基準として使うことで，患者群と健常群の病因の弁別のしやすさが向上したためである。一方，ケース 2 においては，診断カテゴリーを使うアプローチでは検出力が大幅に減少した（図 8.3b）。一方，共通の症状とそれを生成している病因のみの相関を調べる次元的方略は高い検出力を示した。これらの結果は，病因と疾患カテゴリーが一対

一に対応していればそのカテゴリーを用いることで検出力を高めることができるが，そうでない場合は，その疾患カテゴリーを取り払って行動指標を個別に見ていく RDoC 的なアプローチの方が病因を特定しやすいことを示している。

　上述の結果は，線形モデルと誤差が正規分布に従うことを仮定した単純なモデルに基づくものであった。より詳細な精神障害の症状の生成過程を表現する計算モデルを用いることで，現実的な場面において理想的な研究方略や疾病分類を議論することも可能になる。たとえば Katahira & Yamashita（2017）はドーパミン細胞の異常な活動により統合失調症の陽性症状と陰性症状を説明する Maia & Frank（2017）のモデル（詳細は 12.1 節参照）をこの枠組みに取り入れ，「統合失調症」という疾患カテゴリーを用いたカテゴリー的方略より，陽性症状と陰性症状を分離した次元的方略の方がドーパミンの活動の異常を病因として検出しやすいことを示している。この結果から，「ドーパミンの過渡的増加のタイミング異常により陽性症状が説明される」という仮説に基づいた研究デザインをする際は，統合失調症の診断カテゴリーを使うのではなく，陽性症状のスコアとの相関を検討するような研究デザインを採用する方がよい，という示唆が得られる。

　これらの結果は，あくまでモデルの仮定が真実を反映したものであるという前提に基づくものである。その制約はあるが，想定している精神障害のメカニズムを適切に表現した計算モデルを用いれば，そのメカニズムの妥当性を検証するための研究をデザインする上で有用な情報が得られるだろう。仮にそのメカニズムが正しいものでなかったとしても，効率的な研究デザインを組むことで，より早くそのことが明らかにできるかもしれない。それらの点において，上述のアプローチは精神障害の研究を加速することが期待される。

8.3.2　ベイズ的統合フレームワーク

　前節で紹介した枠組みは精神医学の基礎研究においてどのような疾病分類が有効であるか，ということを議論するためのものであり，個々の患者の診断や治療のためにどのような疾病の概念を用いればよいかを決めるためのものではなかった。一方，本章の冒頭で言及した Friston らの論文では，個人内のプロファイルを計算モデルに取り入れ，診断から予後，治療反応性の予測まで

を統一的に扱おうという野心的な試みが提案されている．その論文では，第7章でも紹介した変分ベイズ等の枠組みを用いた提案手法の実装例も示され，シミュレーションの結果も提示されている．Fristonらの枠組みを，ここではベイズ的統合フレームワークと呼ぶ．

この枠組みは，20名の計算論的神経科学の研究者と20名の精神医学の研究者が2015年に会して議論した「Ernst Strüngmann Forum on Computational Psychiatry」の主要な成果と位置づけられている．Fristonらは，DSM等における従来の疾患カテゴリーは精神病理（psychopathology）の「原因」ではなく「観測」であると認識することがスタートポイントになると主張している．これは当たり前のことのように感じられるかもしれない．しかし，旧来の精神医学は，診断カテゴリーに対応する何らかの「疾患」が存在すると仮定して，その疾患により症状を呈すると考える一般的な医学の考え方に基づいていた．たとえば「統合失調症」という疾患が原因となって，そこから様々な症状が引き起こされる．また，診断は症状からその（「原因」となる）疾患を推定するもの，というようにとらえられていた．実際は「統合失調症」というのは疾患そのものではなく，むしろ症状の集合から作られた疾病概念である．Fristonらの主張は，そのことを改めて認識し，古典的な精神障害のとらえ方から脱却しようということである．ベイズ的統合フレームワークは従来の診断カテゴリーにとって代わる新たな分類法を目指すものではない．従来の診断カテゴリーも「観測データ」として扱いながら，精神障害を統一的に扱っていこうという枠組みである[25]．

ベイズ的統合フレームワークでは，Katahira & Yamashita（2017）の枠組みと同様に，精神障害の生成モデルを考える（図8.4）．ただし，ここでの生成モデルは複数のレベルにまたがる階層的なモデルとなっており，かつ個人内での経時的変化を表現する動的なモデルとなっている．直接的には観測不可能な「病態生理（pathophysiology）」を潜在変数 $x(t)$ で，「コンストラクト

---

[25]　その点においては，Fristonらの論文のタイトルにもなっている計算論的疾病分類学（computational nosology）という言葉はややミスリーディングかもしれない．Flagel et al.（2016）は同様の枠組みに対し"Bayesian integrative framework"という呼称を使っており，本章ではその訳語である「ベイズ的統合フレームワーク」という呼称を用いた．

第 8 章 疾病分類・研究方略への計算論的アプローチ　　165

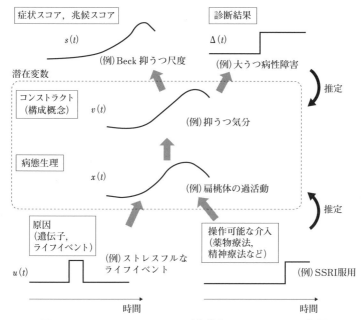

図 8.4　Friston らによるベイズ的統合フレームワークの概要

（構成概念）」を潜在変数 $v(t)$ で表現する[26]。ここで，変数 t は個人内での時間経過を表す。コンストラクトは，RDoC におけるコンストラクトに対応づけられるものである。コンストラクト $v(t)$ から観測可能な症状または兆候のスコア $s(t)$，診断結果 $\Delta(t)$ が生成されるとする。診断結果は DSM や ICD における疾患カテゴリーに対応する。治療的介入や疾患の原因となるライフイベント等は観測可能な変数 $u(t)$ で表現される。DSM のような診断カテゴリーベースのシステムと RDoC は対立するものでなく，統一的な枠組みの中で扱おうとするものになっている。

　Friston らは「病態生理」$x(t)$ の生成モデルとして 3 変数の微分方程式で記述されるローレンツ方程式を用い，提案した枠組みがどのように働くかを例

---

[26] Friston らの論文では，コンストラクトを精神病理（psychopathology）と呼んでいるが，日本の精神医学における精神病理という用語の使われ方とギャップがあることから，ここではコンストラクトという言葉を用いることにした。

示している。ローレンツ方程式は大気変動のモデルとして提案されたものであり，カオス的挙動を示す代表的な微分方程式である。ここでは具体的な精神障害のモデルとしてではなく，枠組みのデモンストレーションとしてこの方程式が用いられている。

　ベイズ的統合フレームワークでは，観測可能な変数である $\Delta(t)$ や $s(t)$, $u(t)$ の値から，潜在変数 $x(t), v(t)$ やパラメータ θ の推定を行う方法が提案されている。具体的には，変分ベイズ法の枠組みで潜在変数や生成モデルのパラメータの推定を行う Dynamic expectation maximization（DEM）が用いられている（Friston, Barreto, & Daunizeau, 2008）[27]。DEM は第 7 章で紹介したカルマンフィルターを特殊形として含む推定手法である。第 7 章で紹介したベイズ推論モデルでは生物が脳内で行っている計算過程のモデルとしてベイズの定理を用いた。それに対し，ベイズ的統合フレームワークでは，計算モデルを個人の行動や症状の生成モデルとし，個人のデータからその背後にある計算過程をベイズ推定により推定している。計算モデルを前提とした上で，第 7 章で紹介したベイズの定理や，第 6 章で紹介したパラメータ推定やモデル選択の手法を用いれば，結果である症状や診断から患者個人の背後にある原因が推定できる。

　モデルパラメータや現在の潜在変数の値が個人ごとに推測できると，治療に対してどのように反応するかを予測することが可能となり，それをもとにどの治療法が有効であるかを判断することも可能となる。また，自由エネルギー（負の対数周辺尤度；第 7 章参照）を用いた基準により，適切なモデル構造を選択することも可能であると考えられる。

　Frisiton らも述べているように，例示されたシミュレーションはあくまで提案された枠組みのデモンストレーションのためのものであり，具体的な疾患のモデルやデータを想定したものにはなっていない。しかし，この枠組みが本当に機能すれば，従来の疾患カテゴリーを超えて患者を適切に分類し，適切な治療法を選択することをサポートする手段となるかもしれない。さらに，モデル

---

[27] ベイズ的統合フレームワークのデモンストレーションのためのシミュレーションに用いられた Matlab コードは DEM_demo_ontology.m というファイル名で，SPM12 (https://www.fil.ion.ucl.ac.uk/spm/software/spm12/) に含まれている。

選択により精神障害のメカニズムの理解にもつながるかもしれない．ただし，精神障害のメカニズムをデモンストレーションで用いられていたような少数のパラメータを持つ微分方程式で記述することは容易なことではなく，それが可能であるかどうかもわかっていない．また，治療的介入がモデルのどの変数にどのように影響するかを理解することも重要な課題である．

8.4 展望

これまで紹介してきたアプローチは，精神障害における疾病分類やその評価を計算論的アプローチにより行おうとする試みの例である．精神障害以外の疾患も同様であるが，理想的な疾患カテゴリーや分類の基準がどのようなものであるかは，目的に依存する．たとえば上述の Katahira & Yamashita（2017）では病因の検出力を研究方略の評価の指標とした．その結果，診断基準に含まれる複数の症状が共通の病因を反映しているようなものが良い疾患カテゴリーであるとされた．これは病因を同定することを目的とした基礎研究のための基準に基づく結論である．一般に，検出力はその疾患カテゴリーに分類するための基準を厳しくする（基準を増やす）方が高くなる．つまり重篤な患者を対象とするほど病因が同定しやすい．しかしそのような診断基準を用いることで症状の軽度な患者に対する適切な治療の選択や開発が妨げられるかもしれない．個々の患者に適切な治療法を選択するためには Friston らの提案するアプローチが有効となるかもしれない．

また，「病因」についても，目的に応じて標的となるものは変わってくるであろう．たとえば精神障害に関する遺伝子多型を知ることは，個人の発症のしやすさを予測するためには有用であるが，有効な新薬の開発には直接的には役立たないかもしれない．薬理学的な治療法の開発には，遺伝的要因よりも，神経生理を標的とすることが直接的に有用である場合が多いと考えられる．仮に原因となる神経生理が異なっても，同じ薬の作用機序が効果を有する疾患は共通のものと考えた方が便利な場合もあるであろう．たとえば，SSRI はうつ病だけでなく，不安障害や強迫性障害の症状を軽減することが知られている．仮にそれらの疾患の生理学的基盤の実体は異なっていても，SSRI が関与する生

理を共通の病因として扱うことは治療法の開発や選択には有用である場合もあるだろう。

また，予後や治療反応性の予測に有益な要素を反映しているということも，良い疾病分類の基準となる。同じ疾患カテゴリーが割り当てられた患者は，同じ予後をたどるような疾患分類法が理想的であろう。

しかし，精神障害を規定する要因は極めて複雑であり個人ごとに大きくことなっている。本章で紹介したシミュレーションの結果が示しているように，集団を疾患カテゴリーに分けるのではなく，RDoCが提案するようにそれぞれのコンストラクトごとに個人の特徴をとらえていくような方法が有効である場合もあると考えられる。その際に適切なコンストラクトを選定していくこと，それぞれのコンストラクトを計測する最適な方法を提案していくことも大きな課題である。そこで本章で紹介したような計算モデルに基づくアプローチが重要な役割を担うかもしれない。

第3部　精神疾患への適用事例

第 9 章　計算論的精神医学の具体的研究事例

　第3部では，計算論的精神医学の具体的な研究事例を紹介・解説する．第2部で紹介した計算モデルが，どのように実際の精神医学研究に用いられているのかを，最先端の具体的な研究事例に基づいて解説する．第10章から第13章で紹介する具体的研究は，第2部で紹介した4つの計算モデルごとに整理されている．対応する第2部の章を見直すことで，第3部の具体的研究事例を十分理解できる構成となっている．しかし，たとえば，統合失調症を扱う具体的研究事例には，生物物理学的モデル，ニューラルネットワーク，強化学習，ベイズ推論モデルを用いているものがあり，同じ精神障害が，異なる計算モデルで扱われているものが複数存在する．そこで，特定の精神障害に興味があり，その疾患を扱う研究を特に重点的に理解したい読者のために，本章は，第3部で扱う精神障害と，その具体的研究事例が解説してある箇所のロードマップを提供する．

　まず，代表的な精神障害の概要と簡単な症例を呈示する．精神医学に通じている読者は読み飛ばしていただいて差し支えない．続いて，各精神障害のどのような症状・特徴が，計算論的精神医学の具体的研究で扱われているのかについての対応と具体的な説明のある章への案内を提供する．なお，ここに提示する症例は，いくつかの実際の症例をもとにした架空のものである．

9.1 統合失調症の計算モデル研究

9.1.1 統合失調症の概要

[疫学] 生涯有病率は 0.3〜0.7% と推定される．男性のほうがやや多いという傾向がある．

[原因] 遺伝的要因は発病に関与していると考えられている．生物学的要因としては，何らかの病態でドーパミン放出の調節が障害されて幻聴や妄想が生じていると考えられている．それ以外に NMDA 受容体や GABA 受容体やセロトニンも関与しているといわれている．

[症状] 症状は多彩で，幻聴を主とした幻覚，妄想，まとまりのない会話や行動，自我障害（自分が考えていることが周囲に知れ渡っている，自分が考えていることが相手にわかってしまう），させられ体験（自分以外のものから影響され，左右されると感じる体験）といった陽性症状，感情鈍麻，意欲低下，自閉（外からの刺激に対して，喜怒哀楽を示さず無感情になり，自分の過去現在未来や家族，他人，社会に対して無関心になり，やがては終日何もしないで退屈も訴えず全く無為となる）といった陰性症状が主たる症状である．また近年，注意障害や遂行機能障害といった認知機能障害が統合失調症の社会機能における中核的な障害と注目されている．

[経過・予後] 10 歳代後半から 30 歳代前半の間に発症することが多い．経過はさまざまで，抗精神病薬といった薬物療法で幻覚妄想が減弱しても，意欲低下，感情鈍麻などの症状は続くことが多い．また，病前よりも認知機能が低下し，以前何気なくできたことができなくなり，疲れやすく，注意の持続ができなくなることが多い．少数の患者はほぼ完全によくなるという報告があり，20% ほどの患者は良好な経過をとるといわれている．しかし多くの患者は，慢性の病的状態が持続し，陽性症状の増悪と改善を繰り返す．

[治療] ドーパミン受容体拮抗薬である抗精神病薬が陽性症状に効果がある．非薬物療法では，作業療法，ソーシャルスキルトレーニング，統合失調症の認知機能障害に焦点づけした認知リハビリテーションなどがある．

9.1.2 統合失調症の症例

◆ 20歳代，男性

　父は会社員，母は専業主婦。兄弟はいない。発達の問題は指摘されたことはない。親戚に精神科受診歴のある者はいなかった。性格は内気な方だが，少ないながらも学校で話す友達はいた。成績は上位のほうであった。高校2年時の10月頃から不眠や易刺激性（イライラ，怒りっぽさ）が出現するようになり，不登校となった。いじめなどはなく，思い悩んでいる理由は思い当たらなかった。同年12月に自宅近くのクリニックを初診したところ，うつ状態と診断され通院していたが，次第に「見知らぬ数人の悪者の声がし始め，自分のことを噂したり，いろいろ命令したり，自分がすることにいろいろと口を出してくる」といった幻聴や「悪者の組織から常に見張られている」といった被注察感から自室の窓を目張りしたり，「盗聴されている」と電話線を抜いたりし始めた。クリニックへの通院もしなくなった。そのうち，まともに食事をとれなくなり，布団にくるまって独り言を言っているかと思ったら，急に窓を開けて「ふざけるなー！　殺すぞー！」と大声で叫んだりしたために，家族もどうしていいかわからず，クリニックの主治医に家族が相談したところ，精神病院の受診を薦められたために，翌年2月に家族に連れられ精神病院を受診した。診察時には，幻聴，妄想に加え，「診察医にも自分の考えが読み取られている」といった考想伝播なる自我障害を認めた。診察時の頭部CT，血液検査で異常は認めなかったために統合失調症と診断された。本人は「僕は病気ではない。お前（診察医）も仲間なんだろ！」と病気であることを理解できなかった。そのため両親の同意による医療保護入院という強制入院となった。抗精神病薬を中心とした薬物療法により幻覚と妄想はほぼ消失し，自宅への試験外泊でも，落ち着いてすごせ，食事や睡眠など規則的な生活はできたために，同年5月に自宅に退院となった。退院後は，以前のクリニックに通院となった。普段は，昼間から自室に籠り，漫画を読んでいるのが主であった。病気になる前と比べ，表情に活気はなく，話をすることも減った。学校へは行けず，休学の後，退学となった。自宅にずっといるのでなく，外に出る機会があった方がいいと，主治医や地域保健師から提案するも，「退屈でもないですから，このままでいいです」と，弱々しく拒否をし，10年ほど同じような生活の経過とな

表 9.1 統合失調症の研究事例

モデル化する症状・病態	使用するモデル	掲載されている章
ワーキングメモリ機能の異常と NMDA, GABA 受容体機能の変調との関係	生物物理学的モデル	10.2, 10.3
ケタミン投与による NMDA 受容体機能低下とワーキングメモリ機能の変調との関係	生物物理学的モデル	10.4
シナプス刈り込みと幻覚・妄想	ニューラルネットワークモデル	11.3
前頭葉のドーパミン濃度異常に起因するシグナルノイズ比の低下と認知機能障害との関係	ニューラルネットワークモデル	11.4
脳領域間の機能的断裂と自我障害, 緊張病症候群	ニューラルネットワークモデル	11.5
ドーパミン機能と異常な顕著性（aberrant salience）仮説	強化学習モデル	12.1
ドーパミンの過渡的活動・持続的活動と陽性症状と陰性症状との関係	強化学習モデル	12.1
モデルベース強化学習・モデルフリー強化学習のバランス	強化学習モデル	12.5
予測精度の変調と感覚減衰（sensory attenuation）の異常	ベイズ推論モデル	13.3
環境の変動性予測の変調と幻聴	ベイズ推論モデル	13.4

っている（すなわち，退院後は，感情鈍麻，意欲低下，自閉といった陰性症状で数年経過している状態である）。

9.1.3 統合失調症の計算モデル研究事例

本書で扱う，統合失調症の計算モデル研究事例は表 9.1 である。

9.2 気分障害の計算モデル研究

9.2.1 気分障害の概要
◆うつ病（大うつ病性障害）
[疫学] ICD-10 での生涯有病率は 7.5% である。女性の方が多いとの統計が多い。日本では，20 歳代と中高年者での頻度が高い。

[原因] 生物学的要因としては，セロトニンやノルアドレナリンなどの脳内の神経伝達物質の機能低下が関与するといわれている．心理社会的な要因も考えられているが，その場合にも，セロトニンやノルアドレナリンが関係しているかは不明である．

[症状] 主症状としては，(1) 抑うつ気分：はっきりした原因なしに気分が憂うつになり，悲哀感が出現する．喜びや楽しさの喪失だけでなく，哀しさの感情さえ薄れてくる．不安，焦燥，苦悶もみとめ，落ち着きがなくなる．身体の不調も認め，頭重感，心臓の圧迫感，身体各器官の故障感を訴える．自己の過小評価，絶望感，自責感を感じ，希死念慮が出現する，(2) 意欲低下・精神運動制止：物事をしなくてはとわかっていても億劫でどうしてもできない．極度になると，自発的な動きがなく，話しかけても応答がないといったうつ病性昏迷の状態になる．動作も鈍くなり反応も遅くなり，検査などでもすぐにあきらめ，わかりませんというので，認知症と誤診されることがある（仮性認知症）．思考は，考えることへの意欲も低下しているが，考えようとしても考えがでなかったり，出たとしても貧困な内容で，量も少ない．

うつ病においても病状によっては微小妄想といわれる妄想が出現し，妄想の内容としては，罪業妄想（過去の小さな過ちさえ悔やみ，全ての失敗は自分のせいと確信し，自分が生きていると周囲に迷惑をかけるという内容），貧困妄想（実際には経済的に心配ないのに，家族が路頭に迷う，財産を手放さないといけなくなるという内容），心気妄想（自分は回復不能の重病にかかっているという内容）がある．その他，身体的症状（睡眠障害，食欲低下，性欲低下，口渇など），症状の日内変動（抑うつ気分や精神運動制止は朝のうちに強く，夜にかけて軽くなる傾向）が認められる．

[経過・予後] 経過は様々である．薬物療法にて，70％程度の患者に治療の効果が得られるものの，寛解（症状が治まり落ち着いた状態を保っていること）まで導けるのは，全体の30-40％にすぎないと報告されている．身体疾患やパーソナリティ障害が併発している場合は，回復する可能性が低く，慢性化しやすくなる．

[治療] 薬物療法としては，セロトニンやノルアドレナリンのシナプス間濃度を調整する抗うつ薬が使用されている．また非定型抗精神病薬併用による抗

うつ増強効果も報告されている。薬物療法以外の生物学的治療法としては，古くから（修正型）電気けいれん療法の効果が認められ，最近では，経頭蓋磁気刺激法，脳深部刺激療法の有効性も報告されている。非生物学的治療としては，認知行動療法の有効性が認められている。

◆双極性障害（躁うつ病）

[疫学] 日本人の生涯有病率は0.7％程度と報告されている。性差に関しては，研究で一致がみられていないが，男性と女性で同等か，やや女性のほうが多いと示唆されている。

[原因] 遺伝的要因の関与があるといわれており，発症者の子供の発症の危険性は10倍である。遺伝的要因と環境要因の両方が発病に関与していると考えられている。

[症状] 症状としては，躁状態とうつ状態を繰り返す。躁状態は，爽快気分，気分の高揚，欲動の亢進が主症状である。単に元気で楽しいというだけでは躁状態ではない。その爽快さは，動機を欠き，浮薄で，度が過ぎている。そして，自分の力や充実感が増加していき，疲労感がなくなり，自信に満ち溢れ，周囲となれなれしくなり，「何でもできる」といろいろと予定を見境なく入れる。その挙句，自分勝手になり，ちょっとしたことで感情が変化し，爽快でない体験に対しては質的には自然な反応を過度にする。すなわち，哀しいことには強く悲しみ，誰かに非難をされたり，自分が傷つけられると異常に怒る。

[経過・予後] 10歳代後半から20歳代半ばでの発症が多い。経過は，90％以上の患者が，躁病・抑うつのエピソードを再発する。発症した患者の70-80％の人が，エピソードとエピソードの間，病前と変わりなく完全にまで社会的・職業的機能を回復するが，残りの患者は病前よりも低下する。

[治療] 躁状態においては薬物療法が主となる。その機序はいまだにはっきりとわかっていないが，古くからリチウムの治療効果がいわれている。リチウムの効果がない症例もあり，気分安定効果があるバルプロ酸や非定型抗精神病薬が使用される。双極性障害のうつ状態においての薬物療法は，躁状態のときほど確立されていないが，リチウムや気分安定効果のある非定型抗精神

病薬の治療効果がいわれている。

9.2.2　気分障害の症例
◆ 30歳代，女性，双極性障害

　父は双極性障害。高校を卒業して事務職として就職した。20歳代で，結婚し，子供を産んで，専業主婦となった。子供が2歳のときに，不眠から，抑うつ気分，意欲低下が生じ，家事や育児ができなくなり，焦燥感や絶望感から，自宅で首を吊ろうと自殺企図したため精神科病院へ入院となった。うつ病の診断で選択的セロトニン再取り込み阻害剤（SSRI）を主剤とする治療が開始された。2カ月ほどで軽快し退院した。半年ほど外来通院をしていたが，病状安定したために，自分から通院しなくなった。その後も安定して過ごし，子供が小学校高学年となって子育てに余裕が出始めたために，事務職のパートとして働き始めた。半年ほどしたころから，職場の同僚と買い物やコンサートなどに行くことが多くなった。夫も子供も，「働き始めて楽しそうでよかったね」との印象であった。しかし，1カ月ほどして，電話口で怒鳴っているので，夫が心配してどうしたのか訊くと，やや興奮しながら「急にコンサートに友達が行けなくなった，私が立て替えていたチケット代や電車賃を払えないと言ってきた。私が，予定日を間違えたからという。私は間違っていないのに，それで喧嘩になっていた」とのことだった。また習い事のパンフレットなども自宅に次々届くようになった。夫が訊くと，「空いた時間にやろうかと思って」とのことだった。このころから，夜遅くまで起きてほとんど寝ずに，習い事や他のパートを探したりしていた。それでも日中は元気すぎるほどであった。3,4日後，警察から夫に「妻が旅行代理店で店員に大声で怒鳴り続け，出されたお茶を店員にかけたために，警察に通報され，保護した」との電話が入った。夫が警察に駆け付けると，本人は，興奮して警察官に大声で「ふざけるな，触るんじゃないよ，セクハラー！」と怒鳴っていた。本人に事情を聴くが，早口で話を次々とし，まとまらず，内容が理解できないほどであった。話している最中に，怒っているかと思ったら，急に笑いはじめ，そのときには警察官に「沖縄行ったことある？」と馴れ馴れしく話しかけたりと急に感情が変化した。夫が警察官に「この頃怒りっぽくて困っている，妻はうつ病で精神科に入院したこ

表 9.2 気分障害の研究事例

モデル化する症状・病態	使用するモデル	掲載されている章
海馬の細胞新生とうつ病の認知特性	ニューラルネットワーク	11.2
うつ病のアンヘドニア	強化学習モデル	12.3
双極性障害の気分変動	強化学習モデル	12.4
思考の「刈り込み」と抑うつ	強化学習モデル	12.6

とがある」というと，警察官に精神科を受診させたほうがいいと提案された。本人は納得いかずにいたが，警察官も同行して精神病院に受診させた。診察の結果，気分が高揚し，興奮しやすく，多弁で話も飛んでしまうという観念奔逸や自分の行動を制御できないような躁状態で，双極性障害と診断された。診察医から，行動がまとまらず，入院の必要があると説明したが，本人は「どこが病気なの？　説明しろよ！」と診察室で皆の前で怒鳴った。病状によって生活が成り立たないにもかかわらず，本人の病識がないため，夫同意の医療保護入院となった。入院後は，リチウムを主剤とする薬物治療により，躁状態は軽快し，3カ月ほどで退院となった。退院後は，仕事は辞めることとなったが，しっかり通院しながら，専業主婦として生活をしている。

9.2.3 気分障害の計算モデル研究事例

本書で扱う気分障害の計算モデル研究事例は表 9.2 である。

9.3 自閉スペクトラム症の計算モデル研究

9.3.1 自閉スペクトラム症の概要

[疫学]　アメリカ合衆国の子供の自閉スペクトラム症（autism spectrum disorder: ASD）の割合は，1.5％（68人に1人）と報告されている。性差に関しては，男性が女性の4倍といわれている。

[原因]　双生児一致率の高さ（40-90％）や数多くの関連遺伝子が報告され遺伝的要因が強く関与すると考えられている。ただし完全に親から子へ遺伝していくわけではなく，複数の関連遺伝子の変化が影響して起こる多因子遺伝

疾患であるといわれている。

[症状] 症状もしくは特性としては，(1) 社会的コミュニケーションおよび相互関係における持続的障害があり，それは，社会的状況に合った行動をとること，まとまりのわるい言語使用，非言語コミュニケーションの理解や使用，興味や感情の共有の困難さとしてみとめられる，(2) 反復し限定された様式の行動，興味，活動があり，それは，常同的で反復的な運動動作，話し方，物の使用，極度に限定的な興味への頑ななこだわりとしてみとめられる，(3) 感覚入力に対する敏感性あるいは鈍感性，あるいは感覚に関する環境に対する普通以上の関心がある。ASD は生得的な精神疾患であり，1歳前後から兆候がみられる。母親とのアイコンタクトや微笑み返しがなかったり，母親は，「まるで自分を必要としていないようだ」と感じたりする。幼稚園や小学低学年などの集団場面になると特性がよりわかりやすくなり，ひとり遊びが多く，集団活動に参加できず，参加したとしても，自分の好きなことばかり他人に要求する。言葉づかいが年齢相応でなく，大人びた言葉使いなどをする。

[経過・予後] 知能や言語の機能は正常から重度の障害まで様々な程度を伴うことがあるため，障害の存在に気付かれる時期は事例により異なるが，典型的には生後2年目までの間に気づかれる。言語発達の遅れが軽度の場合には，社会的コミュニケーションの問題が目立ち始める小児期から小学生のころに気づかれる。正常知能を有するいわゆる高機能 ASD の中には，性格の問題として成人期になるまで見過ごされるケースが少なくなく，また，本人も症状に対しての代償や学習を，援助を受けながら，もしくは，ひとりでにしながら成長する場合もある。そのため，より社会的コミュニケーションが複雑になる成人になってはじめて医療機関を来院するケースも認められる。対処法を取り入れる能力や援助の受け方によって，社会的，職業的機能の程度が変わる。また知能検査で得られた IQ よりも，これらの機能や能力は低い。

[治療] まずは非薬物療法が第一選択で，ASD の患者の特性や年齢に合わせた家庭や学校での発達支援，成人の場合は仕事場などの環境設定がとても重要である。その上で，イライラや混乱，感覚過敏が顕著な場合には，少量の

抗精神病薬が有効とされている。

9.3.2 自閉スペクトラム症の症例

◆ 7歳，男の子

　家族歴はなく，周産期の異常もなかった。初歩，初語ともに1歳前後でみられ，乳幼児健診では発達の問題を指摘されなかった。人見知りがなく，母がいなくても平気で，スーパーなどで迷子になることが多かった。幼稚園では，他の園児と一緒に遊んだりすることはほとんどなかった。電車や車などの乗り物が好きで，道路や線路には，何時間でもいようとし，声かけしても反応を示さないことがしばしばあった。また，掃除機，ドライヤー，洗濯機などの音を嫌がっていた。小学校は通常学級に入ったが，クラスメートには「話し方や動きが，ロボットみたいだ」とからかわれ不登校がちになった。また患者自身もクラスメートのものを勝手に使ったり，自分の思い通りにいかない時に激しく怒ることがあった。親と担任教師が相談し児童精神科を受診することとなった。診察時の本人の様子に加え，両親からの発達歴と心理検査の結果から自閉スペクトラム症と診断された。心理検査の1つであるウェクスラー式知能検査では，言語性 IQ：95，動作性 IQ：85，全検査 IQ：90 と正常域であったが，下位項目のばらつきがみられた。全体を部分に分解する力を示す「積木」や聞かせた数字を，同じ順番，あるいは逆の順番で言わせる聴覚的短期記憶を示す「数唱」は高得点だったが，日常的な問題の解決や社会的ルールなどの理解について質問し，口頭で答えさせる力を示す「理解」は低かった。定期的な通院をすることとし，集団場面でどう振るまうかを身につけることを主眼としたソーシャルスキルトレーニング，両親が子供の行動を理解したり効果的な対処法を知るためのペアレントトレーニングを導入し，担任教師との連絡を継続的にしていき，学校で嫌なことがあったときや，家で興奮したり不登校がちになったときには，イライラを弱める薬物を内服するようにしたところ，徐々に安定して通常学級で登校できるようになった。

9.3.3　自閉スペクトラム症の計算モデル研究事例

　本書で扱う，自閉スペクトラム症の計算モデル研究事例は表 9.3 である。

第 9 章　計算論的精神医学の具体的研究事例　　181

表 9.3　自閉スペクトラム症の研究事例

モデル化する症状・病態	使用するモデル	掲載されている章
サッカード異常と NMDA，GABA 受容体機能異常	生物物理学的モデル	10.2
予測精度の推定の変調と行動異常	ニューラルネットワークモデル	11.6
環境の変動性予測の変調と認知課題における行動特性	ベイズ推論モデル	13.5

9.4　強迫性障害の計算モデル研究

9.4.1　強迫性障害の概要

[疫学]　生涯有病率は 2% 程度である．性差に関しては，小児期では男性，成人期では女性のほうがやや多いといわれている．

[原因]　遺伝的要因が関与すると考えられていて，小児期から青年期に発症した患者の第一親族の発症の危険性は 10 倍である．強迫性障害の生物学的要因としては，主としてセロトニンが関与しているといわれている．

[症状]　症状としては，強迫観念と強迫行為が主症状である．強迫観念とは，自分自身の思考であるとわかっているが，不安を伴って繰り返し生じ，自分のでもそんなことを考えるのはおかしい，不合理だと思っていて，抵抗し打ち消そうとしても消えないような思考である．思考の内容としては，典型的には，「自分の手が汚れている」といった不潔恐怖，「家を出たときに鍵をかけていないかもしれない，火を消し忘れたかもしれない」という確認強迫がある．強迫行為は，主として強迫観念に基づき，それを打ち消すために，何度も繰り返される常同行為である．確認強迫から，自分で鍵をしっかりかけ，火が消えているのもしっかり確認しておきながら，それをしていないのではないかという強迫観念がまた浮かび，どうしてももう一度家に戻って確かめないと気がすまなくなり，それを何回も繰り返し，結果，他の大事な予定に遅れたり，参加できなくなる．

[経過・予後]　症状が完全に治癒する場合としない場合がある．治癒しない場

合は通常は慢性の経過をたどり，増悪と軽快を繰り返す場合もあれば，悪化の経過をたどる場合もある。社会的・職業的機能は症状の重症度と関連する。

[治療] 薬物療法としては，抗うつ薬でもあるSSRIが使用されている。精神療法では，認知行動療法の1つである暴露反応妨害法や森田療法が行われている。

9.4.2 強迫性障害の症例

◆ 20歳代，女性

両親に精神科歴はなく，発達の問題も指摘されたことはなかった。大学卒業後，大手食品会社の商品開発部に就職した。それを機に実家から離れ，一人ぐらしとなった。もともときれい好きで，実家でも新しい自宅でも部屋はきれいにしていた。職場では真面目に責任感を持って頑張っていて，礼儀も正しく同僚や上司からもかわいがられていた。仕事が終わったあとに職場の人たちと食事をしたりすることも楽しくしていた。入社後半年ほどして，仕事には慣れてきたが，少しずつ仕事の量も増えてきて残業もすることが出てきた。会議ではじめて自分がプレゼンをすることになり，夜遅くまで，その資料を作成していた。その資料には社外秘の情報もあり，作成する際には，いつもにも増して，しっかり情報が洩れていないかを確認していた。本会議の前に，先輩に資料をチェックしてもらったところ，「頑張っているけど，まだ学生レベルだなあ」と冗談交じりに言われた。そのときに，しっかり指導も受けたが，本人としては，不安がよぎった。会議に向けて，資料作成をさらに遅い時間まで頑張るようになった。そのころから，もともと部屋の鍵をかけたかの確認をするほうだったが，回数が増え，出勤時自宅を出たのち，少し歩いたあと，気になってまた確認するようになった。決まってしっかり鍵はかかっていた。会議当日発表の際に，それほど重要でもない数値の間違いを指摘され，チームの上司が訂正した。会社の部長クラスも会議に参加していて，特に注意をされたわけではないが，本人は自信をなくし，意気消沈してしまった。翌日から仕事の際に，商品の開発実験の数値の確認の回数が増え始めた。確認して必ずあっているのだが，「自分でも数値があっていると思うのだけれど，大丈夫かなって不安で

表 9.4 強迫性障害の研究事例

モデル化する症状・病態	使用するモデル	掲載されている章
NMDA 受容体，AMPA 受容体機能の変化と強迫観念	生物物理学的モデル	10.3
モデルベース・モデルフリー強化学習のバランスと強迫性	強化学習モデル	12.5

確認しないと次に進めない」という。自分では 3 回確認と決めてやっていたが，3 回では収まらなくなり，10 回に増やしていた。実験の時間がずれ込んで，開発チームの先輩から注意されることが出はじめた。また自宅を出る際の鍵の確認の回数も増え，会社に遅刻するようになり，上司から注意されることもあった。その年度の 3 月に上司から「次からくる新人に，開発実験の説明や指導もするように」といわれ，「ちゃんと正確なことを言えるかな」と心配しはじめ，そのころから，自宅の鍵の戸締りの不安が増し，遅刻もほとんど毎日となり，時には自宅から出られなくなり，会社を休みがちになった。心配した上司が事情を訊いたところ，これら確認強迫を話し，精神科クリニックに受診することとなった。強迫性障害の診断にて，SSRI を処方された。仕事は一時休職となったが，3 カ月ほどで症状は軽快したため，現在は仕事量を減らして元の職場に復帰している。

9.4.3 強迫性障害の計算モデル研究事例

本書で扱う，強迫性障害の計算モデル研究事例は表 9.4 である。

9.5 心的外傷後ストレス障害の計算モデル研究

9.5.1 心的外傷後ストレス障害の概要

[疫学] 心的外傷後ストレス障害（posttraumatic stress disorder: PTSD）は脅威的な性質の体験やその目撃により発症するので，発症率は国や文化や時代によって変わる。有病率の多い職業は，警官・消防士・救急医療スタッフである。性差は女性のほうが多く，その要因の 1 つとしては，女性のほうが性的被害やその他の暴力にあう機会が男性よりも多いからと考えられてい

る。

[原因] 脅威的出来事の体験後にPTSDが発症しやすい，もしくは，しにくい遺伝子を調べることは重要であるが，はっきりした遺伝子はまだわかっていない。PTSD発症後の患者の生物学的研究からは，PTSD患者は健常者に比べ，海馬の容量の減少，前・後部帯状回や扁桃体の血流低下などが指摘されている。

[症状] 症状としては，大震災，辛い事故，虐待などの被害といった生命や安全を脅かされるような著しく脅威的な性質の体験やその目撃（心的外傷）の後の，①再体験症状，②回避・精神麻痺症状，③過覚醒症状の3群が主症状である。①再体験症状とは，外傷的出来事に関する不快で苦痛な記憶が突然襲ってくるフラッシュバックや悪夢として何度も見ることで，そのときに気持ちが動揺し，動悸や発汗といった生理的反応を伴う症状である。②回避・精神麻痺症状とは，体験を思い出させる物事や状況を回避し，興味や関心が乏しくなり，孤立感を感じ，自然な感情が麻痺したように感じられることである。③過覚醒症状とは，不眠，いらいら，過剰な警戒感，感覚の過敏さである。これらの症状が，外傷後数週から数ヵ月の潜伏期間を経て生じる。経過としては，回復例もあるが，一方で，多年にわたり慢性に経過し，持続的人格変化に移行する場合もある。

[経過・予後] 心的外傷に出くわした後なら，1歳以後のどの年齢でも発症しうる。心的外傷後，通常は3カ月以内に発症する。成人の約半数はPTSD発症後，3カ月以内に完全に回復するが，1年以上，場合によっては50年以上症状が持続する場合もある。

[治療] 薬物療法としては，三環系抗うつ薬やSSRIが使用されている。精神療法では，心理教育，リラクゼーション技法，暴露法などで構成されるトラウマ焦点化認知行動療法の効果が示唆されている。

9.5.2 心的外傷後ストレス障害の症例

◆ 30歳代，男性

　父は消防士，母は専業主婦で，長男として生まれた。親戚に精神疾患のある者はいなかった。幼少期に発達の問題を指摘されたことはなく，友人や対人関

係でも問題もなく，不登校もなかった。高校を卒業後，消防士になろうという想いから消防学校に入り，消防士となった。20歳代で結婚し子供も授かり，3人で暮らしていた。ある年の豪雨で土砂崩れがあり，人命救助のために出動が要請された。自身も川で溺れそうになりながらも救助活動を行った。心肺停止状態の男性に出くわし，蘇生処置を試みたが，救命できなかった。救助活動をしていたチームからも，被災者からも特に責められることはなく，むしろ頑張ってくれたと感謝されたが，本人は，これほど困難な災害現場ははじめてだったのと，救命できなかったことのショックから動揺していた。翌日から通常勤務に就き，何とか規則的に勤務していたが，1カ月ほどして，テレビのニュースで豪雨の報道があると，豪雨の中での蘇生処置の場面がありありと蘇り，激しい動悸，冷や汗，呼吸がしにくいというフラッシュバックをはじめとした再体験症状が出現し始めた。そのときは何とか我慢できていたが，職業柄，職場で豪雨や土砂崩れの話題は頻繁に出るので，辛くて仕方がなかった。夜も，豪雨当日の悪夢で起こされ，眠るのが怖くなり不眠が続いた。そのうち，勤務時には，ボーっとしていて勤務上のミスも多くなった。頭痛もあり，自宅でイライラしはじめ，子供好きであったのに，子供と遊ばなくなり，子供がうるさいと怒鳴るようになった。妻も職場の上司も心配して，本人に訊いてみると，不眠と頭痛を述べたので，内科を受診したが，身体上問題がなかった。しかし，診察時に，不眠の理由として悪夢の話が出たために，内科医師がPTSDかもしれない，フラッシュバックがあるか，と尋ねると，「職場では恥ずかしくて言えなかったが，実は毎日のようにあり辛くてしかたがない。死にたいぐらいだ」と述べたために，精神科を薦められ，精神科受診となった。診察では，PTSDの診断に加え，希死念慮を伴ううつ病の診断も受け，入院での治療を薦められた。本人もそれを望み入院加療となり，薬物療法としてSSRIが処方された。希死念慮や抑うつ気分は徐々に改善し，睡眠もとれるようになり，フラッシュバックの頻度も減少したので退院となった。退院後は，トラウマ焦点化認知行動療法を取り入れた治療をしたところ，半年ほどでフラッシュバックをはじめとした再体験症状がほぼ消失したため，復職に向けてリハビリ出勤を開始した。

表 9.5 心的外傷後ストレス障害の研究事例

モデル化する症状・病態	使用するモデル	掲載されている章
恐怖学習・消去機能と扁桃体，海馬，内側前頭前野間の関係	強化学習モデル	12.7

9.5.3 心的外傷後ストレス障害の計算モデル研究事例

本書で扱う，心的外傷後ストレス障害の計算モデル研究事例は表 9.5 である。

9.6 物質使用関連障害の計算モデル研究[28]

9.6.1 物質使用関連障害（精神刺激薬使用障害）の概要

[疫学] 厚生労働省によって発表された平成 29 年の国内における 15 歳以上の住民の覚醒剤（アンフェタミン型物質の 1 つのメタンフェタミン）の生涯経験率は 0.5% であった。参考に平成 19 年は 0.44% であった。ちなみに大麻に関しては，平成 19 年は 0.96%，平成 29 年は 1.4% であった。

[原因] 双極性障害，統合失調症，反社会性パーソナリティ障害，他の物質使用関連障害のある場合は，覚醒剤の使用率が増す。また，薬物依存の脳基盤は，すべては解明されていないが，代表的な依存性薬物は脳内の報酬系回路と呼ばれる，中脳辺縁系を中心とするドーパミン神経系から構成される神経回路を活性化して報酬効果を示すことが分かってきている。

[症状・経過] アンフェタミンを使用すると，急性中毒症状として，気分高揚感，多幸感，万能感を感じ，言動も多弁となる。また，交感神経刺激作用などにより，不眠，食欲減退，頻脈，血圧上昇，振戦が出現する。その後，薬効の消退するに従って，数日間，疲労，脱力，不快感，抑うつ気分といった反跳現象が生じる。薬物依存，すなわち，気分高揚感などを強迫的に求め，使用したいという欲望や実際の使用が持続的になった状態になると，経過としては，薬物への強い渇望以外には，意欲の減退した状態が持続する一

---

[28] ここでは，例として精神刺激薬であるアンフェタミン型物質をとりあげる。

第 9 章　計算論的精神医学の具体的研究事例　　187

方で，易怒的，情緒不安定になっていく。覚醒剤使用直後で薬効が現れている時期には，ギャンブルや性行為に対する熱中，詮索，強迫的常同行為がみられることがある。アンフェタミンを1日あたり数十 mg，数カ月静脈注射していると，統合失調症の病像に酷似した覚醒剤精神病となる。幻覚妄想状態が中心で，幻覚は幻聴が最も多く，幻視，幻触などもある。妄想は関係妄想，被害妄想，追跡妄想などが主で，特に周囲の人に監視，嘲笑，脅迫，迫害，殺傷されるといった被害妄想が多い。

［経過・予後］　覚醒剤使用中止により，精神症状が消失した後にも初回よりもはるかに少量，短期間の使用により精神病状態が再燃するようになる。さらには，薬物を使用しなくても，非特異的な感情的ストレス刺激によって精神病状態が再燃することがあり，この場合をフラッシュバックという。

［治療］　覚醒剤精神病の治療は，即時離脱を行い，精神病症状が激しいときには，統合失調症の陽性症状の治療と同様に抗精神病薬を使用する。覚醒剤依存の治療は，本人だけでなく，家族を含めた薬物乱用・依存がもたらす各種の害をテーマとした教育プログラム，集団精神療法を実施し，並行して，ダルクなどの自助的民間社会復帰施設と連携をとるかたちで進めていき，家庭・社会的環境の調整を行っていく。

9.6.2　物質使用関連障害の症例（覚醒剤依存症，覚醒剤精神病）

◆20 歳代，男性

精神疾患の遺伝負因はなし。同胞はいない。発達の遅れなどは指摘されたことはなかった。両親は幼いころに離婚し，母に育てられた。高校中退後，地方から上京して塗装業に従事していた。20 歳のときに，遊び仲間から勧められ，覚醒剤をはじめて使用した。使用時に気分高揚感とともに，「ほとんど寝なくても大丈夫」なほどの過覚醒状態が得られて，「つまんない生活がそのときだけは一変して，ずっと騒いでいられる」と，その状態が得たくてたまらなくなり，使用後数日間生じる脱力感や不快感などの反跳現象はあったが比較的軽かった。月 1 回程度で使用するようになった（覚醒剤依存症）。繰り返しているうちに，使用時に不安や緊張，「みなが自分を殺そうとする」という被害妄想が出現するようになったが，2, 3 日でなくなっていた。23 歳のときに，友人と

夕食をしていてアルコールを飲んでいたときに，興奮状態となり，店員に向かって「俺を殺すつもりだろ」と殴りかかったために，店員に警察通報された。警察官が店に来ると，「警察の服をきたやつらの手先だろ」などの被害妄想や，様子を見ていた他の客の話し声に反応して，「やっぱりお前もか！」などと言って警察官の制止を振り払って暴力を振るおうとした。その後も錯乱状態が続き，わけのわからない言動であったために精神疾患を疑われ，精神病院に連れて行かれ，措置入院となった。入院当初，病棟内で，夜もほとんど寝ず，大声で話しつづけたり，他の患者や看護師への警戒感からの威嚇もあったために，保護室に隔離となった。保護室の中でも，部屋の外の話し声や物音などに過敏に反応していた。抗精神病薬を内服していったところ，1週間ほどで被害妄想は認めなくなり，保護室から一般室の大部屋に転室した。他の患者への怒りっぽさや新人女性看護師へのからかいや横柄な態度が数日あったものの，その後は次第に，どちらかといえば物静かで礼儀正しく，おどおどし，20歳代の男性としては意欲低下した状態であった。覚醒剤の使用歴やこれまでの生活歴をしっかり話すことができ，覚醒剤使用に関しては「毎日つまらなくて，使っていた。（妄想などの）怖い体験は薬のせいだったかなと思う。全部自分の弱さだった。実家に帰ってやり直したい」と泣きながら話した。入院前の状態については，入院になったその日には覚醒剤は使用していなかったが，このころには，アルコールを飲んだりするだけで，被害妄想が出現するというフラッシュバック現象が繰り返し起こっていたとのことである。統合失調症のような対人接触を拒絶するような疎通性の悪さや現実的判断の歪みもなかった。診断は覚醒剤精神病とし，1カ月ほどで実家に退院となった。

9.6.3 物質使用関連障害（依存）の計算モデル研究事例

本書で扱う物質使用関連障害の計算モデル研究事例は表9.6である。

表 9.6 物質使用関連障害の研究事例

モデル化する症状・病態	使用するモデル	掲載されている章
薬物への依存形成プロセス	強化学習モデル	12.2

第10章 生物物理学的モデルを用いた計算論的精神医学研究

10.1 はじめに

生物物理学的モデルで精神障害のモデルを作成するときには，神経生理学や脳画像研究をはじめとした実験的研究の知見を利用し，それに対応するモデルの変数を変化させていく．いろいろな実験系の研究があるので，対応するモデルの変数も多種あるわけだが，大まかには，装備する受容体の種類，受容体のコンダクタンス（g）の値，受容体の衰退係数（τ）の値にわけられる（第2部第4章3節参照）．他の計算論的モデルと比べた生物物理学的モデルの研究は，脳神経系の受容体レベルでの操作と行動・症状を対応させるということになる．

この節では，これまでの生物物理学的モデル研究の中から，主として実験的研究との対応がわかりやすく，自分でこれから研究しようとする際に役立つような研究を，著者なりにいくつか取りあげて紹介する．

10.2 ニューロン群の持続的活動の解析研究

電気生理実験の結果の有用な可視化方法としてニューロン群（neural assemblyもしくはneural ensembleと英語では呼ばれる）のラスタグラム表示がある（4.3節の図4.9参照）．生物物理学的モデルの研究でも，初期からラスタグラムが使用され，受容体のコンダクタンスなどの変数の値やシミュレーションする

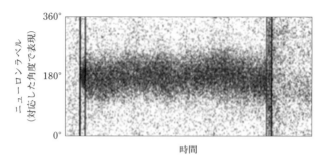

図 10.1 バンプの例（Compte et al., 2000）

実験系の刺激の仕方を変えて，ニューロン群の持続的活動（persistent activity）がどのように変化するかを描写，解析していった。代表的なものとしては，Brunel & Wang（2001），Durstewitz（Durstewitz, Seamans, & Sejnowski, 2000），Compte et al.（2000），田中昌司（Tanaka, 2002）がある。神経回路網に入力が与えられると，入力に対応したニューロン群が発火し，入力が終わった後も，その群は発火を維持することが知られている。この群は単峰性の山のような形状をしていることが多いので，バンプ（bump: 隆起という意味）といわれる。図 10.1 に Compte et al.（2000）にあるバンプの図を載せる。

　バンプもしくはニューロン群の持続的活動の解析が重要な理由は，様々な精神活動がニューロン群の持続的活動に，持続的活動の変質が精神障害の症状の病態に関係していると考えられているからである。特に，ワーキングメモリの保持機能とニューロン群の持続的活動の対応，統合失調症の患者の前頭前野のドーパミン濃度の減少とワーキングメモリの低下との対応という 2 つの重要な知見が Goldman-Rakic（Goldman-Rakic, Muly, & Williams, 2000）によりもたらされたのをうけ，前頭前野のワーキングメモリの生物物理学的モデルを精緻に構築していくという研究が，これまで多くなされている。田中昌司は，Goldman-Rakic のもとで生物物理学的モデルの研究をした一人で数多くの研究結果を出しているが，2002 年の論文（Tanaka, 2002）で，ドーパミン濃度の変化により，複数の刺激を継時的もしくは同時に 3 つ入力したときのニューロン群の持続的活動の変化を見事に示した（図 10.2）。この論文では，ドーパミンは，NMDA 受容体と AMPA 受容体のコンダクタンスのバランス

第 10 章 生物物理学的モデルを用いた計算論的精神医学研究　　　191

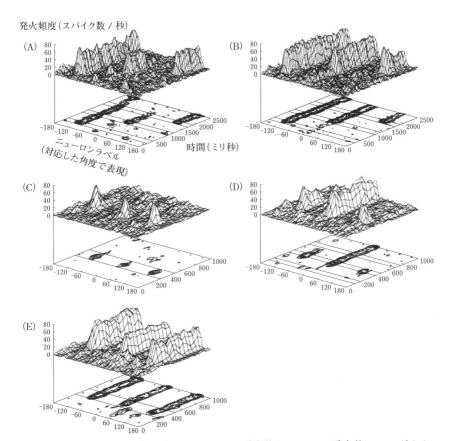

図 10.2 ドーパミン濃度を介した NMDA 受容体と AMPA 受容体のコンダクタンス値の比（N/A 比）とワーキングメモリの変化のシミュレーション（Tanaka, 2002）

3 次元でバンプを表している．縦軸はバンプの発火率を示している．最上段の 2 つの図は，3 つの刺激を継時的に入力しているが，(A) は N/A 比が低く，1 番目と 3 番目の刺激しかワーキングメモリが保持されていない．(B) は N/A 比を大きくしたことにより 3 つ全ての刺激のワーキングメモリが保持されている．中段と下段は 3 つの刺激を同時に入力している．(C)，(D)，(E) と N/A 比を大きくするに従い，保持されるワーキングメモリの数が増えている．

を変化させるので，2 つの受容体のコンダクタンス値の比の変化によりどのようにニューロン群の持続的活動が変化するかが描出され，そのメカニズムが解析されている．

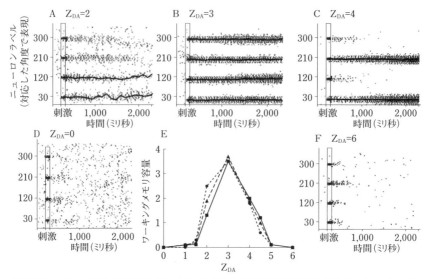

図 10.3　ドーパミンの濃度とワーキングメモリの容量と質の変化のシミュレーション（Okimura et al., 2015）

Z_{DA} は，前頭前野のドーパミン濃度を表す．図（E）に Z_{DA} とワーキングメモリの容量の関係を示す．$Z_{DA} = 3$ のときにワーキングメモリの容量が最大になり，Goldman-Rakic が提唱したドーパミンの濃度とワーキングメモリの機能の逆 U 字型（inverted-U）の関係がシミュレーションされた．統合失調症では前頭前野でのドーパミン濃度が低いこととワーキングメモリの低下がいわれている．図では（B）の $Z_{DA} = 2$ に相当する．ラスタグラムでは，ワーキングメモリが 4 つのうち，2 つしか保持されていない．一方で図（D）の $Z_{DA} = 4$ でもワーキングメモリが 2 つしか保持されていない．容量に関しては $Z_{DA} = 2$ と 4 では区別がつかない．しかしラスタグラムの時系列をみると，統合失調症モデルの $Z_{DA} = 2$ のときには，ラスタグラムが揺らいでいて，保持されている内容が予測できないように変化しているのがわかる．一方 $Z_{DA} = 4$ では保持されている内容は変化しない．このことは，ワーキングメモリとして保持されている内容の質という点に関して，$Z_{DA} = 2$ と 4 では区別がつくことを示している．すなわち，この研究は，ワーキングメモリが低下する精神障害はいくつかあるが，統合失調症でのワーキングメモリの低下の仕方，疾患特徴性を示唆したことになる．

Okimura らは田中のモデルと研究をもとに，統合失調症におけるワーキングメモリの低下の疾患特徴性や薬物療法に関する理論的示唆をした（Okimura et al., 2015）．図 10.3 にその結果と詳細を載せる．Goldman-Rakic が提唱したドーパミンの濃度とワーキングメモリの機能の逆 U 字型（inverted-U）の関係をワーキングメモリにおける記憶保持項目数として，ドーパミンの濃度の低下時と増大時でのワーキングメモリの保持の低下の質の違いを保持している

第 10 章　生物物理学的モデルを用いた計算論的精神医学研究　　193

項目の精度の違いとしてシミュレーションした。

　次に，ニューロン群の持続的活動のラスタグラム表示とメカニズムの解析による S.Vattikuti & C.C.Chow（Vattikuti & Chow, 2010）の，自閉スペクトラム症（以下，ASD）に対する研究を紹介する。彼らは，ラスタグラム表示をうまく使用して，ASD の神経生理的知見と臨床的特徴をつなげる機序を，シナプスを介する興奮性伝達と抑制性伝達のバランスのゆらぎ（シナプスインバランス）の生物物理学的モデルを使って説明をした。

　彼らが使用した神経生理的知見としては，ASD では，大脳皮質における GABA 受容体のサブユニットの減少，シナプス伝達にかかわるタンパク質の変質，数十個の神経細胞で構成されるミニ円柱構造の隙間の減少が認められている。これらは，興奮性優位のシナプスバランス異常をもたらすと考えられる。一方 ASD には，対人相互関係，コミュニケーション障害，こだわり，感覚の過敏・鈍感さといった臨床的な中核障害があるが，最近の研究では，ASD では，サッカードとよばれる急速眼球運動において，眼球の動きが小さくなる測定過小（hypometria），あるいは眼球の動きの大きさがばらついてしまうジスメトリア（dysmetria）などの異常が指摘されている。サッカードは，中枢神経系によって精密に制御された基本的な認知機能なので，脳機能と認知機能の対応の評価には有用であるために，論文の著者らは ASD におけるサッカードの異常を取り上げている。

　この論文でのサッカード課題は，画面の真ん中の固視点（fixation target）を凝視した後，別の位置に表示されるサッカード点（saccade target）をすぐに見るという課題である。課題は持続表示条件（constant cue task）と瞬時表示条件（transient cue task）の 2 つ用意され（図 10.4），持続表示条件では，固視点が消えて時間間隔なくサッカード点が表示される。瞬時表示条件では，固視点が消えて，0.5 秒から 6.5 秒間の時間間隔をおいてからサッカード点が表示される。

　サッカード課題をしている被験者の生物物理学的モデルは，第 2 部（4.3.1）で説明した Brunel と Wang のモデルと同じモデルである。細胞膜電位の変化の式は，

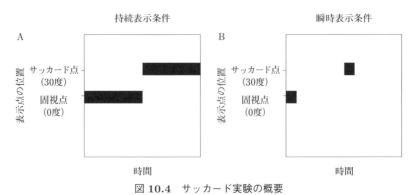

図 10.4 サッカード実験の概要

横軸は時間。縦軸は固視点 (0 度の位置) やサッカード点 (30 度) が表示される位置を表している。2 つの実験条件があり，左は持続表示条件で，固視点とサッカード点がある程度長く表示され，2 つの点の表示の間に時間間隔はない。右は瞬時表示条件で，2 つの点が瞬間的に表示され，両者の表示の間に 0.5 から 6.5 秒の時間間隔がある。

$$\frac{dV_i}{dt} = \frac{1}{C_E} * (-I_{NMDA,i} - I_{GABA,i} - I_{leak,i})$$

$$I_{leak,i} = g_{leak} * (V_i - E_{leak})$$

とあり，興奮性のシナプスの受容体として NMDA 受容体，抑制性のシナプスの受容体として，GABA 受容体を取り入れている (AMPA 受容体は取り入れていない)。積分発火モデルで表された 800 個の興奮性ニューロン (以下 E ニューロン) と 200 個の抑制性ニューロン (以下 I ニューロン) は各々リング状につなげられ (図 10.5)，E ニューロン間，I ニューロン間，E ニューロンと I ニューロン間全てで双方向に連結されている。E ニューロンと I ニューロンの比が 4 対 1 になっているのは，大脳皮質における比率を模している。各 E ニューロンは，サッカード課題での表示される点の角度に対応するような設定をしている。つまり，ある角度に対応している E ニューロンに，点が表示されている間だけ電流を加える。ニューロン間の結合荷重の大きさは，対応する角度の差に応じて調節されている。角度の差が大きいほど，結合荷重は小さく設定されている。

このようなモデルを構築してサッカード課題をシミュレーションするのだ

第 10 章　生物物理学的モデルを用いた計算論的精神医学研究　　195

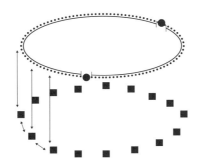

図 10.5　この研究で使用された神経回路の模式図
　丸い点（●）は E ニューロン，四角（■）は I ニューロンを表している。各ニューロンは，サッカード実験での表示点の角度に対応している。

が，サッカード点に対応する E ニューロンに電流を入力し，E ニューロン群にバンプを生じさせ，バンプの動きの変化をサッカードと対応させてその異常を評価していく。モデルにおける視線の実際の方向は，視線計測時に最も発火していた E ニューロンの方向としている。測定過小は，サッカード点と実際の視線の角度の差をサッカード点の角度で割った値とし，正確にサッカード点の位置に視線が行けば測定過小 = 0，サッカードが全く起こらなかったら測定過小 = 1 となる。ジスメトリアは，E ニューロン群のバンプの幅，すなわち，持続的活動をしている E ニューロンの数を E ニューロンの全ての数で割った値とし，バンプの幅が大きいほどジスメトリア値は大きくなる。バンプの幅はモデルの変数の値や実験条件によって変化するが，幅が大きいときは，バンプはまっすぐに進まず揺れ動くことが多い。すなわち持続活動している E ニューロン群が変化しやすく，このことは，対応する視線の方向が揺れ動くと解釈される。

　シミュレーションの結果であるが，まず GABA 受容体の減少による興奮性優位のシナプスインバランスとサッカード異常の関係をみるために，g_{GABA}（GABA 受容体のコンダクタンス）を小さくしてみると，持続表示条件と瞬時表示条件の両方の課題で測定過小値とジスメトリア値が有意に大きくなった（表 10.1）。

　特に，瞬時表示条件の方で，g_{GABA} の影響が大きかった。τ_{GABA}（GABA

表 10.1　GABA 受容体のコンダクタンス値と測定過小とジスメトリアの関係

	g_{GABA}（%）	測定過小	ジスメトリア
持続表示条件	40	.44	.52
	50	.39	.48
	60	.34	.45
	70	.31	.43
	80	.27	.41
	90	.24	.39
	100	.23	.37
瞬時表示条件	40	.83	.48
	50	.74	.40
	60	.66	.35
	70	.61	.32
	80	.57	.29
	90	.55	.27
	100	.54	.25

GABA 受容体のコンダクタンス値を小さくすると，持続表示条件と瞬時表示条件の両方の課題で測定過小値とジスメトリア値が，有意に大きくなった．

受容体でのシナプスの衰退係数）の変化によるサッカード異常は，g_{GABA} による異常とほとんど同じであった．一方，比較のために g_{NMDA} による影響，すなわち g_{NMDA} を増加するシミュレーションをしてみると，g_{GABA}, τ_{GABA} の変化よりもサッカードの異常を起こしやすかった．すなわち，同じ興奮性優位のシナプスインバランスといっても，このインバランスを起こす要因によって，サッカード異常の程度が変わることがシミュレーションで理論的に示された．このことは薬物治療に関して，ASD の病態に GABA 受容体の機能不全が関係しているのならば NMDA 受容体の機能をごくわずか下げるような薬物にて病状が改善する可能性を示唆してもいる．

次に，ASD の患者でのミニ円柱構造の隙間の減少とサッカード異常の関係を調べるシミュレーションをしたところ，ミニ円柱構造の隙間の減少により，測定過小は増加したが，ジスメトリアへの影響は認めなかった．このことは，ASD においてシナプスインバランスとミニ円柱構造の隙間の減少という 2 つの病態が独立にあると仮定したとき，ある ASD 患者は，どちらの病態が優位なのかを鑑別するポイントとして，測定過小とジスメトリアの出現の仕方が

有用であるということが理論的に示されたことになる．たとえば，ジスメトリアを伴わない測定過小の場合は，ミニ円柱構造の隙間の減少が病態として優位で，測定過小とジスメトリアの両方がある場合は，興奮性のシナプスインバランスが病態として優位なのかもしれない．最後に，サッカード異常の特徴が実験条件によりどのように変化するかを調べるために，瞬時表示条件での固視点とサッカード点の間隔とサッカード異常の関係をみてみると，測定過小の値は間隔延長で増加したが，ジスメトリアの値は変化しなかった．このことは，ASD 患者のサッカード異常の実験知見が一致していない場合，サッカード課題の実験デザインやどのサッカード異常を測定するかを検討することの重要性をシミュレーションによって理論的に示したことになる．たとえば，実験条件に関しては，瞬時表示条件は，持続表示条件よりも鋭敏な課題であるのでサッカード異常が出やすいこと，また，瞬時表示条件で，固視点とサッカード点の表示間隔を短くすると測定過小は検出されにくくなるが，ジスメトリアの検出には影響はないことなどが予測される．

10.3 Rolls らのアトラクターネットワークモデルによる研究

Rolls らはアトラクターネットワークモデル[29]を使用して，アトラクターの

---

29) アトラクターとは，1950 年代に，数学や力学系において提出された概念である．力学系の状態とその時間的推移は微分方程式で表現されるのだが，ある力学系では，時間的に状態が変化しない平衡状態や状態変化が周期的であるリミットサイクルとなることがある．両者のような力学系の状態は時間的に安定している．アトラクターとは，このような安定状態の中でも，「初期状態がその近傍にあったとき，時間の経過につれて，そこに引き寄せられるような安定状態」を指す．不動点や同じ軌道をグルグル回る状態へと「引き寄せる attract」といったイメージである．
　いくつかの層をもつニューラルネットワークにおいて，後層からの出力が前層に対してフィードバック機能をもつネットワークをリカレントニューラルネットワーク（RNN）と呼ぶ．RNN は時系列情報や文脈依存の情報といった連鎖入力情報の処理と未来の入力の予測を可能にする．RNN の内部状態や出力の時間的推移，すなわち軌道がアトラクターをもつように，ネットワークを工夫することもできる．このように工夫されたネットワークはアトラクターネットワーク（attractor network）と呼ばれる．それに対してフィードフォワードネットワークは，アトラクターのパターンを作成することができない．

変化の仕方で精神障害の病態を捉えようとしている。彼らの手法は有用かつわかりやすい表現であり，様々な精神障害に適用が可能である。ここでは，強迫性障害のモデル研究（Rolls, Loh, & Deco, 2008）と統合失調症のモデル研究（Loh, Rolls, & Deco, 2007）を紹介する。彼らは，各ニューロンの細胞膜電位の変化の式は，4.3節で紹介したBrunelとWangのモデルを使用し，受容体としてはAMPA, NMDA, $GABA_A$受容体を装備させた。各ニューロンの結合の仕方，すなわちニューラルネットワークとして，アトラクターネットワークモデルを使用した。そして，このモデルに対して，受容体のコンダクタンスの変化の仕方を変えただけで，2つの精神障害の病態を説明した。

まず彼らの強迫性障害についてのモデル研究を紹介する。強迫性障害には，ある考え（表象）が何度も浮かび，それを頭から消そうとしても消せないという強迫観念という主症状がある。この症状はモデル研究では，アトラクターネットワークにおける過安定性（overstability），ネットワークのエネルギー[30]では，その極小値が深くなる（図10.6）と捉えることができる。強迫性障害の実験的研究で示されているグルタミン酸系の機能増加やグルタミン酸の放出を減少させる薬物による治療効果の可能性といった知見をモデルの変数の変化として使用することで，この過安定性をシミュレーションし，そのメカニズムを解析した。

この研究でのアトラクターネットワークはプール（pool）と呼ばれる4つの部分から構成され相互結合されている。表象が保持されるプールはS1とS2の2つからなり，各々40個の興奮性ニューロンから構成されている。2つの表象のプールを用意することで，表象の浮かびやすさ，表象間の移動のしやすさなどをシミュレーションすることができる。320個の興奮性ニューロンからなるNSと100個の抑制性介在ニューロンからなるIHは，S1とS2がアトラ

---

[30] アトラクターネットワークは，ネットワークのニューロンの一部が相互に結合しているので，相互結合ネットワークの特殊な形として扱える。物理学者のホップフィールドは，1982年に相互結合ネットワークに対してエネルギーを定義した。そして組合せ最適化の代表的問題である巡回セールスマン問題を，ネットワークのエネルギーの極小値を求めていく問題として扱い，ニューラルネットワークが最適化問題の近似解法に使えることを示した。アトラクターネットワークのアトラクターは，ネットワークのエネルギーの極小値と対応している。

第 10 章　生物物理学的モデルを用いた計算論的精神医学研究　　199

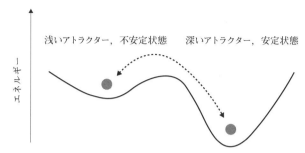

図 10.6　アトラクターネットワークの安定性とネットワークのエネルギーの模式図（Rolls, Loh, & Deco, 2008）
左側はネットワークが不安定状態であり，アトラクターは浅く，エネルギーは高くなっている。それに比べ，右側はネットワークは安定した状態であり，アトラクターは深く，エネルギーは低い。

クター特性を持つようにするためとアトラクターネットワークが大脳皮質で観察されている自発的発火をもたらすために装備されている。外部入力のために 800 個の興奮性ニューロンが用意されていて，アトラクターネットワークに AMPA 受容体を介して外部入力を与える。この外部入力は，通常はアトラクターネットワークの自発的発火を支えるような入力をし，S1 や S2 に表象を与える実験では，これらのプールに選択的な入力をする（図 10.7A）。

シミュレーションの実験条件は，(1) 何も外部入力を入れない条件でのシミュレーション：自発発火（spontaneous）条件，(2) S1 に刺激を入れて，S1 の活動がどのように維持されるかを検討するシミュレーション：維持観測（persistent）条件，(3) S1 に刺激を入れた後に，妨害因子として S2 に刺激を入れて，S1 の維持がどの程度の安定性を持っているかを検討するシミュレーション：干渉（distractor）条件，の 3 つが用意された（図 10.7B）。

強迫性障害のシミュレーションの結果を示す前に，このアトラクターネットワークでの表象の安定性について示す（図 10.8）。S1 に表象が維持されていないときは，S1 のニューロンの平均発火頻度は 3 Hz 程度，表象が維持されているときは 30 Hz の高頻度発火（sustained activity）となっている。上図は S1 が安定のとき，下図は不安定のときである。上図では，自発発火条件，維持観測条件の両方で発火が安定している。一方，下図では発火が変動し，自発発火条件では途中から発火頻度が勝手に上がり，表象を維持しはじめ，維持観

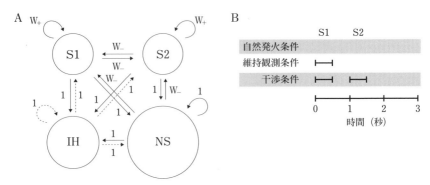

図 10.7 シミュレーションで使用されたアトラクターネットワーク（左）と実験条件（右）（Rolls, Loh, & Deco, 2008）

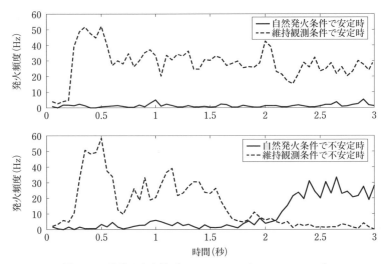

図 10.8 表象の安定性（Rolls, Loh, & Deco, 2008）

横軸は時間，縦軸はプール S1 の平均発火率を表している。上図はネットワークが安定しているとき，下図はネットワークが不安定なとき。

測条件では，1.5 秒ほどから表象を維持できなくなってしまっている。図 10.6 のエネルギーの図で考えると，S1 のネットワークが不安定なときというのは，極小値が浅くなっているということで表される。このようにネットワークの安定性をみやすく描写できる点が，Rolls らのシミュレーションの利点である。

Rolls らは，強迫性障害の実験的研究でいわれているグルタミン酸系の機能増加の知見を利用したのであるが，この知見を NMDA 受容体のコンダクタンスと AMPA 受容体のコンダクタンスの増加としてシミュレーションしたところ，自発発火条件で，NMDA 受容体のコンダクタンス増加により，表象が維持されている高頻度発火のアトラクターになりやすくなった（図 10.9）。これは，図 10.6 では，表象が維持されていないアトラクターのエネルギーの極小値が浅くなり，表象維持のアトラクターに落ちやすくなったと表現される。次に，NMDA 受容体の機能の増加による S1 の表象維持の安定性がどの程度なのかを検証するために，S1 が高頻度発火のアトラクターにあるときに，S2 に刺激入力を入れる干渉条件のシミュレーションをした（図 10.7）。NMDA 受容体の機能を増加すると，S2 の刺激頻度を大きくしないと，S1 の表象維持から S2 の表象維持に移動させることができなかった。これは，図 10.6 では，表象維持のアトラクターが深くなったと表現される。これら 2 つの実験から，NMDA 受容体の機能の増加により，S1 の表象維持が勝手に生じやすく，一度生じた表象維持は，ほかの刺激入力で消去や移動ができにくくなることがシミュレーションされた。強迫神経症の症状と関連付けると，いったんある強迫観念が起きると，他の刺激による消去や他のことを考えようとする消去がとても難しいということに対応する。

グルタミン酸の放出を減少させる薬物による治療効果のシミュレーションとして，強迫性障害のモデルである NMDA 受容体のコンダクタンス増加に加えて，GABA 受容体のコンダクタンスを増加した。自発発火条件，維持観測条件で，NMDA 受容体のコンダクタンスが増加しないときと同じ状態に戻った（図 10.9）。干渉条件では，S2 の刺激入力による S1 から S2 への移動のしやすさは正常化し，NMDA 受容体の機能の増加による過安定性は正常化した（図 10.10）。すなわち，GABA 受容体の機能を増加する薬物は，強迫観念の出現頻度を減らしたり，強迫観念が出現しているのを消去させることができるということがシミュレーションで示された。これは臨床において GABA 受容体の機能を高めるベンゾジアゼピンが一時的ではあるが，強迫観念を生じにくくさせることの 1 つの説明になる。

次に Rolls らの統合失調症についてのモデル研究（Loh, Rolls, & Deco, 2007）

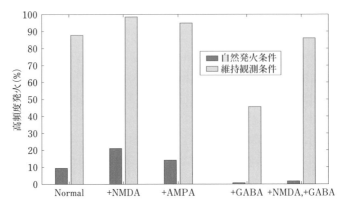

図 10.9 強迫性障害のシミュレーション結果，その 1（Rolls, Loh, & Deco, 2008）

実験的研究でいわれているグルタミン酸系の機能増加（+NMDA，+AMPA）をしたところ，表象が維持されている高頻度発火の比率が高くなっている。NMDA 受容体とGABA 受容体の両方の機能を増加（+NMDA，+GABA）すると自発発火条件では高頻度発火をしにくくなり，維持観測条件では，正常状態の比率と同じになっている。

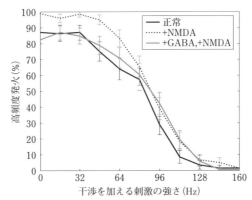

図 10.10 強迫性障害のシミュレーション結果，その 2（Rolls, Loh, & Deco, 2008）

干渉条件のシミュレーションで，横軸は S2 に加える刺激の強さ（Hz）を示している。縦軸は S1 が維持されている高頻度発火の比率を示している。NMDA 機能増加（+NMDA）により干渉しにくくなっているが，さらに GABA 受容体機能を増加（+GABA，+NMDA）すると正常の状態に戻っている。

第 10 章　生物物理学的モデルを用いた計算論的精神医学研究

を紹介する．統合失調症は多彩な症状を持つが，それらを3つのタイプにわけることが病態や治療において有用である．3つのタイプとは，(1) 幻聴や妄想といった陽性症状，(2) 意欲欠如，感情鈍麻，社会的引きこもりといった陰性症状，(3) 遂行機能，ワーキングメモリの低下といった認知機能障害である．Rolls らは，脳画像や神経生理学の実験的研究の知見を参照して，(1) 陽性症状は，側頭葉における神経回路のアトラクターの不安定性，(2) 陰性症状は，前頭眼窩野といった感情と関連した脳領域のニューロンの発火の低下，(3) 認知機能障害は，その中核障害はワーキングメモリの低下とし，前頭前野での表象の持続的保持のアトラクターの不安定性であるというアトラクターネットワークとしての仮説を提唱した．その際，各ニューロンモデルの変化としては，実験的研究でいわれている統合失調症の NMDA 受容体，GABA 受容体の機能の低下を使用して，シミュレーションし，理論的示唆をした．

　上述したように，使用したアトラクターネットワークも実験条件も強迫性障害のときと同じである（図 10.7）．統合失調症モデルの認知機能障害のシミュレーションとして，まず，NMDA 受容体のコンダクタンスを低下させたところ，S1 の持続条件のアトラクターが著明に不安定になり，エネルギーの極小値が浅くなり，自発発火条件でのネットワークのアトラクターの安定性は増した（図 10.11 の左のヒストグラム）．次に，陽性症状のシミュレーションとして NMDA 受容体のコンダクタンスの低下に加えて，GABA 受容体のコンダクタンスを低下させたところ，自発発火条件，持続観測条件の両方のネットワークのアトラクターの安定性が低下した（図 10.11 の右のヒストグラム）．このことは，S1 が何の刺激入力がなくても勝手に表象を維持し始めたり，入力した表象を維持していたと思っていたら，勝手に表象が消えたりという状態を表している．陽性症状のネットワークの状態をよりダイレクトに描出するために，NMDA 受容体と GABA 受容体のコンダクタンスを低下させて，自発発火条件で，S1 と S2 の発火頻度を観察してみたところ，図 10.12 のように，S1 から S2 に突然表象が移動したり，両方とも表象をもたなかったりとノイジーな状態となっている．このことは，S1 のエネルギーの極小値が，表象を維持しているとき，していないときの両方の状態で浅いことによる．

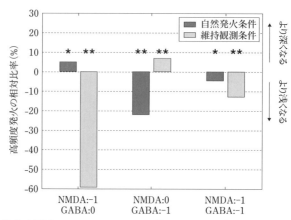

図 10.11 統合失調症のシミュレーション結果，その 1（Loh, Rolls, & Deco, 2007）

実験的研究でいわれている NMDA 受容体の機能減少（NMDA:−1），NMDA 受容体と GABA 受容体の両方の機能減少（NMDA:−1，GABA:−1）の結果を示している。図中の**は正常モデルと比較したときに $p < 0.01$ の有意差，（*）は $p < 0.02$ の有意差があったことを示す。

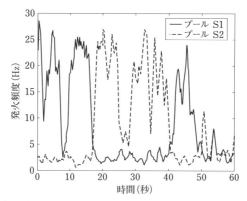

図 10.12 統合失調症のシミュレーション結果，その 2（Loh, Rolls, & Deco, 2007）

縦軸は，S1，S2 のプールの発火頻度（Hz）。NMDA 受容体と GABA 受容体のコンダクタンスが低下すると，S1 から S2 に突然表象が移動したり，両方とも表象をもたなかったりとノイジーな状態となっている。

第 10 章　生物物理学的モデルを用いた計算論的精神医学研究　　205

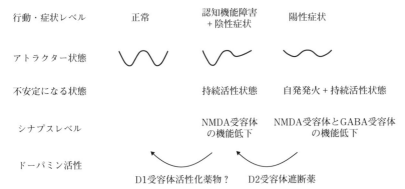

図 10.13　Rolls らによる生物物理学的モデルからの統合失調症の病態と治療に関しての理論的示唆

　これらのシミュレーションの結果をもとに，実験的研究の知見から NMDA と GABA 受容体の機能とドーパミンの関連づけをして，統合失調症の病態と治療に関しての理論的示唆をまとめた（図 10.13）．以下説明すると，まず認知機能障害は，NMDA 受容体の機能低下に由来するとしたが，その中核であるワーキングメモリの機能低下はドーパミン D1 受容体の機能不全と関係し，D1 受容体を活性化すると NMDA 受容体の機能が改善することが知られているので，統合失調症の認知機能障害は，D1 受容体を活性化する薬物（D1 アゴニスト）にて改善するかもしれないとした．次に陽性症状は，今回のモデル研究から NMDA 受容体と GABA 受容体の機能低下に由来するとし，また D2 受容体の機能を低下させる薬物（D2 ドーパミン受容体遮断薬）は，陽性症状には効果あるが，陰性症状や認知機能障害には効果がなく，D2 ドーパミン受容体遮断薬による陽性症状の改善後，陰性症状や認知機能障害が多かれ少なかれ残存するということは臨床上の知見がある．これらと認知機能障害の NMDA 受容体の機能低下仮説を合わせて考察すると，D2 ドーパミン受容体遮断薬の治療効果は，何らかの形での GABA 受容体の機能を高めた結果によるのかもしれないとし，実際にそのような実験的研究の知見も見いだされていると述べている．

10.4 脳のラージスケールシステムのモデル研究

ここまでで紹介した研究は，局所的脳領域内の回路機能の分析であったが，精神障害の病態は，脳全体の多数の領域の相互作用も関連していると考えられる。いわゆるラージスケール (large-scale) の脳システムのモデル研究もこれまで行われている (Anticevic et al., 2012; Ramirez-Mahaluf et al., 2015; Tanaka, 2006)。

ここでは，Anticevic ら (Anticevic et al., 2012) の研究を紹介する。彼らは，統合失調症の病態のモデル研究として，脳全体の多数の領域と認知機能の対応，特に，デフォルトモードネットワークと課題関連の脳活性化領域の負の相関に注目して研究した。研究デザインは，統合失調症という精神障害を，分子レベルの病態（NMDA 受容体の機能変化），脳神経回路の病態（fMRI），行動所見（ワーキングメモリ実験）から実験的研究をし，それらの結果を生物物理学的モデルにてつなぎ，その機序を検討している。このことだけでも貴重な研究であるが，この研究で使用された fMRI のモデル近似は，実際の脳画像法の原理をうまく近似し，今後の脳画像研究とモデル研究との対応において重要なアイデアを我々に与えてくれたと考えられる[31]。

---

31) fMRI 測定法に，BOLD (Blood Oxygenation Level Dependent) 法がある。ある部位の神経活動の亢進は，局所脳血流量の増加をもたらし，その部位に，酸素を持った酸化ヘモグロビンだけを含んだ血液がより多く供給され，磁気共鳴信号（MR 信号）が増加する。これを BOLD 効果といい，この MR 信号のことを BOLD 信号という。したがって，fMRI では BOLD 信号，すなわち血流変化を測定して，神経活動の亢進を推定していることになる。神経活動が BOLD 信号として反映されるまでには，神経活動が生じた時点から信号の最大値まで 4〜6 秒かかり，10 秒前後でいったん基線に戻った後さらにゆっくりした信号低下が続き，完全に基線に戻るまでには 30 秒程度かかるという非常にゆっくりしたものになることがわかっている。fMRI でよく使用される解析ソフトウェアの SPM では，この神経活動から BOLD 信号までの応答を，最初の陽性成分と後半のゆっくりした陰性成分に分離することで，2 つのガンマ関数の線形和として近似し，標準血流動態関数（canonical hemodynamic response function: canonical HRF）として用いている。

この論文では，fMRI の BOLD 信号の計算は，まずネットワークのシナプス活性から局所電位（local field potential: LFP）を計算する。LFP は，モジュール内の全ての錐体細

行動実験としては，19人の被験者に，まず食塩水（コントロール）を投与してワーキングメモリ課題を施行し，次に同じ被験者群に統合失調症の病態の1つとして考えられているNMDA受容体の機能低下を生じさせるケタミンを投与してワーキングメモリ課題を施行した。その結果ケタミンの投与にてワーキングメモリの成績は有意に低下した。また，ワーキングメモリ課題中にfMRIの施行をした。その結果は，まず，食塩水投与条件では，これまで報告されているワーキングメモリ課題中に活性化する認知関連脳領域やデフォルトモードネットワークの課題による非活性化部位と重なることが認められたことから，今回の課題の有効性が確認された。ケタミン投与により，ワーキングメモリ課題中の記銘と保持のときに変化する脳領域のいくつかが影響をうけた。想起（probe）のときには影響は認めなかった。

影響を受けた脳領域の中から，認知関連脳領域として背外側前頭前野（Brodmann area, BA 46）とデフォルトモードネットワークの一部として楔前部（BA 31）を選んで，その脳領域の関連を生物物理学的モデルにて病態解析をした。使用した生物物理学的モデルのニューロンモデルは，第2部第4章3節で説明したBrunelとWangのモデルと同じである。ニューロンのネットワークは，2つの部分（モジュール）をもち，背外側前頭前野（認知関連モジュール）と楔前部（デフォルトモードネットワークモジュール）に対応させ，相互結合させている。そして，ケタミンのNMDA受容体のアンタゴニスト作用としてNMDA受容体のコンダクタンスの値を低下させることで，どのようにBOLD信号とワーキングメモリが変化していくかをシミュレーションした。

ケタミンの影響は，興奮性ニューロン上のNMDA受容体よりも抑制性介在ニューロン上にあるNMDA受容体に対して優先的に生じることがわかっている。この知見を利用して抑制性介在ニューロン上にあるNMDA受容体のコンダクタンスを有意に減少させていくと，認知関連モジュールでのBOLD信号の活性化減少とデフォルトモードネットワークモジュールでのBOLD信号の抑制欠如がシミュレートされた。この機序としては，抑制性介在ニューロン上

胞のAMPA受容体，NMDA受容体，GABA受容体の電流，外部電流の平均値としている。そして，LFPをHRFというガンマ関数で畳み込み積分してBOLD信号に変換している。

にある NMDA 受容体のコンダクタンスの減少は，抑制の低下，すなわち脱抑制を引き起こすので，(1) モジュール間の長い抑制性の結合が弱められ，認知関連モジュールがデフォルトモードネットワークモジュールの活動を抑えることができなくなること，(2) モジュール内で脱抑制による過活動が生じ，他のモジュールからくる長い抑制性入力では抑制されなくなってしまうことが考えられる。そこで，モジュール内とモジュール間で，どちらの脱抑制の影響が大きいのかを調べるために，モジュール内だけの抑制性の減少，モジュール間だけの長い抑制性の減少，両方の抑制性の減少という3つのシミュレーションをしたところ，モジュール内だけの抑制性の減少がネットワーク全体の機能の障害に対して主要な役割をしていることがわかった。すなわち，認知課題遂行中では，局所的な神経回路の状態が脳全体の状態に大きな影響を与えていることがわかった。この研究はモデル研究の利点をよく示していて，精神障害の病態として NMDA 受容体の機能低下などとよくいわれるが，機能低下の仕方が局所とロングレンジで同じなのか違うのかによって，両者で病態が大きく変わるかもしれない。このような仮説の検証はモデル研究がしやすいところと考える。そして治療においても，全体を変化させる治療がいいのか，局所の方がいいのかなどの理論的示唆がシミュレーションという形で実験できる強みがモデル研究にはあると考える。

第11章 ニューラルネットワークモデルを用いた計算論的精神医学研究

11.1 はじめに

　ニューラルネットワークがモデル化するのは，ニューロン集団の発火頻度とその相互作用であり，脳領域間の相互作用と認知・行動の関係など，マクロなレベルで生物学的な神経回路のメカニズムを模倣すると考えられる（第3章，第5章参照）。精神疾患研究にニューラルネットワークを用いる場合にも，いくつかの脳領域間の相互作用や神経システム全体の挙動をモデル化することで，疾患の病態の本質を理解しようとすることになる。

　現状のニューラルネットワークを用いた研究の多くは，単独の研究として提供できる説明は抽象的なレベルにとどまるが，検証されるべき新たな仮説を提供するという形で神経科学・精神医学の基礎研究に貢献してきた歴史がある。ニューラルネットワークは，異なるレベルの抽象度の理論を橋渡しする説明を提供することを得意としており，今後は，生物物理学的モデル，強化学習モデル，ベイズ推論モデルなどのモデルと組み合わせることで，精神疾患における分子生物学的レベルから行動・症状レベルまでを橋渡しする理解に貢献することが期待される。以下では，ニューラルネットワークを用いた精神疾患の研究の中から，理論的仮説が明確で，一連の研究として展開されている物を中心に紹介する。

11.2 ニューロン新生とうつ病

ストレスがうつ病と関連することは，一般によく知られているが，動物実験によると，ストレスが海馬のニューロン新生を減弱させることが知られている。さらに，動物の飼育環境の感覚・社会的刺激を増す環境エンリッチメント，脳への電気けいれん刺激，身体運動，選択的セロトニン再取り込み阻害剤（SSRI）など，うつ病との関連が示唆される様々な生物学的介入が，ニューロン新生を改善することが知られている（Becker & Wojtowicz, 2007）。これらの知見に基づいて，Beckerら（Becker, 2005; Becker & Wojtowicz, 2007; Becker, Macqueen, & Wojtowicz, 2009）は，海馬におけるニューロン新生の変調がうつ病における認知機能の障害に関係するとの仮説を提案し，ニューラルネットワークを用いて検証を試みた。

シミュレーションでは，海馬下位領域と周辺脳領域のネットワークを模したフィードフォワード型のニューラルネットワーク（図11.1，5.3節参照）を用いて海馬における連想記憶と細胞新生の機能的な意味を理解するためのモデル化を行った。ネットワークは，海馬傍回（入力層：200素子），歯状回（1000素子），CA3領域（300素子），CA1領域（400素子）を経て海馬傍回（出力層：200素子）に戻るという構成をとる（図11.1）。教師データは，200個の入力素子に対して，ランダムに生成した200次元のバイナリー（0, 1で構成される）パターンを10個用意したものを用いて，出力層が入力と全く同じものを再現する自己符号化器（autoencoder）タイプのネットワークとして訓練され，このパターンの記憶保持能力が評価された。最初の10パターンの学習に続いて，記憶の減衰を模して，最初の学習とは関係のない新たなパターンの学習を追加する。この追加学習は，記憶をすべてのシナプス結合に分散して表現するニューラルネットワークにとっては，最初に学習したパターンの記憶を損なう可能性のある妨害的な操作になる。生物学的な観察を模して，細胞新生プロセスは以下のようにシミュレートされた。追加パターンの学習時には，歯状回層に新しいニューロン素子を加えるのに合わせて，ネットワーク内の素子の一部を取り除くというニューロン素子の入れ替わり（turn over）操作を行った。さ

第 11 章 ニューラルネットワークモデルを用いた計算論的精神医学研究　　211

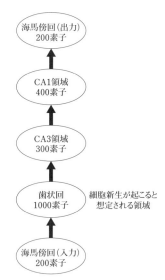

図 11.1　海馬下位領域と周辺脳領域のネットワークモデルの模式図（Becker et al. (2009) を元に作成）

らに，追加学習において，新しいパターンの学習をなるべく新しいニューロン素子に割り当てるようなバイアスを加える操作も行い，ネットワーク内のニューロン素子の数や，素子の入れ替わりがネットワークの記憶容量，および記憶想起の精度に与える影響を検討した。

　実験の結果，ニューロン素子の入れ替えを行うことで，追加学習による記憶阻害効果を減弱できることが示された（図 11.2）。さらに，追加学習の記憶を，細胞新生により追加された新しいニューロン素子に割り当てるバイアスにより，最初の記憶の減衰を防止する効果が高いことが示された。一方，細胞新生のメカニズムを導入しないと，追加学習の阻害的効果の影響で，記憶の再生は急激に低下していくことが示された（図 11.2）。この結果は，ニューロン新生が減弱しても迷路課題などの学習を通じた新たな記憶の獲得は正常であるが，数週間の遅延をおいた記憶の再生が低下する（Snyder, Hong, McDonald, & Wojtowics, 2005），という動物実験の知見を再現しており，海馬における細胞新生の機能的メカニズムにシステムレベルでの説明を与えることに成功している。

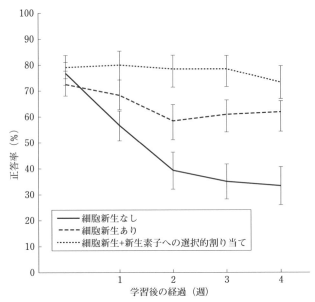

図 11.2　細胞新生が記憶精度に与える影響のシミュレーション結果（Becker et al. (2009) を元に作成）

　Becker らは，上記仮説の検証を目的に，一般大学生を対象に，遅延再生，連合学習，空間認知記憶，視覚情報処理などの複数の認知課題の成績と，ベック抑うつ尺度（BDI）による抑うつ傾向との傾向を比較する実験を行い，抑うつ傾向が強い群では，他の認知機能には差がないにもかかわらず，遅延再生課題の成績のみが特異的に低下する傾向を明らかにした（Becker et al., 2009）。抑うつ傾向と記憶保持・再生機能との関係を示唆するこの結果に基づいて著者らは，細胞新生の機能とその障害が，うつ病の病態と関連しているとの仮説を提案している（Becker & Wojtowics, 2007; Becker et al., 2009）。

　これらの研究は，海馬における細胞新生の記憶保持機能において果たす役割のメカニズムの説明を提供する。また，細胞新生との関係に着目することで，うつ病の病態理解や治療法の開発に新たな視点を提供する可能性を示唆する。たとえば，SSRI や電気けいれん療法が細胞新生を回復するメカニズムを理解することで，結果的にそれらの薬物や身体的操作がなぜうつ病に効果があるのかについての説明を提供する可能性がある。

11.3 シナプス刈り込みと幻覚・妄想

　発達過程において，皮質のシナプス結合の数は，児童期にピークを迎え，思春期を経て成人期までに 30-40％ 減少することが知られており（Huttenlocher, 1979; Penzes, Cahill, Jones, VanLeeuwen, & Woolfrey, 2011），このシナプス結合の減少のことをシナプス刈り込み（Pruning）という。また脳の成熟において，前頭前野の発達がもっとも遅く，思春期以降に完成することもよく知られた事実である。Hoffman らは，思春期に好発する統合失調症の発症時期が，これらの脳の発達過程とよく一致すること，特に前頭前野機能との関係が示唆されていることなどの事実から，脳の発達過程におけるシナプス刈り込みが統合失調症と関連するとの仮説を提案し，ニューラルネットワークを用いて検証を行った。本稿では，一連の研究の中から，代表的ないくつかの研究を紹介する（Hoffman & Dobscha, 1989; Hoffman & McGlashan, 1997; Hoffman et al., 2011）。

　Hoffman & McGlashan（1997）は，エルマンネットワーク（Elman network）とよばれるタイプのリカレント・ニューラルネットワーク（RNN，5.4 節参照）をつかって，談話知覚課題をモデル化した（図 11.3）。RNN に課された談話知覚課題は，「少年」「ジェーン」「警官」といった 14 個の名詞，「キスする」「逃す」「走る」など 11 個の動詞，「小さい」「大きい」といった 4 個の形容詞など計 30 個の単語リストと，その組み合わせからつくられた文章が入力されたときに，各単語の同定に加えて，品詞・年齢属性・大きさ帰属などの特徴情報も合わせて同定することが求められる，というものである（表 11.1）。この課題を表現するために，ネットワークには，25 個の音素に対応する入力素子が用意される。出力として 43 の出力素子が用意され，それぞれが，名詞，少年，ジェーン，警官，動詞，キスする，逃す，形容詞，年齢帰属，大きさ帰属，などの情報をコードするものとして割り当てられる（図 11.3）。教師データは，警官が老人を追う（cop-chase-old-man），ジェーンが少女にキスする（Jane-kiss-girl）などの 256 の文法的に正しい文章が用いられ，ネットワークは，たとえば「警官」という単語に対応する音素列が入力されるとき，「名

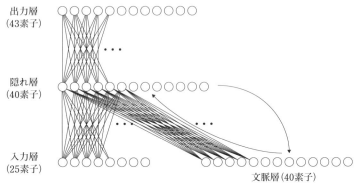

図 11.3　談話知覚課題のニューラルネットワークモデル（Hoffman & McGlashan（1997）を元に作成）

詞」・「人」・「警官」などの出力素子が活性化する，というような対応を学習する。テストは，学習に使っていない 23 の文章を用い，ネットワークのパフォーマンスの評価は，入力に対して，語を正しく認識できたかどうか，によって判定された。判定テストでは，課題の難易度を上げるために，入力にランダムなノイズ（正しくない音素の入力素子を活性化する）を加えて行った。また，連続的に入力される文章と文章の間には，数単語分に相当する空白（どの入力素子も活性化しない）が必ず作られたが，その空白の入力に対して，あたかも入力があったかのような語の認識を示す出力が生成されたとき，「シミュレートされた幻聴」が生成されたと評価された。学習後に，ネットワーク内の文脈層と隠れ層との結合シナプスの刈り込みと，一部の素子を取り除く操作によるネットワークの挙動の変化を調べる実験が行われた。特に，シナプス刈り込みは，結合強度が強いものは保持し，弱いものから除去する，というルールに従って行われた。

　実験の結果，入力にノイズを加えると，語の検出精度が低下したが，シナプスの刈り込みをすると，刈り込みの程度が少ない場合には，語の検出精度がむしろ向上することが観察された（図 11.4A）。この結果は，生体内におけるシナプス刈り込みの機能的メカニズムにシステムレベルでの説明を与える。すなわち，神経回路においては，結合の弱いシナプス結合が除去されても，結合の強い少数のシナプスによって課題遂行に十分な情報を伝達できる可能性があ

表 11.1 課題で用いられた単語と正解とされる出力の組み合わせ（Hoffman & McGlashan（1997）を元に作成）

出力素子の番号 (43素子)	品詞・ 特徴属性	単語							
		少年	ジェーン	警官	キスする	逃す	走る	小さい	大きい
1	名詞	●	●	●					
⋮									
3	人	●	●	●					
⋮									
12	ジェーン		●						
⋮									
14	警官			●					
⋮									
20	動詞				●	●	●		
21	補語（生物）				●	●			
⋮									
25	補語（無生物）						●		
⋮									
27	キスする				●				
28	逃す					●			
⋮									
39	形容詞							●	●
40	年齢属性	●		●					
41	大きさ属性	●						●	●
42	指小語	●						●	
43	最上級			●					●

る。また，入力にノイズが存在する状況では，結合の弱いシナプスは，むしろノイズ情報を伝達することになってしまう可能性がある，ということである。

　しかし，適切なレベルであれば生理的な機能が期待できるシナプス刈り込みも，過剰であれば，病的な事態を引き起こすことが示唆される。すなわち，この研究では64%のシナプスを刈り込むとパフォーマンスは最大となったが，それ以上刈り込むと急激に低下した（図11.4A）。さらに，シナプス結合を80%刈り込むという過剰刈り込みの条件では，実際には入力のない空白の入力に対して，あたかも入力があったかのような語の認識を示す「シミュレートされた幻聴」の出現が観察された（図11.4A）。「幻聴」が観察される状

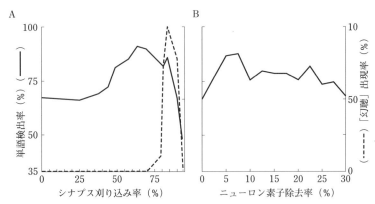

図 11.4　シナプス刈り込みによる言語検出精度の変化（A）と「幻聴」の出現（B）
（Hoffman & McGlashan（1997）を元に作成）

況は，「人」や「神」のような名詞で終わった文のあとに挿入された空白に対して，実際には入力されていない「するつもりはない（"won't"）」という単語が認識される，というように限局されていた。一方，5％程度の低いレベルであれば，ニューロン素子を取り除く操作も，少しパフォーマンスを向上したが，「幻聴」は生じなかった（図 11.4B）。

　さらに Hoffman らは，アトラクターネットワークとよばれるタイプの RNN を用いて同様の実験を行った（Hoffman & Dobscha, 1989）。アトラクターネットワークは，ある入力 A に対しては定常状態（アトラクター）A に落ち着き，別の入力 B に対しては，別の定常状態 B に落ち着く，という性質があるため，連想記憶のモデルとしてしばしば用いられる（アトラクターネットワークの詳細については，10.3「Rolls らのアトラクターネットワークモデルによる研究」を参照）。この実験では，様々な入力に対する連想記憶（入力とアトラクターとの対応）を学習したネットワークに対して，シナプス刈り込みを行うことの影響が調べられたが，前述の実験と同様に，過剰なシナプス刈り込みによって，学習では獲得していないはずの記憶の連想や，入力に対応しない記憶の想起などの「シミュレートされた妄想」が生じることを示した（Hoffman & Dobscha, 1989）。

　Hoffman らは，さらに研究を発展させ，機能モジュールを複数組み合わせ

た複雑な構造をもつニューラルネットワークを用いて，物語理解と記憶の抽象的なシンボル情報処理過程を模したモデルを用いた研究を行った（Hoffman et al., 2011）。実験では，主要な構成要素である RNN の文脈素子におけるシナプス刈り込みに加えて，脳皮質内の自発ノイズの増幅（ニューロン素子にノイズを加える），シグナルノイズ比の変化（活性化関数のゲインを変化させる：本章 4 節参照），覚醒度の変化（ニューロン素子の閾値を変化させてニューロン素子の活性化レベルを変化させる），予測誤差の過剰（学習における学習率の変化），といった病態を模したシミュレーションを行った。さらに，上述のパラメータ操作を行ったモデルと，実際の統合失調症患者における類似の物語理解の課題のパフォーマンスを比較したところ，文脈素子の過剰なシナプス刈り込み，および学習率の増加，によって生じる変化がもっとも統合失調症者の行動に一致していた。

これらの一連の実験の結果から，弱いシナプス結合を除去するというシナプス刈り込みは，学習や発達過程において機能的に有用であることが示唆された。また，その度合いが過剰であると，精神障害に対比されるような異常な振る舞いを生じうることから，精神病症状という一見異質な事態が，脳における適応的な機能と連続的なものと理解しうるということが示された。特に，シミュレートされた幻覚・妄想の観察から，過剰なシナプス刈り込みが，統合失調症の幻覚や妄想が生じる背景メカニズムになっている可能性が示唆された。

11.4　ニューロンゲインと文脈的情報処理の異常とドーパミン

統合失調症では，幻覚・妄想といった体験症状に加えて，注意や実行機能など認知機能障害を呈することが知られ，前頭前皮質と神経調節因子であるドーパミンとの関連が示唆されているが，そのメカニズムは明らかになっていない（Barch, 2016）。Cohen らは，ドーパミンがニューロンのシグナルノイズ比（signal-to-noise ratio）を調節する機能を持つとの仮定に基づいて，前頭前野におけるドーパミン濃度の異常によってシグナルノイズ比が変化することが，統合失調症の認知機能障害につながっている，との仮説を提案した。特に，認知プロセスにおける文脈やゴール情報の保持に関与するとされる前頭前皮質

の機能異常が，統合失調症に特徴的な認知機能障害につながることを，ニューラルネットワークを用いた一連の研究で検証した（Cohen, Dunbar, & McClelland, 1990; Cohen & Servan-Schreiber, 1992; Cohen, Barch, Carter, & Servan-Schreiber, 1999）。一連の研究では，認知課題として，ストループ（stroop）テスト，CPT 課題（5.4 節参照），語彙明瞭化（lexical disambiguation）課題などが用いられたが，以下ではストループテストを用いた実験について紹介する。

ストループテストとは，たとえば，「緑」色で書かれた「赤」という文字が示された時に，「文字の色を答えなさい」といった教示に従って，「緑」などと回答するものである。文字の色と文字の意味（漢字）に不一致があるとき，認知や判断に遅延が生じたり，文字の意味に影響された不注意な反応をしてしまうことなどが知られている。CPT 同様に，ストループテストも，課題の指示や文脈情報を保持することに加えて，注意や抑制などの前頭葉機能が求められる課題である。実験では，これらの課題をフィードフォワード型のニューラルネットワークをもちいて再現し，神経回路内の特に課題の指示や文脈保持に関わるニューロン素子におけるパラメータの変化が課題のパフォーマンスに与える影響をシミュレーションした。

図 11.5 が，ストループテストにおける情報処理過程を模したニューラルネットワークである。入力素子は 6 つ用意されており，それぞれストループテストで示される，文字の色，文字の意味，課題指示（文字の色を答えるのか，文字の意味を答えるのか）に割り当てられる。隠れ素子は 4 つで，左側の 2 つの隠れ素子は文字の色，課題指示の入力を受け，右の 2 つの隠れ素子は，文字の意味，課題指示の入力を受ける。隠れ素子がすべての入力を受けるわけではないことが特徴である。2 つの出力素子は，すべての隠れ素子からの入力を受け，赤もしくは緑，のいずれかの回答を出力することを求められる。

また，Cohen らのモデルでは，ニューロン素子として，連続時間型のニューロン素子（5.5 節・式 [5.7] を参照）と類似のモデルが用いられている。すなわち，ある課題試行に対応する入力があったとき，ニューロン素子の活動は時間的特性を示すパラメータ（時定数 τ）に応じて，初期の状態にとどまろうとするが，入力を続けると次第に定常状態に落ち着く。このときの出力素子の活動が，その試行の回答に対応し，ネットワークの状態が定常状態に落ち着くま

第 11 章　ニューラルネットワークモデルを用いた計算論的精神医学研究　　　219

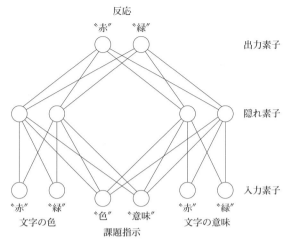

図 11.5　ストループテストにおける情報処理過程を模したニューラルネットワークモデル（Cohen & Servan-Schreiber（1992）を元に作成）

での時間（入力を繰り返す回数）を，反応時間として扱う。ニューラルネットワークの学習は，定常状態になったときの出力と，教師データとの誤差に基づいて，勾配降下法（5.3 節参照）により行う。さらに，学習においては，人のストループテストにおけるパフォーマンスを再現するために，いくつかの工夫がなされている。まず日常の生活場面では，緑色で書かれた赤という文字の色を答えなさい，といったことが求められることはほとんどないと考えられ，教師データからは，このような "葛藤試行" は除かれた。また，人は文字の色を問われるよりは，文字の意味を問われる経験の方が相対的に多いと推測されるため，教師データにおいて，"色試行" は "意味試行" の 60% の出現頻度にコントロールされた。学習が終わったニューラルネットを用いて，テスト試行を行う。テスト試行には，葛藤試行も含まれる。葛藤試行は，学習データに含まれていないため，ニューラルネットは入力に対して正しい出力をすることは保証されないが，入力を繰り返すことで，ネットワークはなんらかの定常状態に落ち着く。テスト試行では，2 つの出力素子の活動の比が一定の閾値以上になった時に反応が生成されたと定義し，これを反応時間として計測した。

　実験の結果，人のストループテストにおける一般的な観察が再現された。す

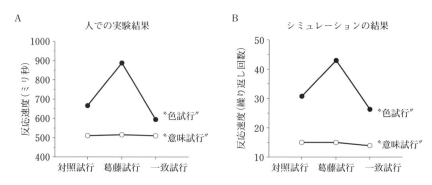

図 11.6 ストループ課題の人における成績（A）とシミュレーションの結果（B）（Cohen et al.（1990）を元に作成）

なわち，意味試行の方が色試行よりも全般的に反応時間が早くなる。また，刺激と回答指示が一致している場合には，反応速度が促進され，一方で，刺激と回答指示とに葛藤がある場合には，反応時間が遅くなる。ただし，この促進・阻害の効果は，意味試行では目立たず，色試行において顕著である（図 11.6）。これは，教師データに葛藤試行を含まず，色試行と意味試行の教師データ数に偏りを持たせる，という学習における操作を反映している。

続いて，前頭葉皮質におけるシグナルノイズ比の変化が，統合失調症の認知機能障害に関連する，との仮説を検証するために，モデルの変数を操作する損傷シミュレーション実験を行った。シミュレーションでは，課題指示に対応する入力素子が，認知プロセスにおける文脈やゴール情報の保持に関与する前頭前皮質に対応すると仮定し，前頭前野でのドーパミン濃度減少をシミュレートするために，課題指示素子のみ特異的に活性化関数のゲイン変数（5.2 節・式[7.3] 参照）を減少させた。結果として，全般的な反応速度の遅延に加えて，特に葛藤試行において遅延が顕著になる，という統合失調症に特徴的な認知機能障害が再現された（図 11.7AB）。一方で，すべてのニューロン素子の閾値を上げる，などの神経回路全体の活動性を低下させる操作を行ったところ，上述したようなパターンは再現できなかった（図 11.7C）。このことは，この障害パターンが，課題のゴール情報保持機能の障害に特異的な現象であることを示唆している。Cohen らは，同様のネットワークモデルを用いて，CPT や語彙

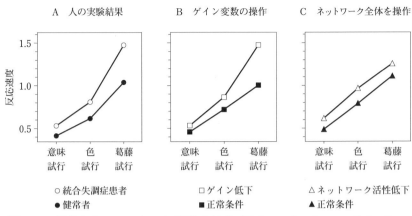

図 11.7 損傷シミュレーション実験の結果 (Cohen & Servan-Schreiber (1992) を元に作成)

明瞭化課題を用いたシミュレーションを行ったが，これらの実験でも同様に，前頭前野のドーパミン濃度減少を模したゲイン変数の操作により，統合失調症の認知機能障害とよく似た障害パターンを再現できることが示された。さらにCohen らは，モデルのシミュレーションに基づいて，CPT 課題の刺激間インターバルの時間や標的刺激の出現頻度などのパラメータ操作を課題に加えることで起こりうる被験者の反応の変化を予測し，実際の被験者の反応がモデルの予測に一致することを示した (Cohen et al., 1999)。

これら一連の結果は，統合失調症の認知機能障害が，前頭葉皮質におけるドーパミン濃度の低下によって生じたシグナルノイズ比の減弱によって説明できる可能性を示唆している。本モデルは，様々な課題における統合失調症の認知機能障害の特徴を，シグナルノイズ比というシンプルな現象を用いて説明しただけでなく，ドーパミンという統合失調症の病態に密接に関係する神経伝達物質のレベルまで橋渡しする説明を提供したことは特筆すべき点であると言えるだろう。

11.5 階層的な神経回路の階層間の機能的結合の異常と統合失調症の病態メカニズム[32]

　自分の行為は自分の意思に基づいている，という感覚は，ふだん我々が自然にもっているものである。この感覚は意志作用感（sense of agency）とよばれ，我々の自己・他者という意識の基礎をなすものと考えられている（Gallaher, 2000）。統合失調症の患者は時に，自分の行為が自分の意思ではなく「他の何かによって影響を受けている」と感じることがある。"させられ体験"もしくは"被影響体験"とよばれるこの症状は，自己の行為の意志作用感の異常に由来すると考えられ，統合失調症の中核症状とされている（前田，2015）。Frithら（Frith, Blakemore, & Wolpert, 2000）は，適応行動の予測運動制御理論の観点から，統合失調症の意志作用感障害のメカニズムを説明する仮説を提案した。予測運動制御理論によれば，人の柔軟な行為や知覚は，自身の身体を含めた環境のモデル（内部モデル）を脳の中に持っていることによって可能になると考えられる。このような内部モデルのうち，特に，自身の行為の結果生じる感覚の予測に対応するものを順モデル（forward model）とよぶ（Wolpert, Ghahramani, & Jordan, 1995）。Frithらの仮説によると，自己の行為によって生じる感覚の予測である順モデルと実際の感覚入力が一致するとき，感覚入力の減弱を引き起こし，この減弱が行為の意志作用感をもたらすとされる。統合失調症では，順モデルによる感覚予測に障害があり，実際には意図された運動を生成し，正確な感覚フィードバックがあるにもかかわらず，予測との不一致があるため意志作用感の異常を来すとされる（図11.8）。また，神経画像研究などから，統合失調症の症状は，局所的な脳領域の障害では説明できず，むしろ階層的に構成された脳領野間の機能的結合の異常による，との仮説が提案されている（Stephan, Friston, & Frith, 2009）。たとえば，大脳皮質の階層的なネットワークの異常，特に前頭前野と頭頂葉や側頭葉との機能的な結合の異常を示唆する観察が報告されている。さらに，これらとは別の観点から，統合失調症において予測誤差情報に基づく行為調整システムに異常があることが指

---

[32] 本節の内容は山下・松岡・谷（2013）に加筆・改訂したものである。

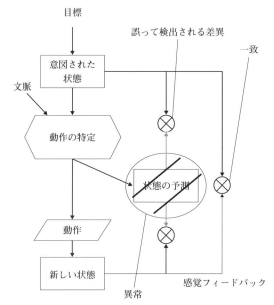

図 11.8　意志作用感の異常の順モデル仮説（Frith et al. (2000) を元に作成）

摘されており，その病態に重要な働きをしていると考えられている（Kerns et al., 2005）。予測誤差情報処理プロセスは，適応行動における階層間の相互作用に欠かせないプロセスであり，これら一連の仮説は統合失調症に階層的な神経システムにおける異常が関与している可能性を示唆している。しかし，これらの仮説は，対象とする症状や説明のレベルがまちまちで断片的である。さらに階層的な神経システムにおける障害が，どのようにして統合失調症の徴候に至るのかが不明である。Yamashita & Tani（2012; 山下・松岡・谷，2013）は，これら既存の仮説を，予測と予測誤差最小化が人の柔軟で多様な認知・行動を可能にする脳の一般的計算原理である，とする予測符号化理論（第 5 章 8 節）の観点から統一的に理解できる可能性を提案した。さらに，その仮説を具現化したニューラルネットワークを脳と見立て，ロボットの身体を通じて実際の物理環境と相互作用することで実験的に検証する神経ロボティクス実験（5.8 節参照）により，これら既存の仮説を統合して理解することを試みた。

　図 11.9 は，神経ロボティクス実験のシステムの概要を示している。ニュー

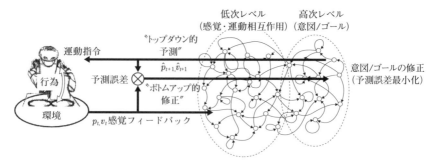

図 11.9 神経ロボティクス実験システム概要

ラルネットワークは，現在の時刻 t におけるロボットの腕の関節角度の感覚 p_t と視覚イメージ v_t を入力として受け，次の時刻 $t+1$ の感覚の予測 $\hat{p}_{t+1}$, $\hat{v}_{t+1}$ を出力する．関節角度の予測は，運動指令としてロボットに送られ，ロボットはこれに基づいて動作を生成する．ロボットの動作の結果生じる環境の変化を反映した感覚情報は，感覚フィードバックとしてふたたびロボットに戻される．このループによって，ロボットは連続的な動作を生成することができる．システムの主要な部分は，多時間スケールリカレント・ニューラルネットワーク（MTRNN：5.5 節参照）で構成される．MTRNN を用いることで，機能的階層性をそなえた内部モデルを獲得できる．また，パラメトリックバイアス（PB：5.7 節参照）を用いて，トップダウン的な運動の意図・計画を表現し，実際の感覚フィードバックとの間の離齟（予測誤差）に基づいて，リアルタイムに PB の値を修正することで，予期せぬ外的な変化へ柔軟に対応可能な，適応行動の計算メカニズムをモデル化したシステムになっている（Tani, 2003; Yamashita & Tani, 2012）．

ロボットのタスクは，物体の位置と行為を対応づけたルールに基づいて，(1) 位置 R において物体を左右に 3 回動かす，(2) 位置 L において物体を上下に 3 回動かす，という 2 つの異なるタイプの行為を繰り返し生成することである（図 11.10）．ロボットは，これら一連の行為を生成することに加えて，実験者によって予期せぬタイミングで物体が動かされるのに柔軟に対応し，行為を切り替えることが求められる．このような柔軟な適応行動を実現するた

第 11 章　ニューラルネットワークモデルを用いた計算論的精神医学研究　　　225

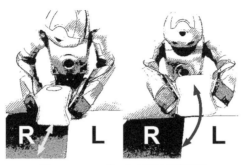

図 11.10　ロボットの認知行動課題

めには，ロボットは，現在実行しているタスクの内的な表象を持っている必要
があり，さらにこの表象は，標的の行為が変わったときには更新されなくては
ならない。このようなロボットの内的な表象とそれに対応する神経活動のこと
を，それぞれ "意図/ゴール"，および "意図状態" とよぶ。

　図 11.11 は，訓練されたニューラルネットによって，ロボットがリアルタイ
ムでトップダウン的予測とボトムアップ的修正を繰り返しながら，タスクの行
為を生成している際の感覚・運動シーケンスとニューロン活動の例である。予
期できない物体の位置の移動（図 11.11A の矢印）によって，予測誤差が一時
的に上昇し，ロボットの意図状態が修正され，結果的に柔軟な行為の切替えが
達成されている（図 11.11A）。ここで予測誤差の上昇は，外的な撹乱の存在を
意味し，予測誤差を最小化する方向に意図状態を修正することは，外的な変化
を認識することに対応すると考えることができる。

　続いて，統合失調症の症状形成に，階層的な神経回路における，トップダウ
ン的予測とボトムアップ的修正の相互作用の障害が関与する，との仮説を確か
めるため，ニューラルネットワークにおける階層間のシナプス結合の断裂をシ
ミュレートした。具体的には，学習により獲得した "正常な" シナプス結合に
対して，ランダムなノイズを加えて，機能的結合を妨害する操作を行った。加
えるノイズの量を段階的に増加させて，ロボットの行動とニューロン素子の活
動に与える影響を観察した。機能的断裂の程度が軽微な（加えるノイズの量が
少ない）場合には，ロボットは見た目上，正常な行為を生成するにもかかわら
ず，自発的な予測誤差シグナルが発生し，不規則な意図状態の変動を引き起こ

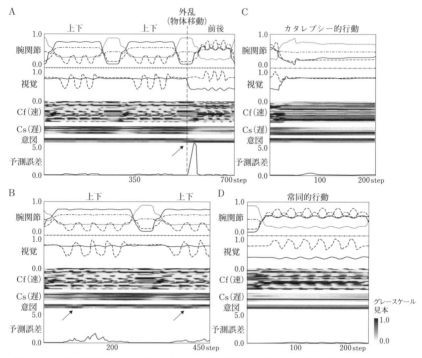

図 11.11 訓練後のニューラルネットの活動とロボットの動作（Yamashita & Tani（2012）を元に作成）

すことが観察された（図 11.11B の矢印）。この自発的な予測誤差シグナルは，シナプス結合の異常に由来するため，環境には感覚的外乱がないにもかかわらず発生する。したがって，この"内的な"予測誤差と意図状態の変動は，原理的には患者には正常に生成されるものと区別できないため，その原因が特定できない「何かがおかしい」という感じ（妄想気分）や自分の行為が何か外の力によって影響を受けているという感じ（被影響体験）を引き起こすと考えられた。この代償不能な予測誤差シグナルが神経回路を伝播して，様々な知覚や認知のモダリティに侵入していけば，統合失調症の患者に典型的な幻覚・妄想といった症状に発展すると考えられた。機能的断裂の程度がより重篤な場合には，ロボットの行動は解体し，ルールに基づく行動はできなくなる。異常な行動は，カタレプシー的行動（同一姿勢で停止：図 11.11C）や常同症的行動（同

じ動作をくり返す：図 11.11D）など，統合失調症の重症例で観察される緊張病症候群に類似したパターンを示した。ロボットにおけるこれらの異常行動は，異常な予測誤差とその最小化のプロセスを通じて，神経回路のダイナミクスが特定の安定なパターンに収束する結果生じると考えられた。

　これらの結果は，統合失調症の多彩な症状を，適応的な予測制御システムを獲得したことの代償として理解できる可能性を示している．すなわち，階層間の機能的断裂という事態が生じたときに，本来であれば適応的であるはずの予測誤差最小化というプロセスがあるが故に，統合失調症的な症状を引き起こしてしまうという可能性である．

　さらにこれらの結果は，機能的断裂の程度が，軽度では妄想気分といった前駆的症状から，重度では緊張病症候群のような重症の症状というように，症状の多様性と重篤度をともに説明し，統合失調症の病態に対するシステムレベルでの説明を提供する．このアイデアは，予測誤差情報処理と，脳領野間の機能的結合の重要性を強調する従来の統合失調症の病態仮説によく一致する．予測誤差情報処理と階層的な神経回路における機能的断裂は，自閉スペクトラム症（Courchesne & Pierce, 2005）や強迫性障害（Cocchi et al., 2012）など他の神経・精神疾患との関連も示唆されており，精神症状のシステムレベルでのモデルが，これらの疾患の病態理解にも貢献することが期待できる．

11.6　予測精度の推定とその失調としての精神障害

　予測符号化に基づいた人の認知・行動の計算理論において，予測誤差最小化プロセスと密接に関係して，「予測精度の推定」が非常に重要な役割を果たす．すなわち，予測精度が低く（不確実性・ばらつきが大きく），何が起こるか分からない状況では，予測誤差は無視するのが適応的である．一方，予測精度が高く（不確実性・ばらつきが小さく），何が起こるか高確率で予測できる状況では，生じた予測誤差には敏感に反応することが求められる．したがって，予測精度の推定は，予測誤差最小化プロセスにおいて，予測誤差の価値を重み付けする重要なパラメータとして機能する（5.2 節「ベイズ推論モデル」参照）．

　Murata ら（Murata, Namikawa, Arie, Sugano, & Tani, 2013; Murata et al.,

2017）は，従来の連続時間型 RNN（CTRNN）に予測精度の推定機能を追加した確率的連続時間型 RNN（stochastic CTRNN：S-CTRNN）を提案した。S-CTRNN は，従来の時系列予測に加えて，時々刻々と変化する予測精度（予測対象の不確実性・ばらつき）も推定値として生成する。これは，S-CTRNN の出力が，将来の入力の平均と分散を予測している，と言い換えることもできる。Murata らのモデルでは，S-CTRNN で予測しようとする対象は，正規分布に従うとの仮定に基づいている。この仮定に基づいて，ネットワークのシナプス結合の最適化のために用いられる予測誤差は，負の対数尤度（尤度については 6.3 節参照）として以下のように定義することができる。

$$L = \sum_s \sum_t \sum_{i \in O} \left(\frac{\ln v_{t,i}^s}{2} + \frac{E_{t,i}^s}{v_{t,i}^s} \right) \qquad [11.1]$$

ここで，$E_{t,i}^s$ は s 番目の教示データの時刻 t，i 番目の出力素子における教師データとネットワークの出力の差（5.3 節のニューラルネットワーク参照）であり，$v_{t,i}^s$ はそのときの予測精度の推定（分散の予測）である。この予測精度の推定は，E に対して重み付け項として働くため，予測誤差最小化プロセスにおいて重要な役割を果たす。つまり，予測の不確実性・ばらつきが高い（v が大きい）状況では，予測誤差はネットワークの状態更新に与える影響は小さく，いわば無視されるが，不確実性が低い状況（v が小さい）では，予測誤差が増幅されてプロセスが起動することになる。

Idei ら（Idei et al., 2018）は，この S-CTRNN を用いた神経ロボティクス実験によって，予測精度の推定の変調が，他者との協調運動にどのような影響を与えうるかを検証した。実験では，S-CTRNN によって駆動されるロボットが，ボールの状況によって以下の 3 つの動作，（1）ボールが作業スペースの右（もしくは左）にあるときは，実験者とロボットとで，ボールをキャッチボールのように行き来させる。（2）ボールが自分の目の前にあるときは，自分の前でボールを左右に動かす。（3）ボールが実験者の前にあるときは，ボールをよこすようにアピールする手招きの動作を行う（図 11.12A），を行うことができるようにネットワークが訓練された。ネットワークが学習により獲得した最適なレベルの予測精度の推定を用いると，ロボットは実験者の動作に

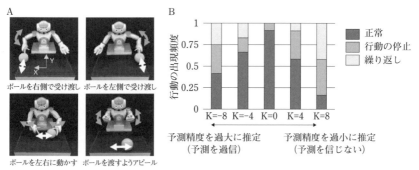

図 11.12 ロボットの認知行動課題（A）と損傷シミュレーションの結果（B）（Idei et al.（2018）を元に作成）

協調して，状況の変化に応じて行動を切り替えることができた。

続いて，予測精度の推定の変調をシミュレートするため，予測精度の推定をコードするニューロン素子の活動レベルを人工的に操作する損傷シミュレーションを行った結果，予測精度の推定が過大でも過小でも，繰り返し行動や行動の停止，といった異常行動が観察されることがわかった（図 11.12B）。予測精度の推定を過小に（ばらつきを多く）操作したときには，状況変化に応じて伝播される予測誤差の重みが小さくなってしまうため，現在の行為をそのまま続けるような繰り返し行動が多くなり，また状況と自身の行動との乖離が多くなると，行動が止まってしまうような異常行動に陥ると考えられた。一方，予測精度の推定を過大に（ばらつきを少なく）操作したときには，本来であれば無視されるべき小さな予測誤差の重みが大きくなってしまうため，状況にそぐわない不適切な行為の切り替えが生じ，そこから抜け出せない繰り返し行動や行動の停止に陥ってしまう様子が観察された。

これらの結果は，状況に応じた適切な行動の切り替えに，予測精度の推定が重要な役割をしていることを示し，予測精度の推定の変調が，様々な認知行動の異常を生じうることを示唆している。特に，予測精度の変調のパラメータが同一であっても，状況によって，繰り返し行動，行動の停止といった異なる異常行動として現れうること，また，予測精度の推定の過大・過小という異なるパラメータ条件が，結果的には似通った異常行動に帰結しうる点は，精神症状の Equifinal 性（異なる原因が同一の表現型に帰結すること），Multifinal 性

(同じ原因が異なる表現型に帰結すること)の一側面を再現していると考えることができる(図1.1参照)。近年,こういった予測対象の不確実性の推定プロセスの変調が,臨床精神医学的観点からも,統合失調症,自閉スペクトラム症など,精神障害の症状形成に重要な役割を果たしている可能性が示唆されており(Adams, Stephan, Brown, Frith, & Friston, 2013; Lawson, Mathy, & Rees, 2017),神経ロボティクスを用いた研究アプローチは,これらの精神障害の病態理解に貢献することが期待される。

第12章 強化学習モデルを用いた計算論的精神医学研究

12.1 統合失調症と強化学習モデル

　統合失調症にはドーパミンの異常が何らかの形で関与しているという知見が蓄積されている。たとえば、陽性症状は線条体におけるドーパミンの増加と関係しているという報告がある（Howes et al., 2009）。しかし、ドーパミンの量的な変化がどのように統合失調症の諸症状を引き起こすのかは自明ではない。そこで、そのメカニズムについて計算論的な視点からの説明が検討されてきた（Deserno et al., 2013）。

　第6章で議論したように、強化学習モデルで仮定されている報酬予測誤差はドーパミンニューロンの活動に対応していると考えられている。そのため強化学習モデルと統合失調症を関連づけようという試みは多くなされている。たとえば Murray et al. (2008) は、陽性症状を呈している精神病患者を対象に第6章で紹介したようなギャンブル課題を実施し、強化学習モデルで推定した報酬予測誤差に対応する脳活動を fMRI で調べた。その結果、健常者とは対照的に、精神病患者の中脳は報酬予測誤差に対応した活動を示さず、むしろ報酬の得られない試行において活動することが示唆された。また、Gradin et al. (2011) も同様のギャンブル課題において統合失調症の患者の報酬予測誤差に対応する活動が尾状核や中脳等で減少する傾向があることを見出している。

　そのような知見やその他の多くの研究から、統合失調症の陽性症状にはドーパミンの放出量の単純な増加や減少ではなく、放出されるタイミングの異常が

関わっていると考えられる（Maia & Frank, 2017）。ドーパミンニューロンの活動は，持続的（tonic）な活動と過渡的（transient）な活動の上昇に分けて考えられる。統合失調症の陽性症状は，後者の過渡的な上昇のタイミングの異常が関与しているということである。第6章で議論した，報酬予測誤差（TD 誤差）はドーパミンニューロンの過渡的な活動の増加や減少に対応していると考えられている。さらにドーパミンはシナプス伝達効率の可塑的な変化を促進することから（Reynolds et al., 2001），この報酬予測誤差によるドーパミンの過渡的な変化は学習を調整すると考えられている（Steinberg et al., 2013）。それにより，正常な状態では正の報酬予測誤差が生じたときにシナプス伝達効率の変化が起こり，その際の入力刺激や行動の間の連合の学習が促進されると考えられる。以上の知見を合わせると，統合失調症においてはドーパミン放出のタイミングの異常による，異常な学習が症状を引き起こしている可能性があると考えられる。

異常顕著性仮説

その発想にもとづく統合失調症のメカニズムついての仮説の1つが，異常顕著性（aberrant salience）仮説である（Kapur, 2003）。異常顕著性仮説とは，実際には報酬予測誤差の生じていないときにドーパミンの過渡的な活動上昇が起きることにより，本来強化されるべきでない中立的な刺激やイベントに対し，高い顕著性（saliency）があるかのように学習が起こり，精神病症状が形成されるとするものである。アンフェタミンの服用により妄想や幻覚等の精神病症状を呈することが知られているが，アンフェタミンは報酬と無関係にドーパミンの過渡的な上昇を引き起こすことが示されており（Daberkow et al., 2013），異常顕著性仮説を裏付けている（Maia & Frank, 2017）。

Opponent actor 学習（OpAL）モデル

ドーパミンは線条体の活動に影響を及ぼすことで価値を伴う学習や動機付けに関与すると考えられているが，線条体におけるドーパミンの働きは単純ではない。その働きを，現在知られている生理学的知見を踏まえながら強化学習モデルに取り入れたのが Collins & Frank（2014）による opponent actor

第 12 章 強化学習モデルを用いた計算論的精神医学研究

学習 (OpAL) モデルである。OpAL モデルにおいて取り入れられている仮定を以下に記す。線条体を含む大脳基底核経路は大きく分けて直接路と間接路の2つがある。直接路のニューロンにはドーパミンの受容体である D1 受容体が，間接路のニューロンには D2 受容体が多く存在している。直接路は行動を促進する経路であることから Go 経路，そして間接路は行動を抑制する働きがあることから NoGo 経路とも呼ばれている。ドーパミンは直接路について亢進的に，間接路に対しては抑制的に働くことから，線条体におけるドーパミン量が増えることは行動を促進し，それが減ることは行動を抑制すると考えられている。また，前述のようにドーパミンはシナプス可塑性に関与し，正の報酬予測誤差によるドーパミンの増加は D1 受容体においては長期増強を，D2 受容体では長期減弱を引き起こすことでその行動を強化する働きがあるとされる。負の報酬予測誤差によるドーパミンの減少はその逆に，その行動を減弱させる働きを持つ。また，OpAL モデルでは持続的なドーパミンのレベルは，動機の強さに関わるとする。それぞれの行動について D1 受容体の伝達効率で "Go 価値"，D2 受容体の伝達効率で "NoGo 価値" が表現されているとする。Go 価値と NoGo 価値は互いに拮抗することでその行動をとる傾向が決定されるが，持続的なドーパミンの量はその際の2つの価値の重みを調整すると仮定される。行動 a の Go 価値を $G(a)$，NoGo 価値を $N(a)$ で表す。行動 a の重みは $\beta_G G(a) - \beta_N N(a)$ で表現される。この重みをもとに，第6章で紹介したソフトマックス関数（式 [6.2]）を用いて，行動 a をとる確率は

$$P(a) = \frac{\exp(\beta_G G(a) - \beta_N N(a))}{\sum_{a'} \exp(\beta_G G(a') - \beta_N N(a'))}$$

で決定されるとする。ここで，ρ で行動選択時におけるドーパミンの量を表し，β_G, β_N は

$$\beta_G = \beta(1+\rho), \quad \beta_N = \beta(1-\rho)$$

で決定されるとする。β は定数のパラメータである。ドーパミンの量が増えると Go 価値が強調され，NoGo 価値の重みは減少する。

Maia & Frank (2017) は OpAL モデルをベースに，陽性症状と陰性症状をドーパミンの異常から包括的に説明することを試みている。それによると，

ドーパミンの過渡的上昇が異常なタイミングで起こることで Go 価値が増加し，NoGo 価値が低下する．それにより，異常顕著性仮説で述べられているように，本来強化されるべきでない刺激や行動の連合が強化されることが陽性症状をもたらす．ベースラインのドーパミンレベル ρ が減少することは，行動の NoGo 価値が強調され，行動を起こしにくくする，陰性症状をもたらす．Maia & Frank（2017）では具体的なシミュレーションの例は示されていないが，第 8 章でも触れたように，Katahira & Yamashita（2017）は簡単な状況設定でこのモデルのシミュレーションを行った．その結果，ドーパミンニューロンの異常なタイミングでの一過性の活動上昇を模した報酬予測誤差 δ のランダムな上昇により，報酬が伴わない行動が支配的に選択される場合があることが示された．その行動を「思考」ととらえると，その過程は妄想のような陽性症状の形成に対応するものととらえられる．また，ドーパミンニューロンの定常的な活動レベルが減弱することで，行動自体が減少することが確認された．この結果は陰性症状の 1 つである意思欠如（avolition）と対応づけられる．

また，統合失調症の陰性症状は学習においても陽性症状とは異なる特徴と関連づけられている．陰性症状を有する患者は報酬獲得についての学習は健常者に比べ成績が下がるが，損失回避についての学習は同等のパフォーマンスを達成することが報告されている（Gold et al., 2012; Somlai et al., 2011; Yilmaz et al., 2012）．Gold et al.（2012）は陰性症状を多く有する参加者の行動は Q 学習よりアクター・クリティック学習（6.4 節参照）で特徴づけられることを示している．ただし，それらの結果の背景にあるメカニズムは明らかになっておらず，さらなる検討が求められる．

12.2　薬物依存と強化学習

コカイン，ニコチン，ヘロイン等の薬物への依存症（コラム 9「薬物依存の定義」参照）についても，ドーパミンの異常な働きからそのメカニズムを説明するモデルが提案されている（Redish, 2004）．

薬物自体が食物同様に「自然」報酬としての価値を持つと考えれば，カロ

リーの高い食べ物が好まれることと同様のメカニズムで薬物が使用されるということは理解できるかもしれない。そうだとすると，食べ物を摂取するだけでは満足できずに薬物に依存してしまうのは，薬物の報酬としての価値がずっと大きいからだろうか。しかしながら，薬物により得られる快楽は薄れてもなお，やめられないというのが薬物依存症の実態である。これは単に薬物の報酬価値が高いというメカニズムだけでは説明ができない。この問題に対し，Redish (2004) はシンプルな強化学習モデルを用い，自然報酬にはない薬物独自の効果による計算過程の異常を表現することで依存症のメカニズムを説明した。

以下でRedishのモデルの概要を説明する。ただし，本書の第6章との整合性をとり，読者の理解を促すため，Redish (2004) で扱われたオリジナルなモデルよりも単純な定式化を用いる[33]。このモデルは，アクター・クリティック学習（6.4節，6.7節）をベースとしたものである。

コカイン，ニコチン，ヘロイン等の薬物は，薬理作用は異なるものの様々な経路で実際の報酬予測誤差とは無関係にドーパミンを過渡的に上昇させる効果があると考えられている（コラム10「薬物依存の脳基盤」参照）。通常のドーパミン細胞の活動は，TD誤差

$$\delta_t = r_t + \gamma V(s_{t+1}) - V(s_t)$$

に対応すると考えられるが（6.7節参照），Redishのモデルではこれを

$$\delta_t = \max\{r_t + \gamma V(s_{t+1}) - V(s_t) + D(s_t), D(s_t)\}$$

で置き換えることで薬物によるドーパミンの増加を表現した。ここで，$D(s_t)$ は時刻 t に滞在していた状態で得られた薬物による過渡的なドーパミンの増加を表す。max操作により，実際のTD誤差がゼロだった場合も，δ_t は最低でも $D(s_t)$ となる[34]。これが正の値を持てば常に状態価値は上昇し続けること

---

[33] Redish (2004) の定式化では連続的な時間を仮定した，より一般的な定式化がなされている。しかし，基本的な理解には1単位時間で状態遷移が一回起きるとする離散時間のモデルで十分なため，そのような定式化を用いた。

[34] $\max(x, y)$ は x と y で大きい値を返す演算子である。

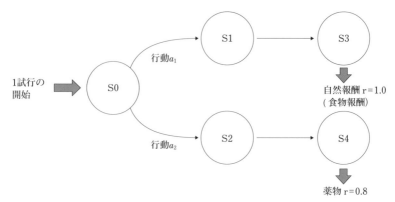

図 12.1 薬物依存症のモデルの状態遷移図（Redish (2004) を元に作成）

となる．さらに，その状態への遷移を導く行動の方策パラメータも無制限に増加する．

　このモデルの振る舞いを示すために，単純な問題設定におけるシミュレーションを行った．主体の滞在する環境は5つの状態からなると仮定する（図 12.1）[35]．各試行（エピソード）は，状態 S0 からスタートする．状態 S0 で主体が選択できる行動は a_1 か a_2 である．行動 a_1 をとると環境は状態 S1 に遷移し，1単位時間の遅延のあと，状態 S3 に遷移して自然報酬である食物（報酬の価値を $r = 1.0$ とする）が得られる．一方，行動 a_2 をとると環境は状態 S2 に遷移し，一定の遅延のあと，薬物（報酬価値を $r = 0.8$ とする）が得られる．ここで薬物依存は，行動 a_2 を選択し続けることに対応する．

　薬物によるドーパミン増強作用がない場合（$D(S_4) = 0$）は食物報酬が得られる状態 S0, S1, S3 の状態価値はその報酬の値（$r = 1.0$）に収束し，薬物報酬が得られる状態 S2, S4 の状態価値は報酬の値（$r = 0.8$）に収束する（図 12.2a）．これは通常のアクター・クリティック学習の振る舞いである．その結果として，食物報酬の選択に対応する行動 a_1 の選択頻度が増える（図 12.2c）．その一方，薬物がドーパミン増加に直接的に及ぼす効果がある場合（$D(S_4) =$

---

[35] このシミュレーションは状態遷移の時間を考慮しない単純な設定のもと，筆者が独自に行ったものである．

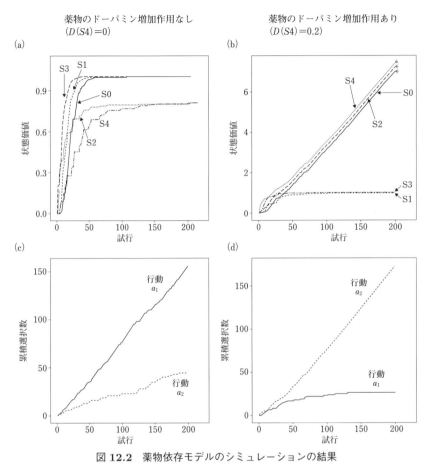

図 12.2 薬物依存モデルのシミュレーションの結果
a, b: 図 12.1 の状態ごとの状態価値の時間発展。c, d: 行動 a_1, a_2 の累積選択数。

0.2) は，薬物報酬が得られる状態 S0, S2, S4 の状態価値は無制限に増大していく（図 12.2b）。その結果として，後半は薬物の選択に対応する行動 a_2 の選択が支配的になる（図 12.2d）。

Redish のモデルにより，依存症について知られているいくつかの知見が整合的に説明される。たとえば，Redish のモデルによると，薬物以外の自然報酬の価値が大きいほど，薬物の依存は起こりにくくなる。言い換えれば，薬物

以外の自然報酬が十分に得られないときに薬物依存は起こりやすくなるということである。ただし，その自然報酬による抑止効果は早い段階の方が強い。ここで，自然報酬には，食物報酬だけではなく良好な人間関係から得られる社会的な報酬等も含まれるであろう。また，薬物は，自然報酬と比べて，経済学でいうところの「非弾力的」な性質が強いということも説明される。これは，コストが上がっても需要が減りにくいという性質である。薬物依存症の患者は社会的制裁を受けてでも，あるいは財産をなげうってでも薬物を入手しようとする傾向がある，ということである。

　一方で，これまで多くの研究により薬物依存についての生物学的基盤が明らかにされてきている（コラム 10「薬物依存の脳基盤」参照）。Redish のモデルで仮定された計算論的プロセスが，薬物依存のメカニズムをとらえる上で十分なものであるかどうかは検討の余地がある。薬物依存の神経・分子基盤についての知見を計算モデルに統合していくことは今後の研究課題として残されている。

コラム 9　薬物依存の定義

　9.6.1「物質使用関連障害（精神刺激薬使用障害）の概要」でも簡単に触れたが，薬物依存（drug dependence）の定義は重要なので，ここで概説する。薬物依存は，WHO の定義では，「薬物の乱用や誤用による結果として生じる精神身体的反応であり，生体と薬物の相互関係で生じる精神的あるいは身体的状態で，その薬物の効果を体験するためか，その薬効が切れたときの不快からのがれるために，その薬物使用を強迫的に求め，あるいは使いたいという欲求を持続的に有する行動や反応によって特徴づけられる」である。薬物依存には，精神依存，身体依存，耐性の 3 要素がある。精神依存とは，薬物が欲しいという強迫的な渇望（craving）があり，自制が効かなくなる状態をいう。ただし，その薬効が切れても，身体的な不調は原則的には出ない。一方，身体依存とは薬物が生体内にある期間存在し続けることによって，その人の生体にある種の馴化・生理的平衡を引き起こし，薬物が生体内に存在する時には，身体的にも精神的にもさほどの問題を生じないが，薬効が切れてくると，離脱症状としていろいろな症状を引き起こす状態のことである。身体依存があると，離脱症状の苦痛を避けるために，何としてでもその薬物を入手しようと，探索行動（seeking behavior）をとることになる。耐性とは，初期に使用していた薬物の用量

で得られていた薬理学的効果が時間経過とともに減退し，同じ効果を得るためにより多くの用量が必要になる，身体の薬物に対する生理的順応状態である。薬物依存を精神依存と身体依存に分けておくと，理解しやすいが，精神依存自体の脳基盤が存在すると考えられているので，両者を明確に区別することは困難でもある。薬物の特性に応じ，精神依存のみのもの，精神依存，身体依存のいずれも生じるものが区別される。代表的な精神作用物質を下の表に掲げた。これをみると，たとえば，メタンフェタミンには強力な精神依存があるが，身体依存はなく，耐性は軽度しかないのがわかる。一方モルヒネには精神依存・身体依存・耐性すべてが強力にある。

表 代表的な精神作用物質の精神依存・身体依存・耐性の強さ（平成10年度厚生科学研究費（医薬安全総合研究事業）「薬物乱用・依存等の疫学的研究及び中毒性精神病患者等に対する適切な医療の在り方についての研究報告書（主任研究者：和田清）」を元に作成）

中枢作用	薬物のタイプ	精神依存	身体依存	耐性	中枢作用	薬物のタイプ	精神依存	身体依存	耐性
興奮	コカイン	+++	−	−	抑制	あへん類（ヘロイン，モルヒネ等）	+++	+++	+++
	アンフェタミン類（メタンフェタミン，MDMA等）	+++	−	+		バルビツール類	++	++	++
	LSD	+	−	+		アルコール	++	++	++
	ニコチン（たばこ）	++	±	++		ベンゾジアゼピン類（トリアゾラム等）	+	+	+
						有機溶剤（トルエン，シンナー，接着剤等）	+	±	+
						大麻（マリファナ，ハシッシ等）	+	±	+

コラム 10　薬物依存の脳基盤

　薬物依存は，強烈な気分高揚や恍惚陶酔という快楽を得て，それを渇望してやまなくなる状態であるとコラム 9 で述べた。ここでは，9.6.1「物質使用関連障害（精神刺激薬使用障害）の概要」でも簡単に触れた薬物依存の脳基盤について，永井（2007）に基づき概説する。この脳基盤は，すべては解明されていないが，代表的な依存性薬物は脳内の報酬系回路と呼ばれる神経回路を活性化して報酬効果を示すことが分かってきている。報酬系回路とは，中脳辺縁系を中心とするドーパミン神経系から構成され，中脳の腹側被蓋野から側坐核，眼窩前頭皮質，前部帯状回皮質，扁桃体，海馬，大脳の前頭前野への投射回路である。

　報酬系回路への依存性薬物の個別の作用機序としては（次ページ図参照），メタンフェタミンはドーパミン作動性ニューロン（すなわち，ドーパミンを放出するニューロン）の終末のドーパミントランスポーター（DAT）からドーパミン作動性ニューロン内に取込まれ，その際にドーパミンを放出することで細胞外ドーパミン量を増加させる。モルヒネは腹側被蓋野に存在する μ オピオイド受容体を介して GABA 作動性介在ニューロンを抑制し，ドーパミン作動性ニューロンを活性化させる。コカインは DAT に結合し，ドーパミンの再取り込みを阻害することによりシナプス間隙のドーパミン濃度を増加させる。アルコールは $GABA_A$ 受容体，大麻はカンナビノイド 1 型受容体を刺激し，間接的にドーパミン作動性ニューロンを活性化させる。

　薬物依存の形成は脳の可塑性の変化として考えられるようになってきている（曽良，2016）。脳の可塑性とは刺激を取り除いた後も，引き続き脳の活動変化が持続する現象である。依存性薬物が反復使用されると報酬系回路の細胞内情報伝達の活性化や遺伝子発現の変化が引き起こされ，その結果，依存性薬物がない状態でも報酬系回路に異常な可塑的変化が生じ，渇望といった依存状態になると考えられている。たとえば，永井らは，メタンフェタミンやモルヒネによる薬物依存関連候補分子として，組織プラスミノーゲン活性化因子（tPA）を同定した（永井，2007）。そのストリームは，「メタンフェタミンやモルヒネの急速もしくは連続投与 ⇒ 側坐核の神経細胞に存在する tPA の放出を増加 ⇒ プラスミンの産生の促進 ⇒ プロテアーゼ活性化受容体 −1（PAR1）の活性化 ⇒ 側坐核のドーパミン遊離を増強」という変化で，この変化により，依存性薬物の報酬効果が促進され，精神依存形成がもたらされてしまうと示唆された。

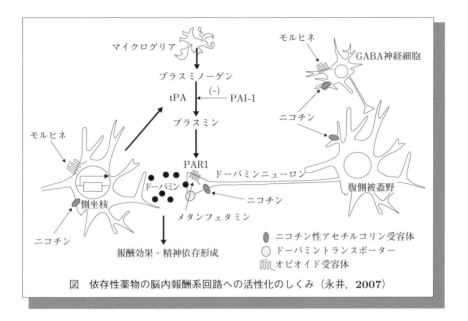

図　依存性薬物の脳内報酬系回路への活性化のしくみ（永井，2007）

12.3　うつ病のアンヘドニアと強化学習

　うつ病は，複数の症状からなる精神疾患であるが，主要な症状としては，抑うつ気分と興味や喜びの減退の2つがある。特に，興味や喜びの減退は，アンヘドニアとも呼ばれる。アンヘドニアは，報酬に対する感受性の低下もしくは報酬や価値に基づいた意思決定が難しい状態と考えられる。そのため，うつ病のアンヘドニア研究において，強化学習モデルを用いた検討がなされてきている（Chen, Takahashi, Nakagawa, Inoue & Kusumi, 2015）。以下では，抑うつと強化学習モデルの逆温度パラメータに関する研究を紹介する。

　Kunisato et al.（2012）は，診断基準は満たさないもののスクリーニング時と実験時の2時点において抑うつ症状の高い大学生18名（抑うつ高群）と抑うつ症状の低い大学生18名を対象に，確率選択課題（Frank, Seeberger, & O'reilly, 2004）を実施した。確率選択課題は，学習セッションとテストセッションからなる。学習セッションでは，参加者は，対になった無意味輪郭図形刺激（遠藤・齋木・中尾・齋藤, 2003）のどちらかを選択する。参加者の選択

に対して，報酬（+10円）か罰（-10円）のフィードバックが出てくるので，参加者は，どちらの図形を選択した方が報酬を多く獲得できるかを学習する（図12.3）。刺激対は，AB対，CD対，EF対の3対になり，それぞれ報酬と罰のフィードバックされる確率が異なる。AB対では，刺激Aは，80%の確率で報酬（20%の確率で罰）がフィードバックされ，刺激Bは，20%の確率で報酬（80%の確率で罰）がフィードバックされる。CD対では，刺激Cは70%の確率で報酬（30%の確率で罰），刺激Dは30%の確率で報酬（70%の確率で罰）がフィードバックされる。EF対では，刺激Eは60%の確率で報酬（40%の確率で罰），刺激Fは40%の確率で報酬（60%の確率で罰）がフィードバックされる。AB対ではA，CD対ではC，EF対ではEを選択する方が，より多くの報酬を得られる。CD対やEF対は，AB対に比べると刺激間の差異が小さく，学習するのがより難しくなる。

達成基準を満たしたら，学習セッションが終了し，テストセッションを行う。テストセッションでは，6つの刺激がランダムに組み合わせられて呈示されるので（たとえば，AC, BD, ECなど），参加者はより報酬が得られると思う選択肢を選ぶ。テストセッションでは，フィードバックはない。テストセッションでは，高い確率で報酬がフィードバックされた刺激Aと対になった刺激対（AC, AD, AE, AF）と高い確率で罰がフィードバックされた刺激Bと対になった刺激対（BC, BD, BE, BF）の正答数が重要になる。刺激Aと対になった刺激対で，刺激Aを選択できるということは，報酬に基づいた意思決定ができており，刺激Bと対になった刺激対で，刺激Bを避けることができるということは，罰に基づいた意思決定ができていることになる。Kunisato et al. (2012) の結果では，刺激Bと対になった刺激対においては抑うつ高群と低群に有意な差は認められないが，刺激Aと対になった刺激対において，抑うつ高群は低群に比べて有意に正答数が低いことが示された。抑うつが低い者と比べて，抑うつが高い者は，罰に基づいた意思決定において差はないが，報酬に基づいた意思決定は低下することを示唆している。

次に，Kunisato et al. (2012) は，訓練セッションのデータに対して，Q学習モデル（Watkins, 1989）を用いてモデル・フィッティングを行った。用いたQ学習モデルは，第6章の6.2「行動価値にもとづく強化学習モデル」と

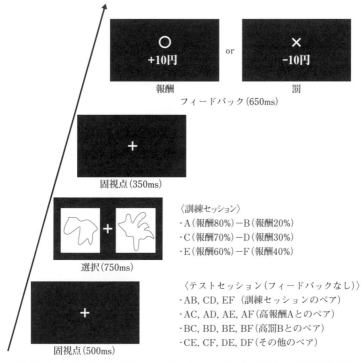

図 12.3　確率選択課題の概要（Kunisato et al.（2012）を元に作成）

基本的に同じものであるが，(1) 学習率 α を予測誤差が正の場合（α_G）と負の場合（α_L）で分けた点（Frank, Moustafa, Haughey, Curran, & Hutchison, 2007），(2) 行動選択規則としてソフトマックス関数を用いるが逆温度 β ではなく温度 τ を用いた点が異なる（逆温度は温度の逆数）。3つのパラメタ（α_L, α_G, τ）を最尤推定で推定し，抑うつ高群と低群で比較すると，学習率（α_L, α_G）では群間差はみとめられなかった。一方，温度（τ）は，低群と比べて，抑うつ高群において有意に高くなった。温度が高いと（逆温度が低いと），これまで学習した選択肢の行動価値に基づかないランダムな選択が増える。抑うつによって，それまでの学習の履歴（強化歴）を有効活用することが難しくなることが示唆された。これは，うつ病患者が訴える制止による判断困難な状況を表しているのかもしれない。

Kunisato et al.（2012）以外にも，強化学習モデルを抑うつ研究に用いた研究が行われてきており，抑うつと温度との関係にフォーカスした展望論文も出版された（Robinson & Chase, 2017）。Huys et al.（2012）は，大学生を対象に状態が遷移する実験課題を行って，強化学習モデルを用いたモデル・フィッティングを行い，ベック抑うつ質問票（beck depression inventory）の得点と逆温度との間に負の相関を示した。つまり，Kunisato et al.（2012）同様に，抑うつが高くなるほど，温度が高くなることを示している。次に，Huys, Pizzagalli, Bogdan, & Dayan（2013）は，確率的報酬課題（probabilistic reward task）を用いた6つの研究に対して，強化学習モデルを用いたメタ分析を行った。その結果，Huys et al.（2013）の強化学習モデルにおける報酬感受性とうつ病やアンヘドニアに負の関連が示された。Huys et al.（2013）の報酬感受性とは，Q学習の予測誤差の計算における報酬の重みづけの重さを決めるパラメータになる。つまり，報酬感受性が高いほど，予測誤差も大きくなり，その選択肢を選ぶ価値（Q値）が高くなり，その選択肢を選ぶ確率を高める。このように，報酬感受性は，パラメータ名やQ学習モデルにおける位置づけは異なるものの，逆温度とほぼ同じ機能をもっている。Huys et al.（2013）の結果は逆温度の高さと抑うつには負の相関があることを示すものであり，Kunisato et al.（2012）やHuys et al.（2012）と同様の結果であった。一方，うつ病患者と対照群に対して強化学習課題を実施し，強化学習モデルによるモデル・フィッティングを行った研究では，温度に有意な群間差は示されなかった（Rothkirch, Tonn, Köhler, & Sterzer, 2017）。また，うつ病患者と対照群に対して，学習の要素を含まないギャンブル課題を実施し，強化学習モデルによるモデル・フィッティングを行った研究でも，逆温度に有意な群間差は示されなかった（Chung et al., 2017）。このように，うつと逆温度との関係については，まだ，十分に研究知見の蓄積がなされていない現状がある。

　うつにおいて選択における温度が高くなり，選択がランダムになることは，臨床的な示唆を与えるかもしれないが，強化学習モデルにおける温度と学習率は交互作用することが多く，解釈には注意が必要である。図12.4は，学習率 α を0.01から1.00の範囲で変動させ，温度 τ を0.01から5.00の範囲で変動させて，逆転学習課題における合計獲得報酬額を計算することを2500回行っ

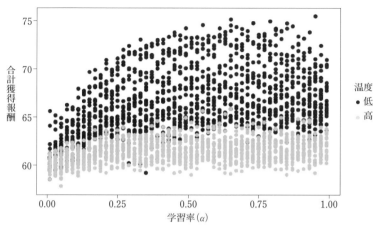

図 12.4 学習率と温度の交互作用のシミュレーション

たシミュレーション結果である。逆転学習課題とは，学習の途中で，選択肢に対するフィードバックが逆転する課題である。たとえば，上記の確率選択課題は，A は 80% の確率で報酬が出て，B は 20% の確率で報酬が出る課題であった。逆転学習課題の場合，ある程度学習が進むと，A は 20% の確率で報酬が出て，一方 B は 80% の確率で報酬が出るように報酬の確率が逆転する。獲得報酬を従属変数にし，学習率と温度とその交互作用を独立変数にした重回帰分析をしたところ，シミュレーションに用いた逆転学習課題においては，学習率が高いほど獲得報酬は高くなり，温度が低いほど獲得報酬が高くなることが示され，2 つの交互作用も有意に獲得報酬に関連した。交互作用があることから，温度単体での解釈には注意が必要かもしれない（同様のシミュレーションを Robinson & Chase（2017）が行っている）。また，温度は，モデルがデータを十分に説明できていない場合に，値が過剰に大きくなることがある。つまり，モデルがデータを十分に説明できない場合に，温度が大きくなることでデータ適合が高まることがある。今後は，より大きなサンプルサイズでの検証を行う，モデル適合の悪さが温度を高めている可能性もあるのでモデル比較を行う，可能であれば温度の操作を可能にする実験パラダイムを作成することが必要といえる（Robinson & Chase, 2017）。

12.4 双極性障害と強化学習

Mason, Eldar, & Rutledge (2017) は，双極性障害に見られる気分の不安定性は報酬に対する感受性と気分の相互作用によるものであるという仮説を提案している。その仮説は Eldar & Niv (2015) で提案された強化学習モデルに基づいている[36]。

Eldar & Niv (2015) は強化学習モデルに「気分」を変数として取り入れたモデルを構築し，気分と報酬に対する主観的価値の相互作用が選択行動にもたらす効果を検討した。ここで，気分は，直近に経験した報酬予測誤差に依存すると仮定されている。簡単に言うと，期待以上のことが続けば気分は向上し，期待以下のことが続けば気分は落ち込む，ということである。この仮定は Rutledge et al. (2014) により示された，瞬時的な幸福度の評定値はその前の報酬そのものではなく，報酬予測誤差で説明されるという知見に基づいている。さらに，Eldar & Niv (2015) のモデルでは，気分は報酬の主観的価値に影響を与えると仮定する。気分が良いときに得られた報酬は，より価値のあるものに感じられるかもしれない。これは，気分が報酬の主観的価値にポジティブフィードバックをもたらすという状況である。その一方で，気分が高揚している時はむしろ少しばかりの報酬に対するありがたみが感じられなくなり，気分は報酬の主観的価値を下げる，すなわちネガティブフィードバックをもたらすかもしれない。このことを，Eldar & Niv (2015) は主観的な報酬価値は $r \cdot f^m$ で与えられるとすることで表現した。ここで，r は客観的な報酬の量を表す。m は気分を表す変数であり，$m > 0$ のときはポジティブな気分，$m < 0$ のときはネガティブな気分を表す。m は，直近の報酬予測誤差が平均的に正になっていれば（期待以上の結果が多ければ）正になり，直近の報酬予測誤差が平均的に負になっていれば（期待以下の結果が多ければ）負になる（m の更新法ついてはコラム 11「気分の時間発展のモデル」参照）。f は気分が主観的報酬価値に及ぼす効果を決める定数である。$f > 1$ のときは気分が良いときに得

---

[36] この研究については片平 (2017) でも詳しく解説している。

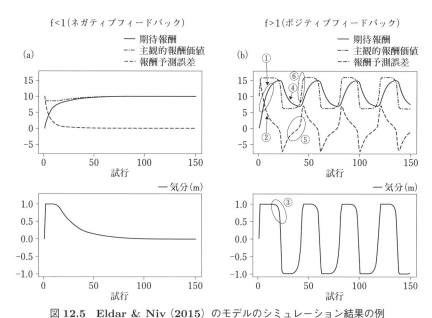

図 12.5 Eldar & Niv (2015) のモデルのシミュレーション結果の例

シミュレーションでは毎回一定の報酬 ($r = 10$) が与えられる事態を想定した。(a) 気分が主観的報酬価値に対しネガティブフィードバックを与えるパラメータの値を用いた例。(b) ポジティブフィードバックを与えるパラメータの値を用いた例（シミュレーションは，Eldar & Niv (2015) をもとに，筆者が独自に行った）。

られた報酬は，より価値のあるものに感じられるというポジティブフィードバックが働き，気分が向上すると主観的報酬価値が増加する。$f < 1$ のときはその逆のネガティブフィードバックをもたらす。$f = 1$ のときは，気分は主観的報酬価値に影響を及ぼさない。主観的報酬価値をもとに，第 6 章の行動価値の更新式（式 [6.1]）を用いて，報酬の期待値の推定値である，期待報酬が更新される（ここでは，行動価値ではなく期待報酬と呼ぶ）。

図 12.5 はこのモデルのシミュレーションの結果の例である。このシミュレーションにおいては，行動の選択はなく，一定の報酬 ($r = 10$) が毎回得られる試行を繰り返し経験するという単純な事態を設定している。図 12.5a は，ネガティブフィードバックが働くパラメータ領域におけるモデルの振る舞いを表している。この例では期待報酬（実線）は実際の主観的報酬価値（一点鎖線）と一致し，気分を表す変数も中立な値（ゼロ）に収束している。図 12.5b はポ

ジティブフィードバックが働く領域の例である．この例では，実際に与えられる報酬は一定であるにも関わらず，期待報酬は1つの値に収束せず，振動する．また，気分も最大値である1と最小値である−1の間で振動している．

この振動現象の背後にあるプロセスは以下のようなものである．まず，実際に得られる主観的報酬価値より期待報酬が小さい時は，期待報酬は増加する（図12.5b，①）．この間，報酬予測誤差は正の値をとり続けるので，気分もポジティブな状態が続く．ポジティブフィードバックが働く場合はそれにより主観的報酬価値が実際の報酬価値である10より大きくなる．期待報酬が主観的報酬価値に近づくにつれて，報酬予測誤差は小さくなっていき（図12.5b，②），気分も低下してくる（図12.5b，③）．すると，それに応じて主観的報酬価値も減少し始め，現在の期待報酬を下回ってしまう．それにより報酬予測誤差は負の値となり，さらに気分は低下して負の値になり，主観的報酬価値も減少する．しかし，期待報酬がその主観的報酬に近づくにつれて（図12.5b，④），報酬予測誤差は増加し（図12.5b，⑤），その結果気分も向上して主観的報酬価値も増加していく（図12.5b，⑥）．以上のことが繰り返され，気分や期待報酬は振動する．

Eldar & Niv（2015）は気分と報酬の主観的価値の相互作用を検討するためのギャンブル課題を健常者を対象に実施し，その選択行動データに対し上記のモデルのモデル・フィッティングを行った．統計的なモデル選択の結果，気分の効果を持つ強化学習モデルは，そうでない標準的な強化学習モデルよりもデータに適合することが示された．また，軽躁的パーソナリティ尺度（hypomanic personality scale, HPS）の得点の高い参加者，すなわち気分の不安定傾向の高い参加者の行動のパラメータ推定値はポジティブフィードバックが働く領域にあった．一方，HPS得点の低い参加者のパラメータ推定値はネガティブフィードバックが働く領域にあった．

この研究は，ギャンブル課題中に実際に参加者に気分の変動が起こったわけではなく，参加者の行動から推定したパラメータが，ギャンブル課題外の気分の不安定性を説明する，という点で興味深い．このように，精神障害の症状を説明するシンプルな計算論モデルのモデル・フィッティングにより，症状，治療反応性，および予後の予測が可能となることも期待される．Eldar & Niv

(2015) の研究は，計算論的精神医学が臨床応用へ貢献するための 1 つの道筋を示したものといえよう。

コラム 11　気分の時間発展のモデル

Eldar & Niv (2015) のモデルにおける，気分 m の時間発展のルールを以下に記す。報酬予測誤差の履歴を表す変数 h を考える。試行 t における h を h_t, 報酬予測誤差を δ_t とする。h_t は一試行ごとに以下のように更新される。

$$h_{t+1} = h_t + \eta_h(\delta_t - h_t)$$

η_h は一試行あたりの更新の大きさを表すステップサイズパラメータである。この式は，第 6 章の行動価値の更新式（式 [6.1]）において，報酬 r を報酬予測誤差 δ で，Q を h で，そして学習率 α を η_h で置き換えた式となっている。したがって，行動価値 Q が報酬の期待値の推定値になるように，h は報酬予測誤差の期待値の推定値になる。この h をもとに，気分を表す変数 m は $m = \tanh(h)$ で計算される。関数 $\tanh(\cdot)$ は入力値を -1 から 1 の範囲の実数に変換するシグモイド型の関数である。$h = 2$ 程度で m はほぼ 1 に，$h = -2$ 程度で m はほぼ -1 になる。

12.5　モデルベース強化学習・モデルフリー強化学習のバランスと精神障害

本章でこれまで紹介した研究事例はモデルフリーな強化学習を想定したものであったが，モデルベース強化学習と精神障害の関係を報告した研究も増えてきている（モデルベース強化学習とモデルフリー強化学習については第 6 章 8 節を参照）。Culbreth, Westbrook, Daw, Botvinick, & Barch (2016) は統合失調症の患者を対象に，Daw et al. (2011) の 2 段階マルコフ決定課題（第 6 章 8 節を参照）を実施し，モデルベース強化学習とモデルフリー強化学習のバランスが後者に偏ることを報告している。モデルフリーな学習と制御は線条体を含む大脳基底核，モデルベースな制御は背外側前頭前野（dorsolateral prefrontal cortex: dlPFC）で担われていると考えられており，この Culbreth らの結果は，統合失調症における前頭前野の機能低下を反映していると考えられる。た

だし，腹側線条体の活動はモデルフリー強化学習のみでなく，モデルベース強化学習によっても修飾されることも示されており（Daw, Gershman, Seymour, Dayan, & Dolan, 2011），統合失調症の線条体におけるドーパミン異常の影響も否定できない。

　モデルフリー強化学習への偏りは他の疾患の患者でも報告されている。特に，過食性障害，覚せい剤使用障害，強迫性障害等の患者でモデルフリー強化学習の比重が高くなることが報告されている（Voon et al., 2014）。モデルフリー強化学習は過去に形成されたハビット（習慣）を繰り返す行動につながる。ハビットの影響の強い個人がこれらの精神障害につながると Voon らは考えているが，その因果関係は検討の余地がある。また，選択されていない行動の価値が減衰する忘却の効果，同じ選択肢を繰り返す固執傾向の効果等，モデルに含められていない計算論的要素がモデルフリー・モデルベースのバランスを決めるパラメータの推定値にバイアスを与えることも指摘されている（Toyama, Katahira & Ohira, 投稿中）。モデルフリー強化学習への偏重の傾向も，疾患によって異なる行動特性を反映している可能性があり，これらの結果の解釈には注意が必要である。

　モデルベース強化学習の機能の低下は，前述のように多くの精神障害に共通する現象であることがわかってきた。この事実は複数の疾患カテゴリーの境界があいまいであり，既存の疾患カテゴリーに基づく研究が不適切なものである可能性も示唆している（第 8 章参照）。そこで Gillan et al.（2016）は一般集団を対象にした大規模なオンライン実験により，強迫性障害傾向，抑うつ傾向，不安傾向，過食傾向，衝動性，統合失調型パーソナリティ傾向と，様々な疾患カテゴリーにまたがる質問項目の回答をとりながら，Daw et al.（2011）の 2 段階マルコフ決定課題を実施した。その結果，強迫性障害，衝動性，過食性障害，アルコール依存のスコアとモデルフリー偏重の程度の間に有意な相関が示された。

　さらに Gillan らは疾患カテゴリーを取り払って全質問項目を因子分析にかけ，3 つの因子を抽出した。そのうち，衝動的行動や侵入思考（強迫観念）を反映する因子のスコアがモデルフリー強化学習への偏重と関係した。さらにその因子スコアはモデルフリー強化学習偏重の程度を，既存の疾患カテゴリーの

スコアと比べてよりよく説明した．この研究は，従来の診断による疾患カテゴリーにとらわれない次元的な研究方略（第8章参照）に基づく計算論的精神医学研究であるという点において画期的な試みであるといえよう．

コラム12　オンラインでの精神医学研究

Gillan et al.（2016）の実験は，アマゾン社のクラウドソーシングサービスであるMechanical Turkを利用してオンラインで行われた．Mechanical Turk等によるオンラインでの精神障害研究は大量のデータを簡便に集める方法として注目され，そのデータの信頼性も検討されている（Shapiro et al., 2013; Gillan & Daw, 2016）．データの信頼性は統制された実験室の環境に比べれば劣るかもしれないが，大量のデータを短期間でとることができるという利点は魅力的である．それにより得られたデータに強化学習モデル等のモデル・フィッティングをしながら，精神障害を計算論的な側面から検討していくことは，これからの計算論的精神医学の主要な研究手段の1つとなるだろう（Gillan & Daw, 2016）．国内でも利用可能なクラウドソーシング・サービスやネットリサーチ会社は複数存在し，オンライン実験・調査は近年盛んに行われるようになってきている．

12.6　抑うつとモデルベース強化学習

前節で紹介したGillan et al.（2016）の研究では抑うつに関する自己評価も検討されていたが，抑うつ傾向とモデルフリー強化学習・モデルベース強化学習のバランスとの関係は見出されなかった．抑うつについては，その方策間のバランスではなく，モデルベース強化学習の価値計算における詳細な計算プロセスへの影響が検討されている．

モデルベース強化学習は，状態遷移などについての「モデル」をもとに前向きに行動価値（将来にわたる総報酬の期待値）を計算する方法であった．一般に，状態遷移の数が多くなり，考慮する将来の状態が増えると，その計算量は膨大なものとなり，計算は困難になる．そこで，その先に強いネガティブな結果が来ることが予測されるような遷移については，その先の状態を計算から除

外することにより，計算負荷を減らすことが有効である。そのようなプロセスを「刈り込み」(pruning) と呼ぶ。この方法は必ずしも最適な結果を導くとは限らないが，多くの場合はある程度良い結果が得られるようなヒューリスティックとなる。

Huys et al. (2012) はこの刈り込みの程度を，モデルベース強化学習の価値計算におけるパラメータとして表現し，選択行動データから推定した。Huysらの用いた実験課題では，画面上に表示される6つの状態のうちランダムに選ばれた状態から1つの試行が始まる。参加者は2つの反応キーのいずれかを押すことで，キーに応じた状態遷移を経験する[37]。その状態遷移は決定論的なものであり，その遷移ごとに金銭の報酬もしくは損失が与えられる。たとえば図12.6は，現在の状態（図の最上部）から3回選択をする場合の例を示している。最初に 'U' を選択すると大きな損失（−140）が与えられるため，その先の状態遷移は刈り込んで計算せず，最初に 'I' を選択した場合の価値のみを計算するという方法が考えられる。この場合，刈り込みの有無にかかわらず，合計利得を最大化する（−20となる）選択を実現できるが，刈り込みをすることで計算の負荷を半分に減らすことができる。

行動データの分析の結果，参加者がそのような刈り込みを実際に行っていることが示唆された。また，抑うつ傾向を表すBDIスコアと刈り込みの程度を表すパラメータの正の相関が確認された。Huysらの実験は健常者を対象としたものであったが，その範囲の中では，抑うつ傾向が強い人ほど，大きな損失の見込まれる状態遷移の先を刈り込んで計算する傾向がみられたということである。

一方で，Dayan & Huys (2008) は様々な実験的・臨床的知見をもとに，セロトニンがこのような状態遷移の刈り込みに関与していると仮定したモデルを提案している。DayanとHuysのモデルは，「思考」における状態遷移を記述するモデルであり，思考の中でネガティブな価値を持つ状態に遷移することを抑える機能にセロトニンが関係しているとされる。さらにその遷移のもと

---

[37] 一試行につき選択する回数は2回から8回であり，その回数は各試行のはじめに参加者に知らされる。

第 12 章　強化学習モデルを用いた計算論的精神医学研究　　253

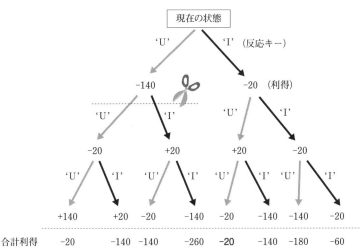

図 12.6　Huys et al.（2012）の実験課題の状態遷移の例と刈り込み（Huys et al.（2012）を元に作成）

ここでは 3 回選択する場合の決定木（decision tree）を表している。最初に反応キー 'U' を選択すると大きな損失があるため，その先を刈り込んで価値を計算する方法が考えられる。この例では，刈り込みをしてもしなくても，合計利得を最大（−20）にする選択をすることが可能である。

で，脳は思考の各状態の価値を TD 誤差学習にしたがって推定しているとする。刈り込みにより，ネガティブな状態への遷移が起こりにくくなり，各状態の価値はその分高めに推定される。

　セロトニンの作用を増強すると考えられる選択的セロトニン再取込阻害薬（selective serotonin reuptake inhibitor: SSRI）が抗うつ作用を持つことから，うつ病の患者はセロトニンの濃度や作用が低下していると考えられる。それを踏まえると，抑うつ傾向と刈り込みの程度の正の相関を示した Huys らの実験結果は，Dayan と Huys のモデルの予想と反するものに見えるかもしれない。それについて Huys らは，以下のように考察している。うつ病のリスクのある人はセロトニンの機能に依存する程度が高く，より刈り込みを行う傾向があると考えられる。Dayan と Huys のモデルによると，刈り込みをすることでネガティブな思考への遷移が抑えられ，各状態の価値の推定値，すなわちその後の「報酬」の予測が高く保たれる。したがって普段から刈り込みをする傾向が

強い人は，何らかの理由でセロトニンの作用が弱くなった際にそれまで高く見積もっていた状態の価値（報酬の予測値）と実際の結果がずれることで負の予測誤差を多く経験しやすくなる．それにより，気分はネガティブな方向にシフトし（12.4 節参照），抑うつ状態を経験しやすくなるのかもしれない．Huys らの実験の参加者は BDI スコアは中程度であり，まだセロトニンの作用が減弱している状態にはない，うつ病のリスク保有者が多かったのかもしれない．一方で Huys らは，BDI スコアが中程度であることがうつ病のリスク保有者であることに対応するということを支持する証拠はないことも認めている．また，実際のうつ病患者が刈り込みをしない傾向があることも確認されてはいない．抑うつとセロトニン，強化学習における刈り込みという計算過程を結び付けようという試みは斬新で有望なものであるが，現状ではそれらは興味深い仮説にとどまっている．その詳細な関係を明らかにしていくためにはさらなる研究が必要だろう．

12.7　恐怖学習と強化学習モデル

　さほど危険でも脅威でもないはずの対象や状況に対して激しい恐怖を感じる恐怖症は，多くの場合は学習の結果として形成されるものと考えられている．特に良く用いられている恐怖症に関する研究パラダイムが恐怖条件づけである．恐怖条件づけは，電撃などの無条件に情動反応を引き起こす刺激（unconditioned stimulus: US）と，純音などの本来は情動反応を引き起こすことはない中立的な刺激を対呈示することにより，中立的な刺激の呈示のみでフリージングなどの恐怖反応が起こるようになる実験パラダイムである．そのときの中立な刺激を条件刺激（conditioned stimulus: CS）と呼ぶ．恐怖条件づけは心的外傷後ストレス障害（PTSD）とも関連すると考えられている．また，US の呈示なしに CS のみを呈示することを繰り返すことで恐怖反応が抑制される．これを消去と呼び，恐怖症や PTSD の治療法である曝露法の根底にあるプロセスであると考えられている．

　恐怖条件づけには，扁桃体，海馬，腹内側前頭前野（ventromedial prefrontal cortex: vmPFC）が関与していることが知られている．しかし，それらの領域

間の相互作用については十分明らかになっていない。Moustafa et al.（2013）は，それらの脳領域間の相互作用をニューラルネットワークでモデル化し，恐怖条件づけと消去におけるそれぞれの脳領域の機能を検討した。

Moustafa らのモデルは一種のニューラルネットワークモデルであるが，その学習には強化学習モデルの中で紹介した（6.7節）TD誤差学習が用いられている。TD誤差が正の場合，すなわち予期していないときにUSが呈示されたときは，扁桃体の基底外側部（basolateral amygdala: BLA）の結合がTD誤差により更新される。TD誤差が負の場合，すなわちUSを予期していたときにそれが呈示されなかった場合（消去）は，vmPFCの結合がTD誤差により更新される[38]。vmPFCは扁桃体に抑制的に働きかけ，条件反応を抑制する働きがあるため，消去を起こすとされる。ただし，海馬により供給される文脈の情報が異なる場合はvmPFCの抑制が働かない。これにより，消去が文脈に依存していること（たとえば治療場面では症状が抑えられても，日常場面では再発してしまうこと）が説明される。

Moustafa らのモデルの計算過程はシンプルであり，それ自体が強化学習モデルの一種ともとらえられるようなものであるが，その変数を具体的な脳部位と対応づけることで，脳部位の役割を議論することができる。それにより，たとえばある脳部位の機能が損なわれること（たとえばうつ病における海馬の機能低下；11.2節参照）がどのように恐怖症などの精神障害と関連するか，ということも検討が可能になる。ニューラルネットワークモデルと強化学習モデルをつなぐ1つの例になっているといえよう。このように階層の異なるモデルをつなぐことにより，異なる説明のレベルのギャップを埋めることも可能になるだろう。

---

[38] USとしては嫌悪的な刺激を想定しているが，それが呈示される場合の"報酬"の値をここでは正と考える。

第13章 ベイズ推論モデルを用いた計算論的精神医学研究

13.1 ベイズ推論モデルの精神障害への適用

　ベイズ推論モデルは，ベイズの定理を用いて，私たちの知覚や行動をモデル化する。これまで複数のベイズ推論モデルが提唱されてきているが，ここでは，第7章で紹介したFristonの自由エネルギー原理に基づくモデルと能動的推論 (Adams, Stephan, Brown, Frith, & Friston, 2013)，Mathysの階層ガウシアンフィルター (Mathys, Daunizeau, Friston, & Stephan, 2011) などの階層ベイズ推論モデルを主に扱う。

　Fristonのベイズ推論モデルでは，以下に説明する3つの仮定を置く (Adams et al., 2013)。(1) 脳は生成モデルの下で，感覚入力の自由エネルギーを最小化すると仮定する。自由エネルギーの最小化とは，世界についての生成モデルの確からしさを最大化することを意味する。つまり，与えられた生成モデルにおいて，脳が行った予測と感覚入力とのズレが小さくなるほど自由エネルギーは小さくなり，その自由エネルギーの小ささが生成モデルの確からしさにもつながる。(2) 脳が用いる生成モデルは，環境や自身の身体についてのモデルであり，階層的，非線形的，動的であると考える。たとえば，人の顔は，顔を構成する線分，目や鼻などのパーツ，各パーツの配置，顔全体といったように階層性をもっているため，顔のモデルも階層的である必要がある。このように，環境のモデルとして機能するためには，生成モデルは階層構造を持っている必要がある。(3) 生成モデル下での予測された世界の状態は，

ニューロン発火率が符号化していると仮定をする。Friston のベイズ推論モデルでは，モデルから生成される予測を神経活動が符号化するものとして捉える。ベイズ推論モデルにおいては，脳が行う予測が重要になってくる。予測符号化では，神経回路におけるより高次なユニットから低次のユニットに情報が送られ，高次から低次のユニットの活動が予測される。そして，予測と実際の感覚入力との誤差は，予測誤差の形式で遡り，それによって高次の予測が変更される。まとめると，私たちの脳は，階層性をもった生成モデルの下で，脳活動と感覚入力の自由エネルギーを最小化する。その時，私たちの脳は，予測を変えるために神経活動を変化させるか（予測符号化），行動することで感覚入力を変える（能動的推論）ことで，自由エネルギーの最小化を実現していると考えられている（Adams et al., 2013）。

上記の Friston らのモデルを含むベイズ推論モデルでは，脳が感覚入力の原因（感覚データを引き起こした環境の事象）を推測するために，予測を行うとする。そして，行った予測は，実際の感覚データを基にして，更新される。この過程は，ベイズの定理で表すことができる。過去の経験を基に事前に行った予測は，確率分布として表現でき，事前分布（事前の信念）になる。この事前の信念に感覚データの確率分布である尤度を掛け合わせることで，事後分布（事後の信念）に更新される。なお，ガウス分布（正規分布）を仮定した場合，事前分布と尤度の組み合わせから事後分布に更新するのは，

$$\mu_{posterior} = \mu_{prior} + \frac{\pi_{likelihood}}{\pi_{posterior}}(x - \mu_{prior}) \qquad [13.1]$$

$$\pi_{posterior} = \pi_{prior} + \pi_{likelihood} \qquad [13.2]$$

でなされる（Mathys et al., 2011; 詳細は，7.2「ベイズ推論」と第 7 章付録 B「正規分布の平均に関するベイズ推定」を参照）。ガウス分布は，平均値と精度（分散の逆数）の 2 つのパラメータをもつ。上の [13.1] 式の右辺の第 2 項において，感覚データ（x）から事前分布の平均値を引いたものは，実際の感覚データと予測との差であり，予測誤差を表している。そして，その予測誤差に，尤度の精度（$\pi_{likelihood}$）を事後分布の精度（$\pi_{posterior}$）で割ったものが掛けられている。事後分布の精度は，事前分布の精度と尤度の精度を足したものであ

り，尤度の精度を事後分布の精度で割ったものは，事前分布と尤度の精度における尤度の精度の比率の高さを表している。つまり，これは，予測誤差が事後分布に反映される程度を調整する学習率を，精度によって表現したものになる。以上のように，ガウス分布において，事後分布の平均値は，事前分布の平均値と精度で表現した学習率と予測誤差を掛け合わせたものを足すことで計算される。このことは，私たちが行う予測の更新において，予測誤差だけでなく，尤度と事前分布の精度が重要になることを示している。

　ベイズ推論モデルを精神医学研究に用いる場合は，分布の精度が重要になってくる。図 13.1 の A では，事前分布（平均 −50, 標準偏差 40），データの尤度（平均 50, 標準偏差 40），事前分布を尤度で更新した事後分布をプロットした。事前分布と尤度の平均は異なるが，標準偏差は同じなので，分散の逆数である精度も同じになる。この場合，事後分布は，事前分布と尤度の真ん中に平均をおくガウス分布になった。次に，事前分布の精度を低くした（標準偏差を 40 から 80 に変更）場合の事後分布を，図 13.1 の B にプロットした。事後分布は，尤度の分布と重なるようになり，事前分布の影響は小さくなった。事前分布の精度が低い場合は，事後分布はデータの分布に依存する。最後に，事前分布の精度は変更せず，尤度の精度を高くした（標準偏差を 40 から 5 に変更）場合の事後分布を，図 13.1 の C にプロットした。図 13.2 の B と同様に，事後分布は，事前分布より尤度に重なるようになった。このように，データのエビデンスが強い場合は，事前分布よりも尤度が優先される。これらの分布は私達の信念の分布と考えられる。ベイズ推論モデルの観点から，精神障害患者の信念を検討する場合に，事前分布や尤度の精度が問題となる。

13.2　統合失調症のベイズ推論モデル

　統合失調症は，幻覚や妄想といった症状が特徴的な疾患であり，その原因はいまだに明確にはわかってない。これまでの統合失調症に関する研究をまとめると，統合失調症患者の前頭前皮質における機能異常が報告されてきている。特に，前頭前皮質における NMDA 受容体の機能低下（Abi-Saab, D'Souza, Moghaddam, & Krystal, 1998），抑制性介在ニューロンにおける

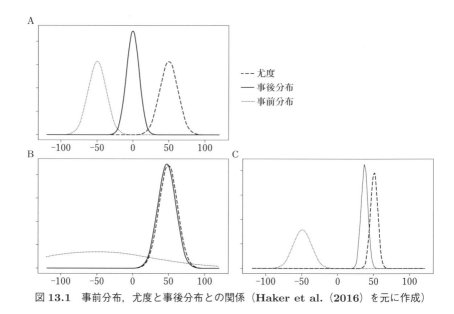

図 13.1 事前分布，尤度と事後分布との関係（Haker et al.（2016）を元に作成）

GABA 合成の低下（Lewis, Curley, Glausier, & Volk, 2012），ドーパミン D1 受容体の活動低下と D2 受容体の過活動（Goldman-Rakic, Castner, Svensson, Siever, & Williams, 2004）などが指摘されている。これらの異常は，前頭前皮質におけるシナプスのゲインを低下もしくは喪失させ，シグナルノイズ比を低下させたりする（Adams, 2018）。シナプスのゲインとは，シナプス後細胞の応答に対する，シナプス前細胞の影響性の変化のことである。

　シナプスのゲインは信号伝達の影響性であり，これは，ベイズ推論モデルでは，学習率（事前分布と尤度の精度における尤度の精度の割合）に対応する。上記のガウス分布を仮定した更新式が示すように，予測符号化において，精度は，高次のレベルのユニットから低次レベルのユニットへの情報伝達（予測）に影響する。そして，シナプスのゲインは 1 つのニューロン集団から次のニューロン集団への情報伝達に影響する。シナプスのゲインも精度もある階層から別の階層への情報伝達に影響するという点が類似している（Rutledge & Adams, 2017）。そこで，精度の神経基盤を，シナプスのゲインであると考えた上で統合失調症についても検討する（Feldman & Friston, 2010）。つまり，

シナプスのゲインの問題が指摘されている統合失調症は，計算論的アプローチからは精度に問題がある疾患と言い換えることもできる。高次皮質領域におけるシナプスのゲインに問題があるために，統合失調症においては，事前信念よりも感覚データが重視され，そのことが統合失調症の症状に関係しているかもしれない。しかし，このような精度の異常の考えを支持する知見がある一方で，事前の信念の方が重視されていると考えられる知見も存在している（Adams, 2018）。統合失調症におけるベイズ推論モデルを用いた研究は，まだ始まったところであり，研究知見が蓄積されつつある段階であるといえる。以下では，ベイズ推論モデルを用いた統合失調症研究として，能動的推論による感覚の減衰（sensory attenuation）の研究と階層ガウシアンフィルターによる幻覚の研究について紹介する。

13.3 感覚の減衰と能動的推論

一般的に，自分が生成した行為の結果の知覚は，外的に生成されたものと比較して，知覚のレベルが減弱して感じられることが知られており，この現象を感覚の減衰という。たとえば，自分で発した声の大きさが小さく聞こえる現象や，自分で自分をくすぐることができないことのメカニズムとして説明される。感覚の減衰の程度は，フォースマッチング（Force matching）という課題を用いて計測することができる。フォースマッチング課題では，自分の指に対して与えられた力（図 13.2A）を，外から機械的に力を生成する装置で再現するように求められると，ほぼ正確に再現できる一方で，自分のもう一方の手をつかって自分で力を加える形で再現（図 13.2B）するように求められると，実際よりも強い力で押してしまう（図 13.1C）。これは，自分の指で自分に対して加えた力の感覚が減弱されていることを意味している。興味深いことに，統合失調症では，この感覚の減衰が減弱している（減衰される度合いが小さい）ことが知られており，さらに，健常者において，その減弱の程度が妄想への親和性のスコアと相関することが知られている（Brown, Adams, Parees, Edwards, & Friston, 2013）。

Brown ら（Brown et al., 2013）は，自分の動作と外力から力の知覚が生じる

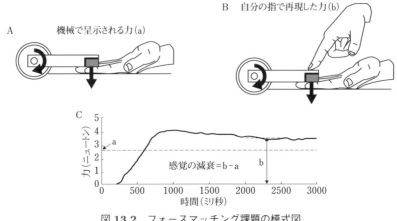

図 13.2 フォースマッチング課題の模式図

階層的なプロセスを，能動的推論（7.5 節参照）の枠組みを用いてモデル化し，フォースマッチング課題を模したシンプルなシミュレーションを行った．モデルは，感覚レベル（S），隠れ状態レベル（x）（感覚皮質の脳活動），原因（外的な力）の推定レベル（v）（前頭前野の脳活動）といった階層構造を持ち，それぞれのレベルでの予測誤差（PE）および予測精度（Π）を用いて状態の更新を行うとされる．能動的推論の枠組みでは，各レベルの状態は，それぞれ予測精度で重み付けされた同レベルと下のレベルの予測誤差に従って更新される（図13.3）．ここで，最下層の感覚レベルの予測誤差は，動作の生成によって感覚を変化させるか，隠れ状態レベルの予測を変更することによってのみ解消できることに注意しよう．

Brown らは，正常なシステムにおいては，感覚レベルの予測精度は，常に高次レベルの予測精度よりも低く，感覚が自分の動作による場合には精度が特に低下する，と仮定してシミュレーションを行った．複雑な微分方程式で記述されている Brown らのモデルの動作を直観的に理解するために，模式的に表現すると以下のようになる．先に述べたように，感覚レベルの予測誤差は，隠れ状態レベルの予測を変更するか，動作を生成し感覚を変化させることによってのみ解消される．感覚レベルの予測精度が小さいと，隠れ状態の更新に与える影響が相対的に小さくなり，感覚レベルの予測誤差は隠れ状態の予測の更

第 13 章　ベイズ推論モデルを用いた計算論的精神医学研究　　263

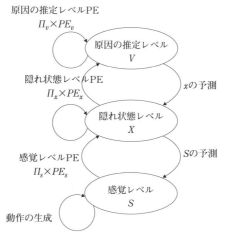

図 13.3　力の知覚の階層的なモデル

新では解消できず，結果的に動作を生成することで予測誤差が最小化される。Brown らは，この自発的動作に伴う感覚レベルの予測精度の低下は，正常なシステムに求められる基本的な性質であり，反射的に動作が生じる原動力である，と主張している。感覚レベルの予測精度の低下は，原因の推定レベルにも影響を及ぼし，結果的に，自分の動作の結果の感覚が相対的に減弱する感覚の減衰が生じうると説明される（Brown et al., 2013; Adams et al., 2013）。

　さらに，Brown らは，統合失調症では，感覚・運動レベルの予測精度が過剰に高くなっているとの仮説を提案し，この仮説をフォースマッチング課題のシミュレーションで検証した。感覚レベルの予測精度が異常に高く設定された場合には，感覚レベルの予測誤差は隠れ状態の更新により解消されてしまうので，動作が生成されない。このような状態を，統合失調症の緊張病症候群（無動）に対応する，と主張する。さらに，感覚レベルの予測精度が過剰に高くなっていると，相対的に大きくなった予測誤差は，原因の推定レベルの状態の更新で解消せざるを得ないため，結果的に，実際には存在しない外力の存在が誤って推測される，といった自我意識の異常（被影響体験）や妄想が生じうると解釈される。Friston らのグループは，同様の枠組みを用いて，統合失調症者の脳波や眼球運動の異常といった神経生理学的所見のモデル化をすることによ

って，感覚レベルの予測精度の変調という観点から，統合失調症の病態理解を試みている（Adams et al., 2013）。

13.4 幻聴と階層ガウシアンフィルター

幻聴についてベイズ推論モデルから考えた時，事前分布の弱さが異常な予測誤差を引き起こし幻聴が生じるという仮説と事前分布が強いので刺激がなくても幻聴が生じるという仮説があり，一貫していない。知覚の階層構造を考えると，あるレベルと他のレベルでは結論が異なる可能性がある。そこで，Powers, Mathys, & Corlett（2017）は，幻聴について，パブロフ型条件づけによって幻聴を誘導する実験課題と階層的な知覚のモデルとして階層ガウシアンフィルターを用いて，幻聴の強い事前分布仮説を検討した。

Powers et al.（2017）の実験課題は，3つの段階からなる。まず，第1段階では，参加者の音検出の閾値と心理測定曲線を決めた。その後の条件づけ手続きで音検出の閾値が必要になるので，75％の確率で検出できる音の大きさを閾値として設定し，心理測定曲線も推定して，25％や50％の確率で検出できる音の大きさも決定した。第2段階では，ホワイトノイズを流した状態で，1000ヘルツの音とチェッカーボード模様の刺激を対呈示した。対呈示を繰り返すことで，聴覚刺激（1000ヘルツの音）と視覚刺激（チェッカーボード）の連合を形成する古典的条件づけが成立する。最後に，第3段階として，聴覚刺激 − 視覚刺激の連合を検討するテストセッションを行う。このテストセッションでは，段々と1000ヘルツの音が閾値下になるように変動する実験的操作を行い（最初は75％の確率で聞こえる閾値の音がチェッカーボードとともに呈示されるが，だんだんと50％や25％そしてホワイトノイズ以外音が出ていない試行の割合が増えていく），この条件下で音の検出を参加者に求めた。このテストセッションにおいて，実際は音が出ていないのに聞こえたと回答するのは，古典的条件づけによって形成された連合によって誘発された幻聴であるとして，条件づけ幻聴とした。

幻覚のある精神病患者（15名），幻覚のない精神病患者（14名），幻覚があるが精神病とは診断されていない者（15名），幻覚も精神病もない者（15名）

が，MRI 装置内で上記の実験課題に取り組んだ（Powers et al., 2017）。精神病患者には，主に統合失調症と統合失調感情障害の患者が含まれていた。各グループはデモグラフィックデータや音検出の閾値において差はなかった。全グループにおいて，条件づけ幻聴が確認された。そして，元々幻覚のある参加者の方が条件づけ幻聴を経験しやすく，条件づけ幻聴の程度は幻覚の症状重症度と正の相関を示した。fMRI 実験の結果から，音が出てないのに音が聞こえたと感じる条件づけ幻聴を経験している時は，経験してない時よりも，音の検出に関連する脳部位（両側の supplemental auditory cortex）の活動が高くなった。また，それ以外にも，条件づけ幻聴の経験と島皮質前部，帯状回，聴覚皮質，下前頭回，上側頭溝後部，尾状核などが関連したが，これらの領域は幻聴に関わる神経活動に関するメタ分析結果と重なるものであった。

Powers et al. (2017) は，上記の実験課題の行動データに対して，階層ガウシアンフィルター（7.4「階層ガウシアンフィルター」を参照）を用いたパラメータ推定を行った。図 13.4 にあるように，Powers et al. (2017) のモデルでは，x_1 が音が出ているかどうかについての信念，x_2 が視覚刺激と音との関連についての信念，x_3 が x_2 の変動性についての信念になる。これらは，一般的な階層ガウシアンフィルターと同じであるが，Powers et al. (2017) のモデルでは，実験に合わせて，反応のモデルに変更を加えている。Powers et al. (2017) のモデルでは，ある信念の下で「聞こえた」と反応する確率は，その信念をシグモイド関数に投入することで生成されるとした（シグモイド関数には信念の他に逆温度パラメータ β も投入する）。そして，シグモイド関数に投入する信念は，

$$信念 = 事前の信念 + \frac{1}{1+\nu}(観察 - 事前の信念)$$

のように，計算される。ここで，ν は，感覚の情報に対する事前の信念の重みを表すパラメータになる。ν が 1 の時，感覚情報と事前の信念は釣り合い，ν が 1 より小さいと感覚情報優位，ν が 1 よりも大きいと事前の信念優位になる。Powers et al. (2017) の目的が幻聴の強い事前分布仮説の検証であることを考えると，この ν が研究目的の検討においては，重要なパラメータになる。

階層ガウシアンフィルターモデルによるモデル・フィッティングの結果，

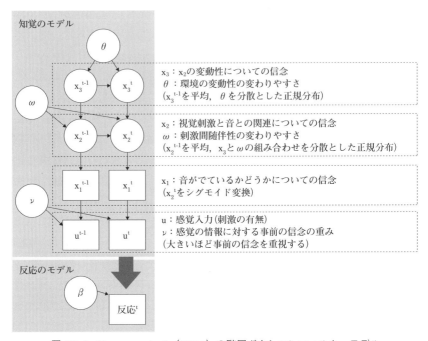

図 13.4 Powers et al.（2017）の階層ガウシアンフィルターモデル

(1) 幻覚のある者は，そうでない者よりも，x_1 と x_2 における信念が強い，(2) 精神病のある者は，そうでない者よりも，x_3 における信念が弱い，(3) 幻覚のある者は，そうでない者よりも，感覚の情報に対する事前の信念の重み ν が大きいことが明らかになった（Powers et al., 2017）。(1) と (3) の結果は，幻聴のある者は，音が出ているという信念や視覚刺激と音との関連についての信念が強く，感覚情報よりも事前の信念優位であることを示している。これらの結果は，幻聴の強い事前分布仮説を支持するものであった。次に，(2) の結果は，実際には刺激間の連合が変動しているのに，精神病のある者は，変動性についての信念が低いことを示している。この結果は，精神病患者の柔軟性の低さを表しているかもしれない。

このように，ベイズ推論モデルを用いることで，幻聴や統合失調症に関して，新たな観点から仮説を生成することができる。また，階層ガウシアンフィルターモデルなどを使うことで，階層性をもった知覚モデルを構築し，仮説の

直接的な検証も可能になる．幻聴や統合失調症についての本質的な理解のためにも，ベイズ推論モデルを用いたさらなる研究が期待される．

13.5 自閉スペクトラム症のベイズ推論モデル

自閉スペクトラム症とは，発達の早期から，社会的相互作用とコミュニケーションの障害，反復常同性と感覚過敏・鈍麻といった特徴を示す発達障害である．自閉スペクトラム症の特徴として，知覚において局所的かつ詳細な内容の処理はできるが，全体として情報の統合が難しいとする中枢性統合の弱さ仮説（Happé & Frith, 2006）が提唱されている．このような自閉スペクトラム症の知覚における特徴は，ベイズ推論モデルで扱うことができると考えられる．そのため，これまで自閉スペクトラム症に関するベイズ推論モデルが複数提唱されてきている（Haker, Schneebeli, & Stephan, 2016; Palmer, Lawson, & Hohwy, 2017）．自閉スペクトラム症において感覚入力が優位になっているのは，事前の信念の分布が極端に平坦なためであるとするシンプルなベイズ推論モデル（Pellicano & Burr, 2012）から，予測符号化に基づいた高次ユニットからの予測の精度の問題と考える階層ベイズ推論モデル（Lawson, Rees, & Friston, 2014）まで提案されている．自閉スペクトラム症において問題となる社会的相互作用やコミュニケーション場面では，無関連な情報も多く飛び交い，さらに複数の人がかかわる動的なプロセスの結果生じた情報も多い．また，同じ人の同じ発言であっても，その場に他に誰がいるか，どういう文脈かによって意味が異なってくる．社会的相互作用やコミュニケーション場面は，複雑な入れ子状になった階層的な構造をもっているといえる．そのため，そのような環境を表現するためにも，階層化された生成モデルを用いる必要があり，階層ベイズモデルが有用と考えられる．階層ベイズモデルを用いた問題理解においては，統合失調症と同じく，予測，予測誤差，精度の3つの観点から検討を行う．

ベイズ推論モデルにおいては，私たちは生成モデルをもとに予測・行動し，環境と相互作用すると考える．図13.5に示すように，私達が日々経験する社会刺激や対人相互作用場面は，無関連でランダムな情報を含んだ刺激や階層

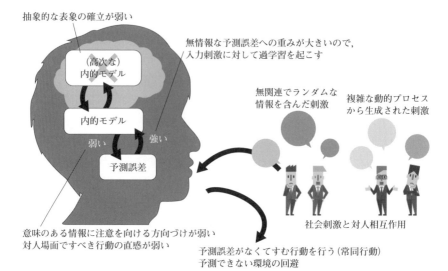

図 13.5　自閉症の階層ベイズモデル（Haker et al., 2016 を元に作成）

性をもった複雑な動的プロセスから生成された刺激を含んでいる。このような状況に対して，私達は，階層性をもった内的モデルを用意して，複雑かつ無関連な刺激を含んだ中から，意味のある情報に注意を向けたり，適切に予測を行う。しかし，自閉スペクトラム症では，なんらかの問題により，階層性をもった内的モデルの高次のレベルが機能しなくなっていると仮定する。このように仮定すると，自閉スペクトラム症のいくつかの特徴について階層ベイズモデルから説明をすることができる。

　まず，自閉スペクトラム症における知覚の中枢性統合の弱さは，事前の予測の精度よりも感覚入力の精度が高いために，生成モデルの更新がなされないためと考えられる（Haker et al., 2016）。自閉スペクトラム症では，高次な内的モデルの機能が低下しており，抽象的な表象が確立できておらず，トップダウン的に意味のある情報に注意を向けることができない。また，感覚入力の精度が高いので，絶えず，無情報な予測誤差が生じており，それに対する過学習が起こる。そのため，適切に生成モデルの更新ができない。その結果として，さらにトップダウン的な処理が難しくなり，悪循環に陥ることになる。このため，感覚の予測に対しても，絶えず予測された感覚と経験される感覚の予測誤

差が生じており，自閉スペクトラム症の者はストレスを感じている。このことは，自閉スペクトラム症の感覚過敏を説明する。さらに，社会的相互作用場面は非常に予測が難しく，動的かつあいまいな状況になるので，自閉スペクトラム症の者は，社会的相互作用場面でも予測誤差が多く生じてしまい，ストレスを感じることになると考えられる（Haker et al., 2016）。絶えず予測誤差のストレスにさらされるので，予測できない環境を回避し，予測誤差が生じることの少ない常同行動が行われるのではないかと考えられる（Haker et al., 2016）。このように，ベイズ推論モデルは，自閉スペクトラム症について，新たな視点や仮説を提供するものである。

13.6　自閉スペクトラム症の視覚弁別と階層ガウシアンフィルター

　自閉スペクトラム症の特徴として，常同性や変化への耐性のなさがある。ベイズ推論モデルにおいては，自閉スペクトラム症の感覚入力に比べた事前の信念の弱さが指摘されている。しかし，環境が変動するような不確実性のある状況における自閉スペクトラム症の学習過程についてモデリングした研究はない。そこで，Lawson, Mathys, & Rees（2017）は，環境変動のある視覚刺激の弁別課題を行っているときの行動データ（反応時間）に対して，階層ガウシアンフィルターを用いた検討を行った。

　Lawson, Mathys, & Rees（2017）は，29名の自閉スペクトラム症の者と26名の健常者を対象に，実験課題を行った。実験課題は，見えている刺激が家か顔かを判断するものであり，それらには高いノイズ，中くらいのノイズ，ノイズなしの3種類が用意されていた。もちろん，ノイズが高いほど，呈示される刺激が見にくくなる。それぞれの視覚刺激の呈示に先立って高い音と低い音の2種類の音刺激が呈示される。視覚刺激の種類（家か顔）と音刺激との関係は，音刺激から視覚刺激が予測できる関係（高い音が出たら84％の確率で顔が出てくるなどの高予期条件），音刺激から視覚刺激が弱く予測できる関係（高い音が出たら16％の確率で顔が出てくるなどの低予期条件），音刺激から視覚刺激が予測できない関係（高い音が出たら50％の確率で顔が出てくる対照条件）の3つの関係がある。その音と視覚刺激の関係は時間的に変化し，高い音が出た後

に顔の画像が出てくることが多い高予期条件だったとしても，途中で逆転して低予期条件などの別の条件に変化する．さらに，この関係がある一定の期間安定しているか（72試行の間は逆転しない），不安定か（72試行の間で3回変化する）で分けることができる．逆転の操作とその逆転が何度も起こるかどうかによって，環境の変動性を実験的に操作している．

　Lawson et al.（2017）は，まず，低予期条件から高予期条件を引いた反応時間や誤反応率などの行動データを検討した．これは，本来期待される刺激とは異なる刺激が出てきた時の反応時間や誤反応から期待された通りの刺激が出てきた時の反応時間や誤反応を引いたものであり，サプライズの簡易的な指標として使える．その結果，自閉スペクトラム症は，健常者に比べて，これらの簡易的なサプライズの指標において有意に小さな値を示した．さらに，自閉スペクトラム症の中で，重症度が高い者ほど，簡易的なサプライズの指標の値が低くなった．上記のベイズ推論モデルの仮説と合わない結果に見えるが，これらの指標は条件間の反応時間の相対的な差になり，絶対値としては，自閉スペクトラム症の者は反応が遅い．自閉スペクトラム症は，安定して予想できる状況においても，確率的に少ない変動に左右されやすく，結果として，予想できる状況でも反応時間が早くならない可能性がある．

　次に，Lawson et al.（2017）は，上記の反応時間データに対して，階層ガウシアンフィルター（7.4「階層ガウシアンフィルター」を参照）を用いたパラメータ推定を行った．図13.6にあるように，Lawson et al.（2017）のモデルでは，x_1が結果（家か顔か）についての信念，x_2が音と結果（家か顔か）との随伴性についての信念，x_3がx_2の変動性についての信念になる．x_3を生成する正規分布の分散パラメータがω_3であり，x_2を生成する正規分布の分散パラメータがω_2とx_3を組み合わせたものである．これらは，パラメータの表記は異なるものの一般的な階層ガウシアンフィルターと同じであるが，Lawson et al.（2017）のモデルでは，実験に合わせて，反応のモデルに変更を加えている．

第13章 ベイズ推論モデルを用いた計算論的精神医学研究 271

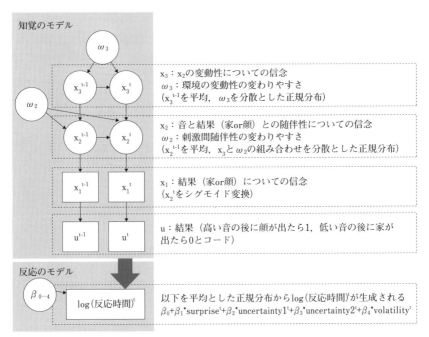

図 13.6 Lawson et al.（2017）の階層ガウシアンフィルターモデル

Lawson et al.（2017）は，

$$\log(反応時間)^t \sim \text{Normal}(\beta_0 + \beta_1 * suprise^t +$$
$$\beta_2 * uncertainty1^t +$$
$$\beta_3 * uncertainty2^t +$$
$$\beta_4 * volatility^t, \zeta)$$

のように，surprise，uncertainty1，uncertainty2，volatility の4つの指標から対数変換した反応時間を説明するモデルを作成した。surprise は x_1 のレベルの平均で計算され，uncertainty1 は x_1 のレベルの標準偏差，uncertainty2 は x_2 のレベルの平均と標準偏差で計算され，volatility は x_3 の平均と標準偏差で計算される。さらに，x_2 と x_3 のレベルにおける学習率も計算した（それぞれ，α_2，α_3）。

階層ガウシアンフィルターモデルを用いたモデル・フィッティングの結果，β_0（ベースラインの反応時間），β_2（結果の不確実性），β_4（一過性の変動性），ω_3

(持続的な変動性)が自閉スペクトラム症かそうでないかに関係していた(Lawson et al., 2017)。4つのパラメータとも正方向の予測をしており，自閉スペクトラム症の者は，結果の不確実性と一過性・持続性の変動性を過大評価する特徴があるといえる。そのため，予期できる条件から予期できない条件における環境変化に対応するのが難しいことがうかがえる。また，自閉スペクトラム症は，x_2 の音と結果の随伴性に関する学習率($α2$)は低いが，x_3 の環境の変動性についての学習率($α3$)は高かった(Lawson et al., 2017)。これは，環境の変動性を過大評価するために，環境の変動性に対する学習率が高くなっていると考えられる。環境への変動性を過大評価し，音と結果の随伴性に関する学習率が低くなるため，結果として，低予期条件と高予期条件との差という形でのサプライズは小さくなる。むしろ，自閉スペクトラム症では，状況に応じて生じるような健康な者の適応的なサプライズとは異なり，常にサプライズが生じているのかもしれない。

このように，ベイズ推論モデルの観点から自閉スペクトラム症の行動データに対してモデルフィッティングを行うことで，自閉スペクトラム症について新たな観点を得ることができた。自閉スペクトラム症についての理解を深めるためにも，ベイズ推論モデルを用いたさらなる研究が期待される。

13.7 まとめ

階層的なシステムにおける，予測誤差と予測精度の変調という観点から精神障害の病態を理解する試みは，階層ガウシアンフィルターモデルの研究にも見られるように，近年非常に注目が集まっている。Tani (Tani, 2016) を中心としたグループは，ニューラルネットワークと神経ロボティクスという別の方法論を用いた研究を行っている(Murata et al., 2017; Idei et al., 2018)。これらの研究は，計算論的には，上述したベイズ推論モデルと同等の問題意識に基づいており，抽象度の高い数理モデルのレベルから認知・行動レベルまでを橋渡しする説明を試みている点が特筆すべきである(第11章5節参照)。これらの研究とともに，臨床研究の知見が統合されることで，精神障害の病態理解がより深まることが期待される。

コラム 13　心理療法に対する計算論的アプローチ

　心療療法の1つである認知行動療法では，うつ病患者には，自己・世界・将来に対する後ろ向きな思考や信念があると想定し，それに対して認知的介入技法を用いた介入を行う。うつ病の認知的介入技法の1つである認知再構成法では，うつ病患者の後ろ向きな思考に焦点をあて，それを支える根拠の検討を通して，他の考え方も柔軟に採用できるように促す関わりが行われる。また，うつ病患者は活動が低下しており，行動に対して正の強化をうける機会が少なくなっていると想定し，それに対して行動的介入技法を用いた介入を行う。うつ病の行動的介入技法の1つである行動活性化では，患者の日々の生活の活動記録をつけて，受動的な回避によって引きこもりがちで悪循環が生じている生活状況に変化を加えるために，活動をスケジュール化する。このような行動活性化を通して，徐々に活動が増え，正の強化を受ける機会も得られるようになる。このように，うつ病の認知行動療法では，認知再構成法と行動活性化を通して，後ろ向きに偏った思考を柔軟にし，活動が低下した生活に変化を引き起こして，症状や生活の質の改善に寄与することを目指す。

　これまで，計算論的アプローチの観点から，認知行動療法をはじめとする心理療法について議論されることは少なかったが，徐々にそのような議論が行われつつある。Moutoussis, Shahar, Hauser, & Dolan（2017）は，認知行動療法で扱われる変数や概念をベイズ推論モデルや強化学習モデルの観点から整理する試みをしている。たとえば，うつ病患者は，自己・世界・将来に対する後ろ向きな信念をもっているが，この信念はベイズ推論モデルにおける信念と同じものと考えることができる（Chekroud, 2015）。認知再構成を行うことによって，うつ病患者があらかじめもっていた信念とは異なる情報や結果を経験し，それらの経験をもとに信念の更新が行われて，元々の後ろ向きな信念の確信度が弱められたり，他の信念に確信度を分配することができるようになるのかもしれない。

　認知再構成と同様に，行動活性化もベイズ推論モデルの能動的推論の観点から検討することもできる（Chekroud, 2015）。うつ病患者は，自身の生成モデル（「世界は自分の行動によって望ましい方向には変化しない」など）に従った，自由エネルギーが小さくなるような行動を行う（7.5「自由エネルギー原理」を参照）。しかし，そのように行動をすると生成モデルの更新が生じないので，行動活性化によって，生成モデルからすると自由エネルギーが大きくなる行動を行うようにする。その結果，入力が変わってくるので，生成モデルが更

新され，今の生活に適した生成モデル（環境への信念）に変わるのかもしれない。
　上記のように計算論的アプローチから，現状の認知行動療法の説明を行う試みが始まっている。計算論的アプローチは，現在行われている心理療法の作用機序を明らかにするとともに，新たな視点から新しい介入方法の提案にもつながるかもしれない。今後の発展が期待される研究領域の1つである。

付　録

第5章第11章の付録

読書案内：ニューラルネットワークモデルにもとづく精神疾患研究について記載が多いレビューなど

Anticevic, A., Murray, J. D., & Barch, D. M. (2015). Bridging levels of understanding in schizophrenia through computational modeling. *Clinical Psychological Science, 3(3)*, 433-459.

マックレオド, P., プランケット, K., ロールズ, E. T.（2005）．認知過程のコネクショニスト・モデル　北樹出版

Moustafa, A. A., Misiak, B., & Frydecka, D. (2018). Neurocomputational models of schizophrenia. In A. A. Moustafa (Ed.), *Computational Models of Brain and Behavior*(pp. 73-84). Wiley-Blackwell.

シュピッツァー，M.（2001）．脳 回路網のなかの精神——ニューラルネットが描く地図　新曜社

Valton, V., Romaniuk, L., Douglas Steele, J., Lawrie, S., & Seriès, P. (2017). Comprehensive review: Computational modelling of schizophrenia. *Neuroscience and Biobehavioral Reviews, 83*, 631-646.

公開されているプログラムのソースコード

5.6 ニューロン素子の時間スケールの違いにより機能的階層性が自己組織化する多時間スケール RNN（MTRNN）https://groups.oist.jp/ja/node/16045

5.7 RNN の生成ダイナミクスを切り替えるパラメトリックバイアス https://groups.oist.jp/ja/node/16045

11.6 予測精度の推定機能を追加した確率的連続時間 RNN（S-CTRNN）https://github.com/ogata-lab/SCTRNN

第 6 章の付録

行動価値の更新におけるパラメータの効果

基本的な行動価値更新則である式 [6.1] の振る舞いやパラメータの役割を検討するため，常にスロットマシン A が選ばれ，毎回報酬が得られるという単純な状況を考えよう．図 6.9 はその設定における行動価値 $Q(A)$ の振る舞いを示している．報酬の値が常に $r=1$ である場合，$Q(A)$ はその値である 1 に収束する．実線は学習率 $\alpha = 0.3$ の場合である．ここで，学習率 α を 2 倍，つまり $\alpha = 0.6$ にすると，$Q(A)$ の振る舞いは破線のようになる．行動価値が行きつく先は変わらないが，そこまでの到着が早くなる．一方，報酬 r を 2 倍，すなわち $r=2$ とすると，行動価値の到達点もそれに応じて 2 倍になる（一点鎖線）．一方，そこに到達する速さは α が同じである実線のものと変わらない．ここから，報酬の価値 r は行動価値値が漸近する値を，学習率 α はそこまで到達する速さを調整すると考えられる．

上の例だけ考えると，学習率 α は少しでも 1 に近づけた方がより速く選択肢の価値が学習できてよさそうであるが，報酬の出方が確率的である場合は

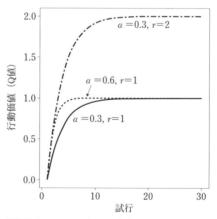

図 6.9 行動価値の時間発展における報酬の価値と学習率の効果（常に報酬有りの場合）

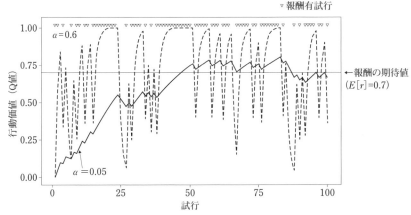

図 6.10 行動価値の時間発展における学習率の効果（報酬は確率 0.7 で与えられる場合）

必ずしもそうではない。今度はスロットマシン A を選択した際の報酬確率は 0.7，つまり平均的に 10 試行中 7 試行で報酬が得られるものとしよう。図 6.10 はスロットマシン A だけ選び続けたときの行動価値の変化を表している。α が小さい時（$\alpha = 0.05$）は行動価値は r の期待値である 0.7 付近に近づく。これは報酬予測誤差 $\delta_t = r_t - Q_t(A)$ が平均的にゼロになる値に対応する。一方，α が比較的大きい場合（$\alpha = 0.6$）は 1 回あたりの更新量が増え，直近の結果の影響が強くなる。行動価値は大きく振動し，たまたま報酬が得られる試行が多く続けば 1 に近くなり，報酬が得られない試行が続けばゼロ近くまで下がる。これでは安定して報酬の期待値を推定できているとはいえない。この行動価値をもとに選択をすると，必要以上に選択の変動が大きくなるだろう。一方，学習率 α が小さいと，報酬の期待値は安定して推定できるが，そこに到達するまでに時間がかかる。特に報酬の期待値が時間とともに変動する場合は，その変化に追従できなくなってしまう。学習率は一概に大きければよい，小さければよい，というものではなく，報酬確率の変動の大きさに応じて最適な値は変わってくるということである。第 7 章で紹介するベイズ推論モデルは，報酬確率の変動の程度に応じて学習率を変化させるモデルと見なせる。

第7章の付録

A. 正規分布

連続型の変数 x が平均 μ,分散 σ^2 の正規分布に従うとする。このとき,x の確率密度関数は

$$p(x) = \frac{1}{\sqrt{2\pi\sigma^2}} \exp\left(-\frac{(x-\mu)^2}{2\sigma^2}\right) \qquad [7.10]$$

である。x がこの正規分布に従うことを,

$$x \sim \mathcal{N}(\mu, \sigma^2) \qquad [7.11]$$

と表す。また,その確率密度関数を

$$p(x) = \mathcal{N}(x|\mu, \sigma^2) \qquad [7.12]$$

と表すこともある。

B. 正規分布の平均に関するベイズ推定

観測可能な連続型の変数 y が平均 x,分散 σ_y^2 の正規分布から生成されるとする。ここで,x は未知変数であり,σ_y^2 は既知であると仮定する。

$$p(y|x) = \mathcal{N}(y|x, \sigma_y^2) \qquad [7.13]$$

y の確率密度変数は未知変数 x の条件付き確率であることを明記して $p(y|x)$ と表している。

x の事前分布 $p(x)$(データを観測する前の信念)は平均 $\hat{\mu}$,分散 $\hat{\sigma}_x^2$ の正規分布であるとする。

$$p(x) = \mathcal{N}(x|\hat{\mu}, \hat{\sigma}_x^2) \qquad [7.14]$$

y の一つ実現値が観測されたときの x についての事後分布をベイズの定理

$$p(x|y) = \frac{p(y|x)p(x)}{p(y)} \qquad [7.15]$$

より求めよう。ここで，右辺の分母の $p(y)$ は x に依存しない正規化項なので分子のみ評価すればよい。したがって，

$$p(x|y) \propto p(y|x)p(x)$$

の計算をする。"$\propto$" は比例を表す記号であり，x に依存しない定数項が掛け合わされている場合は無視することを意味する。$p(y|x)p(x)$ は以下のように計算できる。

$$p(x|y) \propto \exp\left(-\frac{(y-x)^2}{2\sigma_y^2}\right) \times \exp\left(-\frac{(x-\hat{\mu})^2}{2\hat{\sigma}_x^2}\right) \qquad [7.16]$$

$$= \exp\left(-\frac{(y-x)^2}{2\sigma_y^2} - \frac{(x-\hat{\mu})^2}{2\hat{\sigma}_x^2}\right) \qquad [7.17]$$

$$= \exp\left(-\frac{\hat{\sigma}_x^2 + \sigma_y^2}{2\hat{\sigma}_x^2 \sigma_y^2}\left(x - \frac{\hat{\sigma}_x^2 y + \sigma_y^2 \hat{\mu}}{\hat{\sigma}_x^2 + \sigma_y^2}\right)^2 + (x \text{ に依存しない項})\right) \qquad [7.18]$$

式 [7.17] から式 [7.18] への変形では x についての平方完成をしている。平均 μ，分散 σ^2 の正規分布にしたがう変数 x の確率密度関数は，正規化項を除いて，

$$p(x) \propto \exp\left(-\frac{(x-\mu)^2}{2\sigma^2}\right) \qquad [7.19]$$

で与えられる（付録A参照）。式[7.19]と，式[7.18]を見比べると，x の事後分布 $p(x|y)$ は

$$\text{平均}: \mu = \frac{\hat{\sigma}_x^2 y + \sigma_y^2 \hat{\mu}}{\hat{\sigma}_x^2 + \sigma_y^2}, \quad \text{分散}: \sigma_x^2 = \frac{\hat{\sigma}_x^2 \sigma_y^2}{\hat{\sigma}_x^2 + \sigma_y^2} \qquad [7.20]$$

の正規分布であることがわかる。ここで，x の事後分布の平均，分散をそれぞれ μ，σ_x^2 と表した（事前分布のパラメータにつけていたハット記号（^）を外していることに注意）。さらに，平均は

$$\mu = \frac{\hat{\sigma}_x^2 y + \sigma_y^2 \hat{\mu}}{\hat{\sigma}_x^2 + \sigma_y^2} = \frac{\hat{\sigma}_x^2 y + (\hat{\sigma}_x^2 + \sigma_y^2)\hat{\mu} - \hat{\sigma}_x^2 \hat{\mu}}{\hat{\sigma}_x^2 + \sigma_y^2}$$

$$= \hat{\mu} + \frac{\hat{\sigma}_x^2}{\hat{\sigma}_x^2 + \sigma_y^2}(y - \hat{\mu}) \qquad [7.21]$$

と表すことができる．この形で表しておくと，本文で述べたように強化学習モデルの更新式との対応付けがしやすい．

次に，上の事後分布のパラメータを分散の逆数である精度で表す．分散 $\hat{\sigma}_x^2$, σ_y^2 の精度をそれぞれ

$$\hat{\pi}_x = \frac{1}{\hat{\sigma}_x^2} \qquad [7.22]$$

$$\pi_y = \frac{1}{\sigma_y^2} \qquad [7.23]$$

と表す．すると，

$$\frac{\hat{\sigma}_x^2}{\hat{\sigma}_x^2 + \sigma_y^2} = \frac{\frac{1}{\hat{\pi}_x}}{\frac{1}{\hat{\pi}_x} + \frac{1}{\pi_y}} = \frac{\pi_y}{\pi_y + \hat{\pi}_x} \qquad [7.24]$$

となるから，x の事後分布の平均を表す式[7.21]は

$$\mu = \hat{\mu} + \frac{\pi_y}{\pi_y + \hat{\pi}_x}(y - \hat{\mu}) \qquad [7.25]$$

となる．この式の $\frac{\pi_y}{\pi_y + \hat{\pi}_x}(y - \hat{\mu})$ は 精度重み付き予測誤差（precision-weighted prediction error: pwPE）と呼ばれ，精神障害をベイズ推論モデルに基づいて議論する上でも重要な量である．

また，事後分布の分散の式[7.20]より，x についての事後分布の精度は

$$\pi_x = \frac{\hat{\sigma}_x^2 + \sigma_y^2}{\hat{\sigma}_x^2 \sigma_y^2} = \frac{1}{\sigma_y^2} + \frac{1}{\hat{\sigma}_x^2} = \pi_y + \hat{\pi}_x \qquad [7.26]$$

と，単純に二つの精度を足し合わせたものとなる．これを用いると，事後分布の平均についての更新式[7.25]は

$$\mu = \hat{\mu} + \frac{\pi_y}{\pi_x}(y - \hat{\mu}) \qquad [7.27]$$

とも書ける．

C. カルマンフィルター

今度は，変数 x が時間（試行）とともに変動する状況を考える．時刻 t の x の値を $x^{(t)}$ と表す．t は離散時間であり，1, 2, 3,... と，整数値をとるものとす

る．その過程は，ガウシアンランダムウォークであると仮定しよう．

$$x^{(t)} \sim \mathcal{N}(x^{(t-1)}, \sigma_d^2), \quad t = 1, 2, \ldots \qquad [7.28]$$

つまり，時刻 t の x は，前の時刻 $t-1$ の x に平均 0，分散 σ_d^2 のガウスノイズ（拡散ノイズ）が加わって生成されるものとする．

付録 B と同様に，観測データ y の生成モデルは

$$y^{(t)} \sim \mathcal{N}(x^{(t)}, \sigma_y^2) \qquad [7.29]$$

とする．

カルマンフィルターは各時刻 t において，$y^{(t)}$ を観測する度に x に関する信念をベイズ推定により更新していくアルゴリズムである．時刻 t において $y^{(t)}$ を観測する前の $x^{(t)}$ についての事前分布が平均 $\hat{\mu}^{(t)}$，分散 $\hat{\sigma}^{2(t)}$ の正規分布だったとしよう．$y^{(t)}$ の観測により，$x^{(t)}$ の信念はどのように変わるだろうか．これは付録 B において，y が 1 サンプル与えられたときの x の事後分布を求めたことと同じことである．したがって，式 [7.20]，[7.21] より，$y^{(t)}$ を観測した後の $x^{(t)}$ の事後分布は

$$\text{平均}: \mu^{(t)} = \hat{\mu}^{(t)} + \frac{\hat{\sigma}^{2(t)}}{\hat{\sigma}^{2(t)} + \sigma_y^2}(y^{(t)} - \hat{\mu}^{(t)})$$

$$\text{分散}: \sigma^{2(t)} = \frac{\hat{\sigma}^{2(t)} \sigma_y^2}{\hat{\sigma}^{2(t)} + \sigma_y^2} \qquad [7.30]$$

の正規分布となる．

ここで

$$k_t = \frac{\hat{\sigma}^{2(t)}}{\hat{\sigma}^{2(t)} + \sigma_y^2} \qquad [7.31]$$

を用いると，事後分布の平均 $\mu^{(t)}$ は

$$\mu^{(t)} = \hat{\mu}^{(t)} + k_t(y^{(t)} - \hat{\mu}^{(t)}) \qquad [7.32]$$

と表せる．k_t はカルマンゲインとよばれる量である．また，分散 $\sigma^{2(t)}$ も k_t を使って

$$\sigma^{2(t)} = \frac{\hat{\sigma}^{2(t)}\sigma_y^2}{\hat{\sigma}^{2(t)} + \sigma_y^2} = (1-k_t)\hat{\sigma}^{2(t)} \quad [7.33]$$

と表すことができる。

ここまでで，各時刻において観察 $y^{(t)}$ が得られたときに $x^{(t)}$ の事後分布の計算法を説明した。今度は，次の時刻 $t+1$ における $x^{(t+1)}$ の事前分布を計算しよう。これは，$y^{(t)}$ が得られたときの $x^{(t+1)}$ と $x^{(t)}$ の同時確率

$$p(x^{(t+1)}, x^{(t)}|y^{(t)}) = p(x^{(t+1)}|x^{(t)}, y^{(t)})p(x^{(t)}|y^{(t)}) \quad [7.34]$$

を考え，そこから $x^{(t)}$ を積分消去することにより求められる。式[7.28]で与えられるモデルの仮定により，

$$p(x^{(t+1)}|x^{(t)}, y^{(t)}) = \mathcal{N}(x^{(t+1)}|x^{(t)}, \sigma_d^2) \quad [7.35]$$

$$p(x^{(t)}|y^{(t)}) = \mathcal{N}(x^{(t)}|\mu^{(t)}, \sigma^{2(t)}) \quad [7.36]$$

である。これより，試行 $t+1$ における $x^{(t+1)}$ の事前分布の平均 $\hat{\mu}^{(t+1)}$，分散 $\hat{\sigma}^{2(t+1)}$ はそれぞれ

$$\hat{\mu}^{(t+1)} = \mu^{(t)} \quad [7.37]$$

$$\hat{\sigma}^{2(t+1)} = \sigma^{2(t)} + \sigma_d^2 \quad [7.38]$$

となる[39]。つまり，次の試行の x についての事前分布は，拡散がおこる分，分散は σ_d^2 だけ増えるが，分布の中央は現在の事後分布から変わらないということである。もしある時刻で観測ができなかった場合（たとえばそのスロットマシンを選択しなかった場合），その都度 x の事前分布の分散は σ_d^2 だけ増加し，平均は変わらない。新たな情報はないため分布の中央は変化することはないが，時間がたった分，x が同じところにいるという確信は弱くなる，という

---

[39] 以下の一般的な事実を用いた。x は平均 μ，分散 σ_x^2 の正規分布にしたがうとする。y は平均 $ax+b$，分散 σ_y^2 の正規分布にしたがうとする。このとき，x と y の同時確率分布 $p(x,y)$ から x を積分消去した y の周辺分布 $p(y) = \int p(x,y)dx = \int p(x)p(y|x)dx$ は平均 $a\mu + b$，分散 $a^2\sigma_x^2 + \sigma_y^2$ の正規分布になる。ここで $y \to x^{(t+1)}, x \to x^{(t)}, \mu \to \mu^{(t)}, \sigma_x^2 \to \sigma^{2(t)}, \sigma_y^2 \to \sigma_d^2, a=1, b=0$ とすると上記の結果が得られる。

D. 階層ガウシアンフィルター

階層ガウシアンフィルターもカルマンフィルター同様に，時系列データから潜在変数の分布をベイズ推定により推定するアルゴリズムである。

はじめに，階層ガウシアンフィルターで仮定される標準的な生成モデルを考える。観測された刺激のカテゴリーを表す変数はここでは x_1 とし，二値（0 または 1）の値をとる離散型の変数であるとする。$x_1^{(t)}$ の生成モデルは

$$x_1^{(t)} \sim \text{Bernouli}(s(x_2^{(t)})) \qquad [7.39]$$

とする。ここで，"Bernouli" はベルヌーイ分布を表す。これは $P(x_1) = s(x_2)^{x_1}(1-s(x_2))^{1-x_1}$，つまり確率 $s(x_2)$ で $x_1 = 1$，確率 $1-s(x_2)$ で $x_1 = 0$ となる分布である。$s(x_2)$ はシグモイド関数 $s(x_2) = 1/(1+\exp(-x_2))$ である。$x_2^{(t)}$ はガウシアンランダムウォークに従うが，その分散はさらに上位の変数 x_3 の影響を受けるとする。

$$x_2^{(t)} \sim \mathcal{N}(x_2^{(t-1)}, \exp(\kappa x_3^{(t-1)} + \omega)) \qquad [7.40]$$

$x_3^{(t)}$ もまた，ガウシアンランダムウォークに従う。ただしその分散は θ で固定である。

$$x_3^{(t)} \sim \mathcal{N}(x_3^{(t-1)}, \theta) \qquad [7.41]$$

ここで，主体が計算するのは $x_1^{(t)}$, $x_2^{(t)}$, $x_3^{(t)}$ についての分布である。カルマンフィルターと異なり，ベイズの定理により求められるこれらの分布は正規分布のように解析的に表現できる分布にはならない。また，その分布は変数間で依存関係を持つものとなる（たとえば一つの変数がこの値をとるときは別の変数はこの値をとりやすい，というように）。しかし，Mathys et al. (2011) は近似により，それらが互いに独立な分布に従い，かつ $x_2^{(t)}$, $x_3^{(t)}$ の分布は正規分布であると仮定し，容易に計算が可能な更新式を導出している。

その近似のもとでの，$x_1^{(t)}$, $x_2^{(t)}$, $x_3^{(t)}$ それぞれの事前分布（時刻 t においてのデータを観測する前の分布）の平均を $\hat{\mu}_1^{(t)}$, $\hat{\mu}_2^{(t)}$, $\hat{\mu}_3^{(t)}$，分散を $\hat{\sigma}_1^{2(t)}$, $\hat{\sigma}_2^{2(t)}$,

$\hat{\sigma}_3^{2(t)}$ と表す[40]。$x_2^{(t)}, x_3^{(t)}$ の事後分布の平均を $\mu_2^{(t)}, \mu_3^{(t)}$, 分散を $\sigma_2^{2(t)}, \sigma_3^{2(t)}$ と表す[41]。ここで仮定している生成モデルでは（試行間の各 x の変化は方向性を持つと仮定していないため），$\hat{\mu}_2^{(t+1)} = \mu_2^{(t)}, \hat{\mu}_3^{(t+1)} = \mu_3^{(t)}$ である。

以下では Mathys et al. (2011) により導出された更新式の概要を紹介する[42]。

第 1 レベルの事前分布はパラメータを

$$\hat{\mu}_1^{(t+1)} = s(\mu_2^{(t)}) \qquad [7.42]$$

とする，ベルヌーイ分布となる。

第 2 レベルの事前分布のパラメータは

$$\hat{\mu}_2^{(t+1)} = \hat{\mu}_2^{(t)} + \sigma_2^{2(t)} \delta_1^{(t)} \qquad [7.43]$$

$$\hat{\sigma}_2^{2(t+1)} = \sigma_2^{2(t)} + \exp(\kappa \mu_3^{(t)} + \omega) \qquad [7.44]$$

となる。ここで，

$$\sigma_2^{2(t)} = \frac{1}{1/\hat{\sigma}_2^{2(t)} + \hat{\sigma}_1^{2(t)}} \qquad [7.45]$$

$$\hat{\sigma}_1^{2(t)} = s(\mu_2^{(t-1)})(1 - s(\mu_2^{(t-1)})) \qquad [7.46]$$

$$\delta_1^{(t)} = x_1^{(t)} - \hat{\mu}_1^{(t)} \qquad [7.47]$$

である。$\delta_1^{(t)}$ は時刻 t で観測された変数 $x_1^{(t)}$ の，期待値からの予測誤差と解釈できる。$\hat{\sigma}_1^{2(t)}$ は第 1 レベル（観測データ）の事前分布の分散である。第 2 レベル（x_2）の事前分布の分散 $\hat{\sigma}_2^{2(t+1)}$ は，時刻 t における x_2 の事後分布の分散である $\sigma_2^{2(t)}$ に，第 2 レベルのボラティリティ（第 3 階層の変数 x_3 により $\exp(\kappa x_3^{(t)} + \omega)$ となる）の推定値を足し合わせたものである。これはカルマンフィルターの式[7.38]に対応するものである。

第 3 レベルの更新式は以下となる：

---

[40] 原著論文（Mathys et al., 2011）では $\sigma_1^{2(t)}$ に 2 乗を表す上付きの "2" はつけられていないが，本書では他のモデルの記述との整合性を保つためつけることとした。

[41] $x_1^{(t)}$ はここでは観測値そのものとなるので，事後分布として推定する必要はない。

[42] 一部，Mathys et al. (2014) の表記も参考にしている。

$$\hat{\mu}_3^{(t+1)} = \hat{\mu}_3^{(t)} + \frac{1}{2}\kappa\nu_2^{(t)}\frac{\hat{\pi}_2^{(t)}}{\pi_3^{(t)}}\delta_2^{(t)} \quad [7.48]$$

$$\hat{\sigma}_3^{2(t+1)} = \sigma_3^{2(t)} + \theta \quad [7.49]$$

ここで,

$$\sigma_3^{2(t)} = \frac{1}{\pi_3^{(t)}} \quad [7.50]$$

$$\pi_3^{(t)} = \hat{\pi}_3^{(t)} + \frac{1}{2}\left(\kappa\nu_2^{(t)}\hat{\pi}_2^{(t)}\right)^2\left(1 + \left(1 - \frac{1}{\nu_2^{(t)}\pi_2^{(t-1)}}\right)\delta_2^{(t)}\right) \quad [7.51]$$

$$\hat{\pi}_3^{(t)} = \frac{1}{\hat{\sigma}_3^{2(t)}} \quad [7.52]$$

$$\nu_2^{(t)} = \exp(\kappa\mu_3^{(t-1)} + \omega) \quad [7.53]$$

$$\delta_2^{(t)} = \frac{\sigma_2^{2(t)} + (\mu_2^{(t)} - \mu_2^{(t-1)})^2}{\sigma_2^{2(t-1)} + \nu_2^{(t)}} - 1 \quad [7.54]$$

である。

この更新式は複雑であるが，事前分布の平均 $\hat{\mu}_3$ の更新式はカルマンフィルターと同様の，精度重み付き予測誤差に比例した更新式ととらえることができる（式[7.25]参照）。式[7.54]の $\delta_2^{(t)}$ は以下のように第 2 レベルにおける予測誤差であると解釈できる。この第 1 項の分母は第 2 レベルの変数 $x_2^{(t)}$ の事前分布の分散，すなわち時刻 $t-1$ を経験した段階での $x_2^{(t)}$ の不確実性を表している。第 1 項の分子は，時刻 t を経験した後の $x_2^{(t)}$ の事後分布の分散に，x_2 の事後分布の平均の変化の二乗を足し合わせたものである。これは，$x_2^{(t)}$ の不確実性は実際どの程度であった（と見積もるべきだった）か，ということを表している。分子の方が大きければ，第 1 項は 1 を超え，1 が差し引かれても全体の値は正になる。その結果，ボラティリティを表す x_3 の推定値は増える。分母の方が大きければ，第 1 項は 1 を下回り，1 が差し引かれることで全体の値は負になる。その結果，ボラティリティを表す x_3 の推定値は減る。

簡単にまとめると，階層ガウシアンフィルターは，各階層（レベル）の潜在変数についての分布を，一つ下の階層の予測誤差を減らすように更新していくアルゴリズムとなっている。カルマンフィルターも観測データ y を最下層の

変数,潜在変数をその上のレベルの変数と考えると階層ガウシアンフィルターの特殊形と見なすことができる。逆にいうと,階層ガウシアンフィルターはカルマンフィルターを階層的なものに拡張したものといえる。

E. ベイズ推論,自由エネルギーの計算例

簡単な例で,基本的なベイズ推論や自由エネルギーの計算をしてみよう。ここでの例は,プログラムを組まずとも関数電卓等で計算ができるものになっている[43]。

◆ベイズ推論

ここでは,7.2.1節の図7.3に示されている検査1を考える。yは観測可能な変数であり,xはその原因となる潜在変数である。

まずは基本的な条件付き確率の計算をしよう。図7.3bより,検査1の同時確率は

$$P(x=0, y=0) = 0.3 \text{ (非罹患かつ陰性となる確率)} \qquad [7.55]$$

$$P(x=0, y=1) = 0.1 \text{ (非罹患かつ陽性となる確率)} \qquad [7.56]$$

$$P(x=1, y=0) = 0.2 \text{ (罹患かつ陰性となる確率)} \qquad [7.57]$$

$$P(x=1, y=1) = 0.4 \text{ (罹患かつ陽性となる確率)} \qquad [7.58]$$

である。周辺確率$P(y=1)$(全体として被検者が陽性になる確率)は

$$P(y=1) = P(y=1, x=0) + P(y=1, x=1) = 0.1 + 0.4 = 0.5$$
$$[7.59]$$

である。yがとり得る値は0,1の二値であるから,$P(y=0) = 1 - P(y=1)$となる。

周辺確率$P(x)$(xの事前確率)は

---

[43] たとえばGoogleの検索窓で "0.5ln(0.5/0.2)+ 0.5 ln(0.5/0.8)" などと打ち込めば値を返してくれる。本書は "log" で自然対数を表しているが,関数電卓などでは "ln" を使う。

$$P(x=0) = P(x=0, y=0) + P(x=0, y=1) = 0.3 + 0.1 = 0.4$$
[7.60]
$$P(x=1) = P(x=1, y=0) + P(x=1, y=1) = 0.2 + 0.4 = 0.6$$
[7.61]

である．

以下，観測値（検査の結果）は $y=1$（陽性）だったとしよう．x が与えられたもとでの $y=1$ の条件付き確率は

$$P(y=1|x=0) = \frac{P(x=0, y=1)}{P(x=0)} = \frac{0.1}{0.4} = \frac{1}{4} \qquad [7.62]$$

$$P(y=1|x=1) = \frac{P(x=1, y=1)}{P(x=1)} = \frac{0.4}{0.6} = \frac{2}{3} \qquad [7.63]$$

となり，図 7.3a の確率と一致することが確認できる．$P(y=1|x)$ を x の関数と考えれば，これは尤度関数と見なせる．$P(y=1|x=0)$ より $P(y=1|x=1)$ の方が大きい．つまり，$x=1$ が最尤推定値である．

y が与えられたもとでの x の条件付き確率（事後確率）は

$$P(x=0|y=1) = \frac{P(x=0, y=1)}{P(y=1)} = \frac{0.1}{0.5} = 0.2 \qquad [7.64]$$

$$P(x=1|y=1) = \frac{P(x=1, y=1)}{P(y=1)} = \frac{0.4}{0.5} = 0.8 \qquad [7.65]$$

である．これは，ベイズの公式を用いても，

$$P(x=0|y=1) = \frac{P(y=1|x=0)P(x=0)}{P(y=1)} = \frac{1/4 \times 0.4}{0.5} = 0.2$$
[7.66]

$$P(x=1|y=1) = \frac{P(y=1|x=1)P(x=1)}{P(y=1)} = \frac{2/3 \times 0.6}{0.5} = 0.8$$
[7.67]

と計算できる．

検査2について同様の計算をすることは読者の練習問題としておこう。この手の計算を理解するには，実際に自分で手を動かして計算してみることが効果的なので，ぜひ試していただきたい。

◆自由エネルギーの計算

改めてKL情報量の定義とその変形を以下に記す。

$$D_{KL}[q(x|b)||p(x|y)] = \int dx q(x|b) \log \frac{q(x|b)}{p(x|y)} \quad [7.68]$$

$$= \int dx q(x|b) \log \frac{q(x|b)p(y)}{p(x,y)} \quad [7.69]$$

$$= \underbrace{\int dx q(x|b) \log \frac{q(x|b)}{p(x,y)}}_{\equiv F} + \log p(y) \quad [7.70]$$

式[7.68]から式[7.69]への変形には，公式 $p(x|y) = p(x,y)/p(y)$ を用いた。また，式[7.69]から式[7.70]への変形には対数の公式 $\log(a \times b) = \log(a) + \log(b)$，および確率密度関数の条件 $\int dx q(x|b) = 1$ を使った。自由エネルギー F は

$$F(y,b) = D_{KL}[q(x|b)||p(x|y)] - \log p(y) \quad [7.71]$$

と表せる。

以下では，図7.3の検査1を例として，KL情報量，自由エネルギーの計算をする。この例では x は0か1の二値しかとらない離散型の変数なので，単純に $q(x=1|b) = b, q(x=0|b) = 1-b$ としよう。たとえば b は $x=1$ となる確率を表現する神経細胞の発火頻度に対応すると考えればよい。

観測値（検査の結果）は $y=1$（陽性）だったとする。まずは分布 $q(x|b)$ が真の事後分布と完全に等しい場合，$q(x=1|b) = P(x=1|y=1) = 0.8$，すなわち $b = 0.8$ のときのKL情報量を計算してみよう。離散変数の場合，積分 $\int dx$ は和 $\sum_x$ に置き換わる。したがって，以下のように計算できる。

付　録

$$D_{KL}[q(x|b)||P(x|y=1)] = \sum_{x=0,1} q(x|b) \log \frac{q(x|b)}{P(x|y=1)}$$

$$= q(x=0|b) \log \frac{q(x=0|b)}{P(x=0|y=1)}$$

$$+ q(x=1|b) \log \frac{q(x=1|b)}{P(x=1|y=1)}$$

$$= 0.2 \log \frac{0.2}{0.2} + 0.8 \log \frac{0.8}{0.8}$$

$$= 0$$

ここで，$\log(1) = 0$ を用いた．また，このとき式 [7.70] は，

$$\sum_{x=0,1} q(x|b) \log \frac{q(x|b)}{P(x, y=1)} + \log P(y=1)$$

$$= q(x=0|b) \log \frac{q(x=0|b)}{P(x=0, y=1)}$$

$$+ q(x=1|b) \log \frac{q(x=1|b)}{P(x=1, y=1)} + \log P(y=1)$$

$$= 0.2 \log \frac{0.2}{0.1} + 0.8 \log \frac{0.8}{0.4} + \log(0.5)$$

$$= \log 2 + \log \frac{1}{2}$$

$$= \log 2 - \log 2 = 0$$

となることも確認できる．自由エネルギーは最後の式の第 1 項より $F = \log 2 = 0.693$ であり，これは負の対数周辺尤度，$-\log P(y=1)$ と一致している．

次に，分布 $q(x|b)$ が真の事後分布からずれている場合の KL 情報量と自由エネルギーを計算してみよう．たとえば，$b = 0.5$，すなわち $q(x=0|b) = 0.5, q(x=1|b) = 0.5$ のときの KL 情報量を計算すると以下のようになる．

$$D_{KL}[q(x|b)||p(x|y=1)] = q(x=0|b)\log\frac{q(x=0|b)}{P(x=0|y=1)}$$
$$+ q(x=1|b)\log\frac{q(x=1|b)}{P(x=1|y=1)} \quad [7.72]$$
$$= 0.5\log\frac{0.5}{0.2} + 0.5\log\frac{0.5}{0.8} \quad [7.73]$$
$$= 0.223 \quad [7.74]$$

このとき自由エネルギーは式 [7.71] より

$$F = D_{KL}[q(x|b)||p(x|y=1)] - \log P(y=1) = 0.223 - \log 0.5$$
$$= 0.916$$

である．次に分布 q を真の事後分布に少し近づけて $b = 0.7$，すなわち $q(x=1|b) = 0.7, q(x=0|b) = 0.3$ としてみる．すると

$$D_{KL}[q(x|b)||p(x|y)] = 0.3\log\frac{0.3}{0.2} + 0.7\log\frac{0.7}{0.8} = 0.0281$$

となる．このとき自由エネルギーは

$$F = D_{KL}[q(x|b)||p(x|y=1)] - \log P(y=1) = 0.0281 - \log 0.5$$
$$= 0.721$$

であり，$q(x=1|b) = 0.5$ のときより減少している．他の b の値，たとえば $b = 0.4, 0.7, 0.9$ のときについても同様に KL 情報量，および自由エネルギー F の値を計算することは練習問題としておこう（b を横軸，F を縦軸にしたグラフを描いてみよう）．

以上のように，分布 $q(x|b)$ が真の事後分布 $p(x|y)$ に近づくほど自由エネルギーは減少することが確認できる．逆にいうと，自由エネルギーを減少させるようにパラメータ b を変化させることで，分布 $q(x|b)$ を真の事後分布 $p(x|y)$ に近づけることができる．

参考文献

第1章

American Psychiatric Association(APA) (2013). *Diagnostic and statistical manual of mental disorders*(5th ed.). Washington, DC: American Psychiatric Association.

Cross-Disorder Group of the Psychiatric Genomics Consortium (2013). Identification of risk loci with shared effects on five major psychiatric disorders: a genome-wide analysis. *Lancet, 381*, 1371-1379.

Cuthbert, B. N., & Insel, T. R. (2013). Toward the future of psychiatric diagnosis: the seven pillars of RDoC. *BMC Medicine, 11*, 126.

Fournier, J. C., DeRubeis, R. J., Hollon, S. D., Dimidjian, S., Amsterdam, J. D., Shelton, R. C., & Fawcett, J. (2010). Antidepressant drug effects and depression severity: a patient-level meta-analysis. *JAMA, 303*, 47-53.

Freedman, R., Lewis, D. A., Michels, R., Pine, D. S., Schultz, S. K., Tamminga, C. A., ... Yager, J. (2013). The initial field trials of DSM-5: new blooms and old thorns. *American Journal of Psychiatry, 170*, 1-5.

Friston, K. J., Redish, A. D., & Gordon, J. A. (2017). Computational nosology and precision psychiatry. *Computational Psychiatry, 1*, 1-22.

Gilpin, N. W., Herman, M. A., & Roberto, M. (2014). The central amygdala as an integrative hub for anxiety and alcohol use disorders. *Biological Psychiatry, 77*, 859-869.

Griesinger, W. (1845). *Die Pathologie und Therapie der psychischen Krankheiten, für Ärzte und Studierende*. Stuttgart: Krabbe.

Insel, T., Cuthbert, B., Garvey, M., Heinssen, R., Pine, D. S., Quinn, K., & Wang, P.(2010). Research Domain Criteria(RDoC): Toward a new classification framework for research on mental disorders. *American Journal of Psychiatry, 167*, 748-751.

Jääskeläinen, E., Juola, P., Hirvonen, N., McGrath, J. J., Saha, S., Isohanni, M., ... Miettunen, J. (2013). A systematic review and meta-analysis of recovery in schizophrenia. *Schizophrenia Bulletin, 39*, 1296-1306.

川人光男 (1996). 脳の計算理論　産業図書

Keitner, G. I., Ryan, C. E., & Solomon, D. A. (2006). Realistic expectations and a disease management model for depressed patients with persistent symptoms. *Journal of Clinical Psychiatry, 67*, 1412-1421.

Perälä, J., Suvisaari, J., Saarni, S. I., Kuoppasalmi, K., Isometsä, E., Pirkola, S., ... Lönnqvist, J. (2007). Lifetime prevalence of psychotic and bipolar I disorders in a general population. *Archives of General Psychiatry, 64*, 19-28.

Pies, R. (2007). How "objective" are psychiatric diagnoses? (guess again) *Psychiatry*(Edgmont), *4*, 18-22.

Redish, A. D., & Gordon, J. A. (2016). From psychiatry to computation and back again. In A. D. Redish & J. A. Gordon (Eds.), *Computational Psychiatry: New Perspectives on Mental Illness*. Cambridge, MA: MIT Press.

Redish, A. D., & Gordon, J. A. (Eds.) (2016). *Computational Psychiatry: New Perspectives on Mental Illness*. Cambridge, MA: MIT Press.

Shorter, E. (1997). *A History of Psychiatry: From the Era of the Asylum to the Age of Prozac*. John Wiley & Sons. (ショーター, E. 木村　定（訳）(1999). 精神医学の歴史――隔離の時代から薬物治療の時代まで　青土社)

van Os, J. (2016)."Schizophrenia" does not exist. *BMJ, 352*, i375.

World Health Organization(WHO) (1992). *The ICD-10 Classification of Mental Disorders*. Geneva, Switzerland: World Health Organization.

Wray, N. R., & Gottesman, I. I. (2012). Using summary data from the danish national registers to estimate heritabilities for schizophrenia, bipolar disorder, and major depressive disorder. *Frontiers in Genetics, 3*, 118.

第 2 章

Adams, R. A., Huys, Q. J. M., & Roiser, J. P. (2015). Computational Psychiatry: towards a mathematically informed understanding of mental illness. *Journal of Neurology, Neurosurgery, and Psychiatry, 87*, 53-63.

Huys, Q. (2013). Computational Psychiatry. In D. Jaeger & R. Jung (Eds.), *Encyclopedia of Computational Neuroscience*. Heidelberg: Springer Verlag.

Huys, Q. J. M., Maia, T. V., & Frank, M. J. (2016). Computational psychiatry as a bridge from neuroscience to clinical applications. *Nature Neuroscience, 19*, 404-413.

国里愛彦 (2018). 計算論的臨床心理学からみた認知行動療法 認知療法研究, *11*, 2-12.

Kurth-Nelson, Z., O'Doherty, J. P., Barch, D. M., Denève, S., Durstewitz, D., Frank, M. J., ... Tost, H. (2016). Computational Approaches for Studying Mechanisms of Psychiatric Disorders. In A. Redish & J. A. Gordon (Eds.), *Computational Psychiatry: New Perspectives on Mental Illness* (pp.77-99). Cambridge, MA: MIT Press.

Maia, T. V., & Frank, M. J. (2011). From reinforcement learning models to psychiatric and neurological disorders. *Nature Neuroscience, 14*, 154-162.

Marr, D. (1982). *Vision: A Computational Investigation into the Human Representation and Processing of Visual Information*. New York, NY: Henry holt.（マー, D. 乾敏郎・安藤広志（訳）(1987). ビジョン——視覚の計算理論と脳内表現　産業図書）

Montague, P. R., Dolan, R. J., Friston, K. J., & Dayan, P. (2012). Computational psychiatry. *Trends in Cognitive Sciences, 16*, 72-80.

中原裕之・鈴木真介 (2013). 意思決定と脳理論——人間総合科学と計算論的精神医学への展開. Brain and Nerve: 神経研究の進歩, *65*, 973-982.

Petzschner, F. H., Weber, L. A. E., Gard, T., & Stephan, K. E. (2017). Computational Psychosomatics and Computational Psychiatry: Toward a Joint Framework for Differential Diagnosis. *Biological Psychiatry, 82*, 421-430.

Redish, A. D., & Gordon, J. A. (2016). *Computational Psychiatry: New Perspectives on Mental Illness*. MIT Press.

Rutledge, R. B., de Berker, A. O., Espenhahn, S., Dayan, P., & Dolan, R. J. (2016). The social contingency of momentary subjective well-being. *Nature Communications, 7*, 11825.

Rutledge, R. B., Skandali, N., Dayan, P., & Dolan, R. J. (2014). A computational and neural model of momentary subjective well-being. *Proceedings of the National Academy of Sciences of the United States of America, 111*, 12252-12257.

Schooler, L. (2001). Rational Theory of Cognition in Psychology. In N. J. Smelser & P. B. Baltes (Eds.), *International Encyclopedia of the Social & Behavioral Sciences*(pp. 12771-12775). Elsevier.

Schultz, W., Dayan, P., & Montague, P. R. (1997). A neural substrate of prediction and reward. *Science, 275*(5306), 1593-1599.

Stephan, K. E., & Mathys, C. (2014). Computational approaches to psychiatry. *Current Opinion in Neurobiology, 25*, 85-92.

Suzuki, S., Harasawa, N., Ueno, K., Gardner, J. L., Ichinohe, N., Haruno, M., ... Nakahara, H. (2012). Learning to simulate others' decisions. *Neuron, 74*, 1125-1137.

丹野義彦・石垣琢磨・毛利伊吹・佐々木淳・杉山明子 (2015). 臨床心理学　有斐閣

Toner, B. B., Segal, Z. V., Emmott, S. D., & Myran, D. (1999). *Cognitive-Behavioral Treatment of Irritable Bowel Syndrome: The Brain-Gut Connection*. New York: Guilford.（菅谷渚・鈴木敬生・藤井靖（訳）, 野村忍（監訳）(2011). 過敏性腸症候群の認知行動療法: 脳腸相関の視点から　星和書店）

Will, G. J., Rutledge, R. B., Moutoussis, M., & Dolan, R. J. (2017). Neural and computational processes underlying dynamic changes in self-esteem. *eLife, 6*, e28098.

第 3 章

Annis, J., Miller, B. J., & Palmeri, T. J. (2016). Bayesian inference with Stan: A tutorial on adding custom distributions. *Behavior Research Methods*, 1-24.

Anticevic, A., Krystal, J. H., & Murray, J. H. (2017). Meeting Emerging Challenges and Opportunities in Psychiatry Through Computational Neuroscience. In A. Anticevic & J. D. Murray (Ed.), *Computational Psychiatry: Mathematical Modeling of Mental Illness*(pp. xiii-xxxi). Cambridge, MA: Academic Press.

浅川伸一 (2001). 脳損傷とニューラルネットワークモデル：神経心理学への適用例 守一雄・都築誉史・楠見孝（編）コネクショニストモデルと心理学（pp. 51-66） 北大路書房。

Bishop, C.M. (2006). *Pattern Recognition and Machine Learning*. Springer.（ビショップ C. M. 元田浩・栗田多喜夫・樋口知之・松本裕治・村田昇（訳）(2008). パターン認識と機械学習 シュプリンガージャパン）

Brown, S. D., & Heathcote, A. (2008). The simplest complete model of choice response time: Linear ballistic accumulation. *Cognitive Psychology*, *57*, 153-178.

Friston, K. J., Harrison, L., & Penny, W. (2003). Dynamic causal modelling. *NeuroImage*, *19*, 1273-1302.

Gillan, C. M., Kosinski, M., Whelan, R., Phelps, E. A., & Daw, N. D. (2016). Characterizing a psychiatric symptom dimension related to deficits in goal-directed control. *eLife*, *5*, e11305.

Iniesta, R., Stahl, D., & McGuffin, P. (2016). Machine Learning, Statistical Learning and the Future of Biological Research in Psychiatry. *Psychological Medicine*, *46*, 2455-2465.

Kruschke, J. (2014). *Doing Bayesian Data Analysis: A Tutorial with R, JAGS, and Stan*. Academic Press.

国里愛彦 (2018). 臨床心理学と認知モデリング 心理学評論, *61*, 55-66.

Kurth-Nelson, Z., O'Doherty, J. P., Barch, D. M., Denève, S., Durstewitz, D., Frank, M. J., ... Tost, H. (2017). Computational Approaches for Studying Mechanisms of Psychiatric Disorders. In A. D. Redish & J. A. Gordon (Eds.), *Computational Psychiatry: New Perspectives on Mental Illness* (pp. 77-99). Cambridge, MA: MIT Press.

Maia, T. V., & Frank, M. J. (2011). From Reinforcement Learning Models to Psychiatric and Neurological Disorders. *Nature Neuroscience*, *14*, 154-162.

Moran, R., Stephan, K. E., Botvinick, M., Breakspear,M., Carter, C. S., Kalivas, P. W., ... Petzschner, F. (2017). Candidate Examples for a Computational Approach to Address Practical Problems in Psychiatry. In A. D. Redish & J. A. Gordon (Eds.), *Computational Psychiatry: New Perspectives on Mental Illness* (pp. 223-245). Cambridge, MA: MIT Press.

Moustafa, A. A., Gilbertson, M. W., Orr, S. P., Herzallah, M. M., Servatius, R. J., & Myers, C. E. (2013). A Model of Amygdala-Hippocampal-Prefrontal Interaction in Fear Conditioning and Extinction in Animals. *Brain and Cognition*, *81*, 29-43.

Moustafa, A. A., Myers, C. E., & Gluck, M. A. (2009). A Neurocomputational Model of

Classical Conditioning Phenomena: A Putative Role for the Hippocampal Region in Associative Learning. *Brain Research, 1276*, 180-195.

O'Doherty, J. P., Hampton, A., & Kim, H. (2007). Model-Based fMRI and Its Application to Reward Learning and Decision Making. *Annals of the New York Academy of Sciences, 1104*, 35-53.

Palminteri, S., Wyart, V., & Koechlin, E. (2017). The importance of falsification in computational cognitive modeling. *Trends in Cognitive Sciences, 21*, 425-433.

Paulus, M. P., Huys, Q. J. M., & Maia, T. V. (2016). A Roadmap for the Development of Applied Computational Psychiatry. *Biological Psychiatry: Cognitive Neuroscience and Neuroimaging, 1*, 386-392.

Ratcliff, R. (1978). A theory of memory retrieval. *Psychological Review, 85*, 59-108.

Wang, X., & Krystal, J. H. (2014). Computational Psychiatry. *Neuron, 84*, 638-654.

Wiecki, T. V., Poland, J., & Frank, M. J. (2015). Model-Based Cognitive Neuroscience Approaches to Computational Psychiatry: Clustering and Classification. *Clinical Psychological Science, 3*, 378-399.

Wiecki, T. V., Sofer, I., & Frank, M. J. (2013). HDDM: Hierarchical Bayesian estimation of the Drift-Diffusion Model in Python. *Frontiers in Neuroinformatics, 7*, 14.

第 4 章

Armstrong, C. M. (1969). Inactivation of the potassium conductance and related phenomena caused by quaternary ammonium ion injection in squid axons. *The Journal of General Physiology, 54*, 553-575.

Brunel, N., & Van Rossum, M. C. W. (2007). Lapicque's 1907 paper: From frogs to integrate-and-fire. *Biological Cybernetics, 97*, 337-339.

Brunel, N., & Wang, X. (2001). Effects of neuromodulation in a cortical network model of object working memory dominated by recurrent inhibition. *Journal of Computational Neuroscience, 11*, 63-85.

Gage, P. W., Lamb, G. D., & Wakefield, B. T. (1989). Transient and persistent sodium currents in normal and denervated mammalian skeletal muscle. *The Journal of Physiology, 418*, 427-439.

Lodish, H. F. (2000). *Molecular Cell Biology*. W.H. Freeman.

Margo, C. E., & Harman, L. E. (2017). Remembrance of Things Overlooked: The Discovery of Dendritic Spine Function. *Journal of Pediatric Ophthalmology & Strabismus, 54*, 139-140.

宮川博義・井上雅司 (2013). ニューロンの生物物理　丸善出版

Rolls, E. T., Loh, M., Deco, G., & Winterer, G. (2008). Computational models of schizophrenia and dopamine modulation in the prefrontal cortex. *Nature Reviews. Neuroscience, 9*, 696-709.

田川皓一 (2004). 神経心理学評価ハンドブック 西村書店
Yoon, I., Hamaguchi, K., Borzenets, I. V., Finkelstein, G., Mooney, R., & Donald, B. R. (2013). Intracellular Neural Recording with Pure Carbon Nanotube Probes. *PLoS ONE*, *8*(6), e65715, doi: 10.1371/journal.pone.0065715.

第5章

Arbib, M. A., Erdi, P., & Szentagothai, J. (1998). *Neural Organization: Structure, Function, and Dynamics*. Cambridge: MIT Press.

Choi, M., & Tani, J. (2018). Predictive coding for dynamic visual processing: Development of functional hierarchy in a multiple spatio-temporal scales RNN model. *Neural Computation*, *30*, 237-270.

銅谷賢治 (2007). 計算神経科学への招待——脳の学習機構の理解を目指して（臨時別冊数理科学 SGC ライブラリ 60） サイエンス社

Doya, K., & Yoshizawa, S. (1989). Adaptive neural oscillator using continuous-time back-propagation learning. *Neural Networks*, *2*, 375-386.

Elman, J. (1990). Finding structure in time. *Cognitive Science*, *14*, 179-211.

Friston, K. (2009). The free-energy principle: a rough guide to the brain? *Trends in Cognitive Sciences*, *13*, 293-301.

Fuster, J. M. (2001). The prefrontal cortex-an update: time is of the essence. *Neuron*, *30*, 319-333.

Hochreiter, S., & Schmidhuber, J. (1997). Long short-term memory. *Neural Computation*, *9*(8), 1735-1780. doi: 10.1162/neco.1997.9.8.1735

Idei, H., Murata, S., Chen, Y., Yamashita, Y., Tani, J., & Ogata, T. (in press). A neurorobotics simulation of autistic behavior induced by unusual sensory precision. *Computational Psychiatry*.

Jung, M., Hwang, J., & Tani, J. (2015). Self-organization of spatio-temporal hierarchy via learning of dynamic visual image patterns on action sequences. *PLoS One*, *10*(7), e0131214, doi: 10.1371/journal.pone.0131214

Murata, S., Yamashita, Y., Arie, H., Ogata, T., Sugano, S., & Tani, J. (2017). Learning to perceive the world as probabilistic or deterministic via interaction with others: a neuro-robotics experiment. *IEEE Transactions on Neural Networks and Learning Systems*. 2017 Apr; 28(4), 830-848.

Nishimoto, R., & Tani, J. (2004). Learning to generate combinatorial action sequences utilizing the initial sensitivity of deterministic dynamical systems. *Neural Networks*, *17*, 925-933.

Tani, J. (2003). Learning to generate articulated behavior through the bottom-up and the top-down interaction processes. *Neural Networks*, *16*, 11-23.

Tani, J. (2016). *Exploring Robotic Minds: Actions, Symbols, and Consciousness as Self-Organizing Dynamic Phenomena*. Oxford University Press.

Wolpert, D. M., Ghahramani, Z., & Jordan, M. I. (1995). An internal model for sensorimotor integration. *Science*, *269*, 1880-1882.

Yamashita, Y., Takahasi, M., Okumura, T., Ikebuchi, M., Yamada, H., Suzuki, M., ... Tani, J. (2008). Developmental learning of complex syntactical song in the bengalese finch: a neural network model. *Neural Networks*, *21*, 1224-1231.

Yamashita, Y., & Tani, J. (2008). Emergence of functional hierarchy in a multiple timescale neural network model: a humanoid robot experiment. *PLoS Computational Biology*, *4*(11), e1000220.

Yamashita, Y., & Tani, J. (2012). Spontaneous prediction error generation in schizophrenia. *PLoS ONE*, *7*, e37843. doi: 10.1371/journal.pone.0037843.

第6章

Culbreth, A. J., Westbrook, A., Daw, N. D., Botvinick, M., & Barch, D. M. (2016). Reduced model-based decision-making in schizophrenia. *Journal of Abnormal Psychology*, *125*, 777-787. doi: 10.1037/abn0000164

Decker, J. H., Otto, A. R., Daw, N. D., & Hartley, C. A. (2016). From Creatures of Habit to Goal-Directed Learners: Tracking the Developmental Emergence of Model-Based Reinforcement Learning. *Psychological Science*, *27*, 848-858. doi: 10.1177/0956797616639301

Doya, K. (2008). Modulators of decision making. *Nature Neuroscience*, *11*, 410-416. doi: 10.1038/nn2077

片平健太郎 (2018). 行動データの計算論モデリング──強化学習モデルを例として オーム社

O'Doherty, J., Dayan, P., Schultz, J., Deichmann, R., Friston, K., & Dolan, R. J. (2004). Dissociable roles of ventral and dorsal striatum in instrumental conditioning. *Science*, *304*(5669), 452-454. doi: 10.1126/science.1094285

Otto, A. R., Raio, C. M., Chiang, A., Phelps, E. A., & Daw, N. D. (2013). Working-memory capacity protects model-based learning from stress. *Proceedings of the National Academy of Sciences of the United States of America*, *110*, 20941-20946. doi: 10.1073/pnas.1312011110

Sakai, Y., & Fukai, T. (2008). The actor-critic learning is behind the matching law: matching versus optimal behaviors. *Neural Computation*, *20*(1), 227-251. doi: 10.1162/neco.2008.20.1.227

Schweighofer, N., Bertin, M., Shishida, K., Okamoto, Y., Tanaka, S. C., Yamawaki, S., ... Paris, I. De. (2008). Low-Serotonin Levels Increase Delayed Reward Discounting in Humans. *Journal of Neuroscience*, *28*, 4528-4532. doi: 10.1523/JNEUROSCI.4982-07.2008

Vehtari, A., & Gelman, A. (2014). WAIC and cross-validation in Stan. *Helsinki: Aalto University*.

Watanabe, S. (2010). Asymptotic Equivalence of Bayes Cross Validation and Widely Applicable Information Criterion in Singular Learning Theory. *Journal of Machine Learning Research*, *11*, 3571-3594.

Watanabe, S. (2013). A Widely Applicable Bayesian Information Criterion. *Journal of Machine Learning Research*, *14*(1), 867-897.

第7章

Daw, N. D., O'Doherty, J. P., Dayan, P., Seymour, B., & Dolan, R. J. (2006). Cortical substrates for exploratory decisions in humans. *Nature*, *441*(7095), 876-879.

Friston, K., & Kiebel, S. (2009). Predictive coding under the free-energy principle. *Philosophical Transactions of the Royal Society of London. Series B, Biological Sciences*, *364*(1521), 1211-1221. doi: 10.1098/rstb.2008.0300

Friston, K., Mattout, J., & Kilner, J. (2011). Action understanding and active inference. *Biological Cybernetics*, *104*, 137-160. doi: 10.1007/s00422-011-0424-z

Iglesias, S., Mathys, C., Brodersen, K. H., Kasper, L., Piccirelli, M., denOuden, H. E. M., & Stephan, K. E. (2013). Hierarchical Prediction Errors in Midbrain and Basal Forebrain during Sensory Learning. *Neuron*, *80*(2), 519-530. doi: 10.1016/j.neuron.2013.09.009

片平健太郎 (2018). 行動データの計算論モデリング――強化学習モデルを例として　オーム社

Mathys, C., Daunizeau, J., Friston, K. J., & Stephan, K. E. (2011). A Bayesian foundation for individual learning under uncertainty. *Frontiers in Human Neuroscience*, *5*, 39.

Mathys, C. D., Lomakina, E. I., Daunizeau, J., Iglesias, S., Brodersen, K. H., Friston, K. J., & Stephan, K. E. (2014). Uncertainty in perception and the Hierarchical Gaussian Filter. *Frontiers in Human Neuroscience*, *8*(November), 1-24. doi: 10.3389/fnhum.2014.00825

第8章

Cuthbert, B. N. (2014). The RDoC framework: Facilitating transition from ICD/DSM to dimensional approaches that integrate neuroscience and psychopathology. *World Psychiatry*, *13*(1), 28-35. doi: 10.1002/wps.20087

Flagel, S. B., Pine, D. S., Ahmari, S. E., First, M. B., Friston, K. J., Mathys, C., ...Thapar, A. (2016). A novel framework for improving psychiatric diagnostic nosology. In A. Redish & J. A. Gordon(Eds.), *Computational Psychiatry: New Perspectives on Mental Illness* (pp. 169-199). Cambridge, MA: MIT Press.

Friston, K. J. (2016). Computational nosology and precision psychiatry: A proof of concept. In A. D. Redish & J. A. Gordon(Eds.), *Computational Psychiatry: New Perspectives on Mental Illness* (pp. 201-222). Cambridge, MA: MIT Press.

参考文献

Friston, K. J., Redish, A. D., & Gordon, J. A. (2017). Computational Nosology and Precision Psychiatry. *Computational Psychiatry, 1*, 2-23.

Friston, K. J., Trujillo-Barreto, N., & Daunizeau, J. (2008). DEM: A variational treatment of dynamic systems. *NeuroImage, 41*, 849-885.

Insel, T., Cuthbert, B., Garvey, M., Heinssen, R., Pine, D. S., Quinn, K., ... Wang, P. (2010). Research Domain Criteria(RDoC): Toward a new classification framework for research on mental disorders. *American Journal of Psychiatry, 167*(7), 748-751. doi: 10.1176/appi.ajp.2010.09091379

Katahira, K., & Yamashita, Y. (2017). A theoretical framework for evaluating psychiatric research strategies. *Computational Psychiatry, 1*, 184-207.

片平健太郎・山下祐一 (2018). 計算論的アプローチによる精神医学の研究方略および疾病分類の評価　精神医学, *60*, 1297-1309.

Maia, T. V., & Frank, M. J. (2017). An integrative perspective on the role of dopamine in schizophrenia. *Biological Psychiatry, 81*, 52-66.

Sanislow, C. A., Pine, D. S., Quinn, K. J., Kozak, M. J., Garvey, M. A., Heinssen, R. K., ... Cuthbert, B. N. (2010). Developing constructs for psychopathology research: research domain criteria. *Journal of Abnormal Psychology, 119*, 631-639. doi: 10.1037/a0020909

第10章

Anticevic, A., Gancsos, M., Murray, J. D., Repovs, G., Driesen, N. R., Ennis, D. J., ... Corlett, P. R. (2012). NMDA receptor function in large-scale anticorrelated neural systems with implications for cognition and schizophrenia. *Proceedings of the National Academy of Sciences of the United States of America, 109*, 16720-16725.

Brunel, N., & Wang, X-J. (2001). Effects of neuromodulation in a cortical network model of object working memory dominated by recurrent inhibition. *Journal of Computational Neuroscience, 11*(1), 63-85.

Compte, A., Brunel, N., Goldman-Rakic, P. S., & Wang, X-J. (2000). Synaptic mechanisms and network dynamics underlying spatial working memory in a cortical network model. *Cerebral Cortex, 10*, 910-923.

Durstewitz, D., Seamans, J. K., & Sejnowski, T. J. (2000). Dopamine-mediated stabilization of delay-period activity in a network model of prefrontal cortex. *Journal of Neurophysiology, 83*, 1733-1750.

Goldman-Rakic, P. S., Muly, E. C., & Williams, G. V. (2000). D(1) receptors in prefrontal cells and circuits. *Brain Research. Brain Research Reviews, 31*, 295-301.

Loh, M., Rolls, E. T. & Deco, G. (2007). A dynamical systems hypothesis of schizophrenia. *PLoS computational biology, 3*(11), 2255-2265.

Okimura, T., Tanaka, S., Maeda, T., Kato, M., & Mimura, M. (2015). Simulation of the capacity and precision of working memory in the hypodopaminergic state:

RELEVANCE to Schizophrenia. *Neuroscience, 295*, 80-89.

Ramirez-Mahaluf, J. P., Roxin, A. Mayberg, H. S. & Compte, A. (2015). A computational model of major depression: the role of glutamate dysfunction on cingulo-frontal network dynamics. *Cerebral Cortex, 1*, 660-679. doi: 10.1093/cercor/bhv249.

Rolls, E. T., Loh, M., & Deco, G. (2008). An attractor hypothesis of obsessive-compulsive disorder. *European Journal of Neuroscience, 28*, 782-793.

Tanaka, S. (2006). Dopaminergic control of working memory and its relevance to schizophrenia: a circuit dynamics perspective. *Neuroscience, 139*, 153-171.

Tanaka, S. (2002). Multi-directional representation of spatial working memory in a model prefrontal cortical circuit. *Neurocomputing, 44-46*, 1001-1008.

Vattikuti, S., & Chow, C. C. (2010). A computational model for cerebral cortical dysfunction in autism spectrum disorders. *Biological Psychiatry, 67*, 672-678.

第 11 章

Adams, R. A., Stephan, K. E., Brown, H. R., Frith, C. D., & Friston, K. J. (2013). The computational anatomy of psychosis. *Frontiers in Psychiatry, 4*, 47. doi: 10.3389/fpsyt.2013.00047.

Amos, A. (2000). A computational model of information processing in the frontal cortex and basal ganglia. *Journal of Cognitive Neuroscience, 12*, 505-519.

Barch, D. M. (2016). What does computational psychiatry need to explain to capture mechanisms of psychopathology? Facts, almost facts, and hints. In A. D. Redish & J. A. Gordon (Eds.), *Computational Psychiatry: New Perspectives on Mental Illness*. Cambridge, MA: MIT Press.

Becker, S. (2005). A computational principle for hippocampal learning and neurogenesis. *Hippocampus, 15*, 722-738.

Becker, S., & Wojtowicz, J. M. (2007). A model of hippocampal neurogenesis in memory and mood disorders. *Trends in Cognitive Sciences, 11*, 70-76.

Becker, S., Macqueen, G., & Wojtowicz, J. M. (2009). Computational modeling and empirical studies of hippocampal neurogenesis-dependent memory: Effects of interference, stress and depression. *Brain Research, 1299*, 45-54.

Carter, J. R., & Neufeld, R. W. J. (2007). Cognitive processing of facial affect: Connectionist model of deviations in schizophrenia. *Journal of Abnormal Psychology, 116*, 290-305.

Cocchi, L., Harrison, B. J., Pujol, J., Harding, I. H., Fornito, A., Pantelis, C., & Yücel, M. (2012). Functional alterations of large-scale brain networks related to cognitive control in obsessive compulsive disorder. *Human Brain Mapping, 33*, 1089-1106. doi: 10.1002/hbm.21270.

Cohen, J. D., Barch, D. M., Carter, C., & Servan-Schreiber, D. (1999). Contextprocessing deficits in schizophrenia: Converging evidence from three theoretically motivated cognitive tasks. *Journal of Abnormal Psychology, 108*, 120-133.

Cohen, J. D., Dunbar, K., & McClelland, J. L. (1990). On the control of automatic processes: a parallel distributed processing account of the Stroop effect. *Psychological Review, 97*, 332-361.

Cohen, J. D., & Servan-Schreiber, D. (1992). Context, cortex and dopamine: A connectionist approach to behavior and biology in schizophrenia. *Psychological Review, 99*, 45-77.

Courchesne, E., & Pierce, K. (2005). Why the frontal cortex in autism might be talking only to itself: local over-connectivity but long-distance disconnection. *Current Opinion in Neurobiology, 15*, 225-230.

Frith, C. D., Blakemore, S. J., & Wolpert, D. M. (2000). Abnormalities in the awareness and control of action. *Philosophical Transactions of the Royal Society of London. Series B, Biological Sciences, 355*(1404), 1771-1788.

Gallagher, S. (2000). Philosophical conceptions of the self: Implications for cognitive science. *Trends in Cognitive Sciences, 4*, 14-21.

Hoffman, R. E., & Dobscha, S. K. (1989). Cortical pruning and the development of schizophrenia: A computer model. *Schizophrenia Bulletin, 15*, 477-489.

Hoffman, R. E., Grasemann, U., Gueorguieva, R., Quinlan, D., Lane, D., & Miikkulainen, R. (2011). Using computational patients to evaluate illness mechanisms in schizophrenia. *Biological Psychiatry, 69*, 997-1005.

Hoffman, R. E., & McGlashan, T. H. (1997). Synaptic elimination, neurodevelopment, and the mechanism of hallucinated "voices" in schizophrenia. *American Journal of Psychiatry, 154*, 1683-1689.

Huttenlocher, P. R. (1979). Synaptic density in the human frontal cortex: Developmental changes and effects of aging. *Brain Research, 163*, 195-205.

Idei, H., Murata, S., Chen, Y., Yamashita, Y., Tani, J., & Ogata, T. (in press). A neurorobotics simulation of autistic behavior induced by aberrant sensory precision. *Computational Psychiatry*.

Kerns, J. G., Cohen, J. D., MacDonald, A. W. 3rd., Johnson, M. K., Stenger, V. A., Aizenstein, H., & Carter, C. S.(2005) Decreased conflict-and error-related activity in the anterior cingulate cortex in subjects with schizophrenia. *American Journal of Psychiatry, 162*, 1833-1839.

Lawson, R. P., Mathys, C., & Rees, G. (2017). Adults with autism overestimate the volatility of the sensory environment. *Nature Neuroscience, 20*, 4-6.

前田貴記（2015）．"自我"の精神病理から考える統合失調症．臨床精神医学, *44*, 701-706.

McEwen, B. S., & Magarinos, A. M. (2001). Stress and hippocampal plasticity: Implications for the pathophysiology of affective disorders. *Human Psychopharma-*

cology, *6*(S1), S7-S19.
Murata, S., Namikawa, J., Arie, H., Sugano, S., & Tani, J. (2013). Learning to reproduce fluctuating time series by inferring their time-dependent stochastic properties: application in robot learning via tutoring. *IEEE Transactions on Autonomous Mental Development*, *5*, 298-310.
Murata, S., Yamashita, Y., Arie, H., Ogata, T., Sugano, S., & Tani, J. (2017). Learning to perceive the world as probabilistic or deterministic via interaction with others: a neuro-robotics experiment. *IEEE Transactions on Neural Networks and Learning Systems*. *28*, 830-848.
Penzes, P., Cahill, M. E., Jones, K. A., VanLeeuwen, J. E., & Woolfrey, K. M. (2011). Dendritic spine pathology in neuropsychiatric disorders. *Nature Neuroscience*, *14*, 285-293. doi: 10.1038/nn.2741
Snyder, J. S., Hong, N. S., McDonald, R. J., & Wojtowicz, J. M. (2005). A role for adult neurogenesis in spatial long-term memory. *Neuroscience*, *130*, 843-852.
Stephan, K. E., Friston, K. J., & Frith, C. D. (2009). Dysconnection in schizophrenia: From abnormal synaptic plasticity to failures of self-monitoring. *Schizophrenia Bulletin*, *35*, 509-527.
Wolpert, D. M., Ghahramani, Z., & Jordan, M.I.(1995). An internal model for sensorimotor integration. *Science, 269(5232)*, 1880-1882.
山下祐一・松岡洋夫・谷淳 (2013). 計算論的精神医学の可能性——適応行動の代償としての統合失調症 精神医学, *55*, 885-895.
Yamashita, Y., & Tani, J. (2012). Spontaneous prediction error generation in schizophrenia. *PLoS ONE*, *7*(5), e37843. doi: 10.1371/journal.pone.0037843

第12章

Chen, C., Takahashi, T., Nakagawa, S., Inoue, T., & Kusumi, I. (2015). Reinforcement learning in depression: A review of computational research. *Neuroscience and Biobehavioral Reviews*, *55*, 247-267.
Chung, D., Kadlec, K., Aimone, J. A., McCurry, K., King-Casas, B., & Chiu, P. H. (2017). Valuation in major depression is intact and stable in a non-learning environment. *Scientific Reports*, *7*, 44374.
Collins, A. G. E., & Frank, M. J. (2014). Opponent actor learning (OpAL): Modeling interactive effects of striatal dopamine on reinforcement learning and choice incentive. *Psychological Review*, *121*, 337-366.
Culbreth, A. J., Westbrook, A., Daw, N. D., Botvinick, M., & Barch, D. M. (2016). Reduced model-based decision-making in schizophrenia. *Journal of Abnormal Psychology*, *125*, 777-787.
Daberkow, D. P., Brown, H. D., Bunner, K. D., Kraniotis, S. A., Doellman, M. A., Ragozzino, M. E., ... Roitman, M. F. (2013). Amphetamine paradoxically aug-

ments exocytotic dopamine release and phasic dopamine signals. *Journal of Neuroscience, 33*, 452-463.

Dayan, P., & Huys, Q. J. M. (2008). Serotonin, inhibition, and negative mood. *PLoS Computational Biology, 4*(2), e4. doi: 10.1371/journal.pcbi.0040004

Daw, N. D., Gershman, S. J., Seymour, B., Dayan, P., & Dolan, R. J. (2011). Model-based influences on humans' choices and striatal prediction errors. *Neuron, 69*, 1204-1215. doi: 10.1016/j.neuron.2011.02.027

Deserno, L., Boehme, R., Heinz, A., & Schlagenhauf, F. (2013). Reinforcement learning and dopamine in schizophrenia: Dimensions of symptoms or specific features of a disease group? *Frontiers in Psychiatry, 4*, 1-16.

Eldar, E., & Niv, Y. (2015). Interaction between emotional state and learning underlies mood instability. *Nature Communications, 6*, 6149.

Eldar, E., Rutledge, R. B., Dolan, R. J., & Niv, Y. (2016). Mood as Representation of Momentum. *Trends in Cognitive Sciences, 20*, 15-24.

遠藤信貴・齋木潤・中尾陽子・齋藤洋典 (2003). 無意味輪郭図形の階層的特徴記述に基づく知覚判断特性の分析 心理学研究, 74, 346-353.

Frank, M. J., Seeberger, L. C., & O'reilly, R. C. (2004). By carrot or by stick: Cognitive reinforcement learning in parkinsonism. *Science, 306*, 1940-1943.

Frank, M. J., Moustafa, A. A., Haughey, H. M., Curran, T., & Hutchison, K. E. (2007). Genetic triple dissociation reveals multiple roles for dopamine in reinforcement learning. *Proceedings of the National Academy of Sciences of the United States of America, 104*, 16311-16316.

Gillan, C. M., Kosinski, M., Whelan, R., Phelps, E. A., & Daw, N. D. (2016). Characterizing a psychiatric symptom dimension related to deficits in goal-directed control. *eLife, 5*, e11305.

Gillan, C. M., & Daw, N. D. (2016). Taking psychiatry research online. *Neuron, 91*, 19-23.

Gold, J. M., Waltz, J. A., Matveeva, T. M., Kasanova, Z., Strauss, G. P., Herbener, E. S., ... & Frank, M. J. (2012). Negative symptoms and the failure to represent the expected reward value of actions: behavioral and computational modeling evidence. *Archives of General Psychiatry, 69*, 129-138. doi: 10.1001/archgenpsychiatry.2011.1269

Gradin, V. B., Kumar, P., Waiter, G., Ahearn, T., Stickle, C., Milders, M., ... Steele, J. D. (2011). Expected value and prediction error abnormalities in depression and schizophrenia. *Brain, 134*, 1751-1764.

平成10年度厚生科学研究費 (医薬安全総合研究事業)「薬物乱用・依存等の疫学的研究及び中毒性精神病患者等に対する適切な医療の在り方についての研究報告書（主任研究者：和田清）」

Howes, O. D., Kambeitz, J., Kim, E., Stahl, D., Slifstein, M., Abi-Dargham, A., &

Kapur, S. (2012). The nature of dopamine dysfunction in schizophrenia and what this means for treatment. *Archives of General Psychiatry, 69*, 776-786.

Howes, O. D., Montgomery, A. J., Asselin, M-C., Murray, R. M., Valli, I., Tabraham, P., ... Grasby, P. M. (2009). Elevated striatal dopamine function linked to prodromal signs of schizophrenia. *Archives of General Psychiatry, 66*, 13-20.

Huys, Q. J. M., Eshel, N., O'Nions, E., Sheridan, L., Dayan, P., & Roiser, J. P. (2012). Bonsai trees in your head: how the pavlovian system sculpts goal-directed choices by pruning decision trees. *PLoS Computational Biology, 8*(3), e1002410.

Huys, Q. J., Pizzagalli, D. A., Bogdan, R., & Dayan, P. (2013). Mapping anhedonia onto reinforcement learning: A behavioural meta-analysis. *Biology of Mood & Anxiety Disorders, 3*, 12.

Kapur, S. (2003). Psychosis as a state of aberrant salience: a framework linking biology, phenomenology, and pharmacology in schizophrenia. *American Journal of Psychiatry, 160*(1), 13-23.

片平健太郎（2017）．計算論の視点から見た感情　エモーション・スタディーズ, *3*, 18-24.

Kunisato, Y., Okamoto, Y., Ueda, K., Onoda, K., Okada, G., Yoshimura, S., ... Yamawaki, S. (2012). Effects of depression on reward-based decision making and variability of action in probabilistic learning. *Journal of Behavior Therapy and Experimental Psychiatry, 43*, 1088-1094.

Maia, T. V., & Frank, M. J. (2017). An integrative perspective on the role of dopamine in schizophrenia. *Biological Psychiatry, 81*, 52-66.

Mason, L., Eldar, E., & Rutledge, R. B. (2017). Mood instability and reward dysregulation: A neurocomputational model of bipolar disorder. *JAMA psychiatry, 74*, 1275-1276.

Moustafa, A. A., Gilbertson, M. W., Orr, S. P., Herzallah, M. M., Servatius, R. J., & Myers, C. E. (2013). A model of amygdala-hippocampal-prefrontal interaction in fear conditioning and extinction in animals. *Brain and Cognition, 81*, 29-43. doi: 10.1016/j.bandc.2012.10.005

Murray, G., Corlett, P., Clark, L., Pessiglione, M., Blackwell, A., Honey, G., ... Fletcher, P. (2008). Substantia nigra/ventral tegmental reward prediction error disruption in psychosis. *Molecular Psychiatry, 13*, 267-276.

永井拓（2007）．依存性薬物による精神障害の発現機序の解明に関する研究　日薬理誌, *129*, 354-359.

Redish, A. D. (2004). Addiction as a computational process gone awry. *Science, 306*, 1944-1947.

Reynolds, J. N., Hyland, B. I., & Wickens, J. R. (2001). A cellular mechanism of reward-related learning. *Nature, 413*, 67-70.

Robinson, O. J., & Chase, H. W. (2017). Learning and choice in mood disorders: Searching for the computational parameters of anhedonia. *Computational Psychi-*

atry, 1, 208-233.
Roiser, J. P., Stephan, K. E., Den Ouden, H. E., Barnes, T. R., Friston, K. J., & Joyce, E. M. (2009). Do patients with schizophrenia exhibit aberrant salience? *Psychological Medicine, 39*, 199-209. doi: 10.1017/S0033291708003863
Roiser, J. P., Howes, O. D., Chaddock, C. A., Joyce, E. M., & Mcguire, P. (2012). Neural and behavioral correlates of aberrant salience in individuals at risk for psychosis. *Schizophrenia Bulletin, 39*, 1328-1336. doi: 10.1093/schbul/sbs147
Rothkirch, M., Tonn, J., Köhler, S., & Sterzer, P. (2017). Neural mechanisms of reinforcement learning in unmedicated patients with major depressive disorder. *Brain, 140*, 1147-1157.
Rutledge, R. B., Skandali, N., Dayan, P., & Dolan, R. J. (2014). A computational and neural model of momentary subjective well-being. *Proceedings of the National Academy of Sciences of the United States of America, 111*, 12252-12257.
Shapiro, D. N., Chandler, J., & Mueller, P. A. (2013). Using Mechanical Turk to study clinical populations. *Clinical Psychological Science, 1*, 213-220.
曽良一郎・菱本明豊 (2016). 報酬系にかかわる受容体と薬物依存（特集　依存症の分子病態解析）脳21, *19*, 9-12.
Somlai, Z., Moustafa, A. A., Keri, S., Myers, C. E., & Gluck, M. A. (2011). General functioning predicts reward and punishment learning in schizophrenia. *Schizophrenia Research, 127*, 131-136. doi: 10.1016/j.schres.2010.07.028
Steinberg, E. E., Keiflin, R., Boivin, J. R., Witten, I. B., Deisseroth, K., & Janak, P. H. (2013). A causal link between prediction errors, dopamine neurons and learning. *Nature Neuroscience, 16*, 966-973.
Toyama, A., Katahira, K., & Ohira, H., Biases in estimating the balance between model-free and model-based learning systems due to model misspecification. (投稿中)
Voon, V., Derbyshire, K., Rück, C., Irvine, M. A, Worbe, Y., Enander, J., ... Bullmore, E. T. (2015). Disorders of compulsivity: a common bias towards learning habits. *Molecular Psychiatry, 20*, 345-352.
Yilmaz, A., Simsek, F., & Gonul, A. S. (2012). Reduced reward-related probability learning in schizophrenia patients. *Neuropsychiatric Disease and Treatment, 8*, 27-34. doi: 10.2147/NDT.S26243
Watkins, C. J. C. H. (1989). *Learning from Delayed Rewards*. Cambridge, UK: Cambridge University.

第 13 章
Abi-Saab, W. M., D'Souza, D. C., Moghaddam, B., & Krystal, J. H. (1998). The NMDA antagonist model for schizophrenia: promise and pitfalls. *Pharmacopsychiatry, 31*, Suppl 2, 104-109.

Adams, R. A. (2018). Bayesian inference, predictive coding, and computational models of psychosis. In A. Anticevic & J. D. Murray(Eds.), *Computational Psychiatry: Mathematical Modeling of Mental Illness*(pp. 175-195). Cambridge, MA: Academic Press.

Adams, R. A., Stephan, K. E., Brown, H. R., Frith, C. D., & Friston, K. J. (2013). The computational anatomy of psychosis. *Frontiers in Psychiatry, 4*, 47. doi: 10.3389/fpsyt.2013.00047

Brown, H., Adams, R. A., Parees, I., Edwards, M., & Friston, K. (2013). Active inference, sensory attenuation and illusions. *Cognitive Processing, 14*, 411-427. doi: 10.1007/s10339-013-0571-3

Chekroud, A. M. (2015). Unifying treatments for depression: An application of the Free Energy Principle. *Frontiers in Psychology, 6*, 153.

Feldman, H., & Friston, K. J. (2010). Attention, uncertainty, and free-energy. *Frontiers in Human Neuroscience, 4*, 215.

Goldman-Rakic, P. S., Castner, S. A., Svensson, T. H., Siever, L. J., & Williams, G. V. (2004). Targeting the dopamine D1 receptor in schizophrenia: Insights for cognitive dysfunction. *Psychopharmacology, 174*, 3-16.

Haker, H., Schneebeli, M., & Stephan, K. E. (2016). Can Bayesian theories of autism spectrum disorder help improve clinical practice? *Frontiers in Psychiatry, 7*, 107.

Happé, F., & Frith, U. (2006). The weak coherence account: detail-focused cognitive style in autism spectrum disorders. *Journal of Autism and Developmental Disorders, 36*, 5-25.

Idei, H., Murata, S., Chen, Y., Yamashita, Y., Tani, J., & Ogata, T. A (in press) neurorobotics simulation of autistic behavior induced by aberrant sensory precision. *Computational Psychiatry*.

Lawson, R. P., Mathys, C., & Rees, G. (2017). Adults with autism overestimate the volatility of the sensory environment. *Nature Neuroscience, 20*, 1293-1299.

Lawson, R. P., Rees, G., & Friston, K. J. (2014). An aberrant precision account of autism. *Frontiers in Human Neuroscience, 8*, 302.

Lewis, D. A., Curley, A. A., Glausier, J. R., & Volk, D. W. (2012). Cortical parvalbumin interneurons and cognitive dysfunction in schizophrenia. *Trends in Neurosciences, 35*(1), 57-67.

Mathys, C., Daunizeau, J., Friston, K. J., & Stephan, K. E. (2011). A bayesian foundation for individual learning under uncertainty. *Frontiers in Human Neuroscience, 5*, 39.

Moutoussis, M., Shahar, N., Hauser, T. U., & Dolan, R. J. (2017). Computation in psychotherapy, or how computational psychiatry can aid learning-based psychological therapies. *Computational Psychiatry, 2*(2), 1-21.

Murata, S., Yamashita, Y., Arie, H., Ogata, T., Sugano, S., & Tani, J. (2017). Learning to perceive the world as probabilistic or deterministic via interaction with others: A neuro-robotics experiment. *IEEE Transactions on Neural Networks and Learning Systems. 28*, 830-848.

Palmer, C. J., Lawson, R. P., & Hohwy, J. (2017). Bayesian approaches to autism: Towards volatility, action, and behavior. *Psychological Bulletin, 143*, 521-542.

Pellicano, E., & Burr, D. (2012). When the world becomes "too real": A Bayesian explanation of autistic perception. *Trends in Cognitive Sciences, 16*, 504-510.

Powers, A. R., Mathys, C., & Corlett, P. R. (2017). Pavlovian conditioning-induced hallucinations result from overweighting of perceptual priors. *Science, 357*, 596-600.

Rutledge, R. B., & Adams, R. A. (2017). Computational Psychiatry. In A. A. Moustafa (Ed.), *Computational Models of Brain and Behavior*(pp. 29-43). Hoboken, New Jersey: Wiley-Blackwell

Tani, J. (2016). *Exploring Robotic Minds: Actions, Symbols, and Consciousness as Self-organizing Dynamic Phenomena.* Oxford University Press.

索引

あ行

赤池情報量規準　114
アクター・クリティック学習　112, 234
アトラクター　197, 199, 201, 203, 216
アトラクターネットワーク　216
アンヘドニア　160, 241, 244
イオンチャネル　34, 55, 56, 58, 63, 68
閾値　49, 59, 62-64, 75, 81, 217, 220, 264
意志作用感　223
異種性　8, 9
異常顕著性仮説　232
依存症　122, 124, 155, 187, 234
陰性症状　163, 172, 203, 205, 233, 234
うつ病　4, 174, 210, 241, 253, 273
エルマンネットワーク　213
驚き　152

か行

過安定性　198, 201
階層ガウシアンフィルター　148, 149, 264, 269, 283
海馬　184, 210, 240, 254
ガウシアンランダムウォーク　281
学習　82
学習率　40, 83, 105, 145, 217, 249, 259, 260, 271, 276
確率的連続時間型 RNN　228

活性化関数　81, 217
活動電位　57, 59, 61, 62, 64, 66, 73-77
カテゴリー分類　5, 6
刈り込み　252
カルバック・ライブラー情報量　150
カルマンフィルター　143, 144, 148, 281
感覚の減衰　261
機械学習　20, 30, 95
期待値　103, 104, 112, 247, 249, 276
起電力　69, 70
機能的階層性　94, 99, 100
機能的結合　222, 225
機能的断裂　225
気分　28, 174, 176, 177, 185, 186, 240, 246
気分障害　174
逆温度　107, 241, 243, 244
強化学習モデル　18, 32, 40, 41, 103, 231
教師あり学習　20, 82
教師データ　79, 93, 97, 210, 213, 219
強迫性障害　167, 181, 198, 202, 227, 250
恐怖症　254
恐怖条件づけ　254
極小値　198, 200, 201, 203
局所最小値　84
緊張病　5, 227, 263
クレペリン　3, 5
クロルプロマジン　10

計算論的精神医学　i, 19, 20, 24, 27, 32, 47
ゲイン　81, 217, 220
ケタミン　207
幻覚　217, 226
研究領域基準　7, 156
検出力　160
幻聴　172, 187, 203, 214, 264
抗うつ薬　4, 6, 175, 182, 184
抗精神病薬　3, 4, 172, 175, 176, 180, 187
行動価値　103, 104, 106, 123, 242, 247, 249, 276
行動価値修正法　106
勾配降下法　83, 84, 88, 97, 100, 219
コンストラクト　156, 158
コンダクタンス　63, 65, 69, 70, 72-74, 189, 191, 195, 201, 203, 207
コンデンサー　63, 68, 70

さ　行

細胞体　55
細胞膜　54-56, 63, 69, 71
最尤推定　44, 49, 109, 111, 115, 243
軸索　55
シグナルノイズ比　82, 217, 220, 221, 260
シグモイド関数　81, 148, 265, 283
事後確率　42, 135
自己組織化　89, 93, 95, 97
自己符号化器　210
脂質二重膜　55, 56, 68
事前確率　42, 134
疾病分類学　4, 155
時定数　91-94, 218
シナプス　22, 29, 34, 37, 39, 55, 65, 77, 82, 87, 91, 97, 175, 193, 210, 213, 226, 228, 232, 240, 260

シナプスインバランス　193, 195, 196
シナプス刈り込み　213, 214, 217
自閉スペクトラム症　8, 101, 178, 193, 227, 230, 267, 269
自由エネルギー　98, 132, 150, 151, 155, 166, 273, 286, 288
自由エネルギー原理　150, 257
周辺確率　135, 150, 286
樹状突起　55
受容体　34, 53, 55, 57, 65, 70, 73, 189
順モデル　222
初期値敏感性　93, 96
神経伝達物質　10, 34, 55, 72, 175, 221
神経ロボティクス　97, 98, 223, 228, 230, 272
深層学習ネットワーク　78, 85
深層ニューラルネットワーク　95
心的外傷後ストレス障害　183, 254
信念　42, 132, 143, 146, 150, 258, 265, 267, 269, 273, 278
衰退係数　66, 189, 196
ストループテスト　218
正規分布　139, 144, 150, 228, 278, 281
静止膜電位　56, 57, 59, 61, 63, 73, 74, 76
生成モデル　20, 28, 30, 32, 49, 137, 257
精度重み付き予測誤差　280
生物学的基盤の異種性　9
生物学的所見の非特異性　8
生物物理学的モデル　32, 34, 53, 189
積分発火モデル　54, 60-62, 75, 194
説明のギャップ　4, 10, 21, 22
セロトニン　34, 129, 172, 175, 181, 252, 253
潜在変数　133, 135, 142, 148, 150, 164, 283
線条体　129, 232
選択的セロトニン再取り込み阻害剤　177, 210

索引

前頭前野　220-222
前頭前皮質　217, 259
前頭前野　158, 213, 217, 240, 249, 254, 262
前頭葉皮質　220, 221
双極性障害　5, 8, 176, 177, 246
側頭葉　222
ソフトマックス関数　106
損傷シミュレーション　35, 38, 220, 221, 229

た 行

対数尤度　109
多時間スケールリカレント・ニューラルネットワーク　224
脱分極　59, 64, 73, 75, 76
田中昌司　190
遅延割引　116
注意欠陥多動性障害　85
デフォルトモードネットワーク　206, 207
等価回路モデル　57, 58, 68
統合失調症　3, 34, 35, 101, 163, 172, 174, 190, 192, 198, 201, 205, 206, 213, 217, 220-222, 226, 230, 231, 259, 263, 264
頭頂葉　222
ドーパミン　10, 18, 34, 40, 120, 129, 163, 172, 190-192, 205, 217, 220, 221, 231, 260
ドーパミンニューロン　120
トップダウン的予測　97, 99, 100, 225

な 行

内部モデル　98, 100, 222
ニューラルネットワーク　32, 36, 37, 77-79, 82, 209, 272

ニューロン新生　210
認知機能障害　172, 203, 205, 217, 220, 221
能動的推論　98, 153, 257, 258, 261, 262, 273

は 行

バイオマーカー　4, 7, 21
発火頻度　22, 77, 81, 209, 288
パラメータ推定　27, 28, 30, 32, 43, 44, 108, 115
パラメトリックバイアス　96, 224
バンプ　190, 195
被影響体験　222, 226, 263
非特異性　8, 9
評価者間信頼性　6
フィードフォワード型　85, 89, 210, 218
不応期　59, 62, 64, 76
フォースマッチング　261
物質使用関連障害　8, 186, 238, 240
プリミティブ　93, 99
ブロイラー　3, 5
分析単位　158
文脈素子　87, 89
平衡電位　60, 63, 65, 69, 70, 75
ベイズ情報量規準　114
ベイズ推定　44, 49, 115, 137, 149, 150, 166, 278, 281, 283
ベイズ推論　131, 132, 150, 286
ベイズ推論モデル　32, 42, 131, 132, 257
ベイズ的統合フレームワーク　163, 164
ベイズの定理　42, 132, 135, 136, 138, 150, 258, 278
変分ベイズ法　150, 163, 166
報酬関数　116
報酬予測誤差　105
ホジキン－ハックスリーモデル　58, 73,

74
ボトムアップ的修正　99, 100, 225
ボラティリティ　145, 149, 284

ま行

膜電位　34, 54, 56, 59, 61, 62, 64, 68, 70, 73, 74, 193
妄想　4-6, 10, 172, 187, 203, 216, 217, 226, 232, 234, 259, 261, 263
モデル・シミュレーション　44
モデル選択　38, 114, 152
モデル・フィッティング　41, 43, 103, 104, 109, 242, 265, 271
モデルフリー強化学習　124
モデルベース強化学習　125, 249
モデルベース方策　125

や行

薬物依存　186, 234, 238, 240
尤度　109, 114, 143, 228, 258
陽性症状　10, 163, 172, 203, 205, 231, 233, 234
予測誤差　18, 24, 25, 98-100, 105, 107, 112, 119, 123, 128, 129, 142, 146, 149, 222, 224, 228, 231, 232, 234, 235, 243, 244, 246, 248, 249, 254, 258, 259, 262, 264, 267-269, 272, 277, 284, 285
予測誤差最小化　98, 99, 100, 227, 228
予測精度　262
予測精度の推定　99, 101, 181, 227, 228
予測符号化　97, 98, 223, 227, 258, 260, 267

ら行

ラスタグラム　66, 189, 193

リカレント・ニューラルネットワーク　87
離散時間型ニューラルネットワーク　90, 91
連続時間型　218
連続時間型リカレント・ニューラルネットワーク　90, 228

わ行

ワーキングメモリ　35, 66, 190, 192, 203, 205, 207
割引率パラメータ　117

数字・アルファベット

2段階マルコフ決定課題　125, 249
2腕バンディット課題　104
aberrant salience　232
active inference　153
ADHD　85
AIC　114
Akaike's information criterion　114
AMPA受容体　71, 190, 191, 194, 198, 201
Bayesian information criterion　114
Becker, S.　210, 212
BIC　114
BOLD　206, 207
Brunel, N.　62, 66, 190, 193, 198, 207
Cohen, J. D.　217, 218, 221
Collins, A. G. E.　232
continuous performance test　85
CPT課題　218, 220, 221
CTRNN　90, 228
Culbreth, A. J.　249
D1受容体　205, 233, 260
D2受容体　205, 260
Daw, N. D.　125, 147

索引

Dayan, P.　252
DSM　5, 21, 156
Eldar, E.　246
Equifinal 性　9, 229
fMRI　28, 35, 45, 206, 231, 265
Friston, K. J.　150, 155, 163
GABA　71
GABA 受容体　71, 172, 193, 194, 196, 201, 203, 205
GABA$_A$ 受容体　71, 198, 240
Gillan, C. M.　250
Gordon, J. A.　155
Gradin, V. B.　231
HGF　148
hierarchical Gaussian filter　148
Hoffman, R. E.　213, 216
Huys, Q. J. M.　252
ICD　5, 21
Idei, H.　101, 228, 272
Iglesias, S.　148
LSTM　95
Maia, T. V.　233
Marr, D.　13
Marr の3つの水準　14, 17, 46
Mason, L.　246
Mathys, C.　148
Moustafa, A. A.　255
MTRNN　93, 100, 224
Multifinal 性　9, 229
Murata, S.　99, 101, 227, 228, 272

Murray, G.　231
NMDA 受容体　172, 190, 191, 194, 198, 201, 203, 205, 207, 259
OpAL　233
opponent actor 学習　232, 233
PB　96, 100, 224
precision-weighted prediction error　280
PTSD　254
pwPE　280
Q 学習　122, 123
Q 学習モデル　18, 106, 242
RDoC　iii, 7, 156, 158
RDoC マトリックス　156
Redish, A. D.　155, 235
Rescorla-Wagner モデル　106
RNN　87, 213
Rolls, E. T.　197
SARSA　122, 123, 128
Schultz, W.　120
S-CTRNN　228
SSRI　167, 177, 182, 184, 210, 212
Stephan, K. E.　22, 29, 223
Tani, J.　95, 96, 98, 223, 272
TD 学習　120
TD 誤差　120, 121
TD 誤差学習　255
Voon, V.　250
Wang, X-J.　62, 66, 190, 193, 198, 207

著者紹介

国里愛彦（くにさと　よしひこ）
1983年生まれ。専修大学人間科学部心理学科教授。広島大学大学院医歯薬学総合研究科博士課程修了。博士（医学），臨床心理士。

片平健太郎（かたひら　けんたろう）
1979年生まれ。国立研究開発法人産業技術総合研究所人間情報インタラクション研究部門主任研究員。東京大学大学院新領域創成科学研究科博士課程修了。博士（科学）。

沖村　宰（おきむら　つかさ）
1972年生まれ。長谷川病院精神科医師，慶應義塾大学医学部精神・神経科学教室・特任助教。慶應義塾大学大学院医学研究科博士課程修了。博士（医学），精神保健指定医。

山下祐一（やました　ゆういち）
1972生まれ。国立研究開発法人国立精神・神経医療研究センター神経研究所疾病研究第七部・室長。東北大学医学部医学科卒業。博士（医学），精神保健指定医，精神科専門医・指導医，日本医師会認定産業医。

計算論的精神医学
情報処理過程から読み解く精神障害

2019 年 1 月 20 日　第 1 版第 1 刷発行
2022 年 11 月 20 日　第 1 版第 4 刷発行

著　者　国　里　愛　彦
　　　　片　平　健太郎
　　　　沖　村　　　宰
　　　　山　下　祐　一

発行者　井　村　寿　人

発行所　株式会社　勁草書房
112-0005　東京都文京区水道 2-1-1　振替　00150-2-175253
（編集）電話 03-3815-5277／FAX 03-3814-6968
（営業）電話 03-3814-6861／FAX 03-3814-6854
大日本法令印刷・中永製本

©KUNISATO Yoshihiko, KATAHIRA Kentaro,
　OKIMURA Tsukasa, YAMASHITA Yuichi　2019

ISBN978-4-326-25131-5　Printed in Japan

JCOPY 〈出版者著作権管理機構　委託出版物〉
本書の無断複製は著作権法上での例外を除き禁じられています。
複製される場合は、そのつど事前に、出版者著作権管理機構
（電話 03-5244-5088、FAX 03-5244-5089、e-mail: info@jcopy.or.jp）
の許諾を得てください。

＊落丁本・乱丁本はお取替いたします。
　ご感想・お問い合わせは小社ホームページから
　お願いいたします。

https://www.keisoshobo.co.jp

加藤忠史
岐路に立つ精神医学
　　精神疾患解明へのロードマップ
★ 3300 円

ヤコブ・ホーヴィ 著／佐藤亮司 監訳，太田陽・次田瞬・林禅之・三品由紀子 訳
予測する心
5500 円

子安増生 編著
アカデミックナビ　心理学
2970 円

綾部早穂・井関龍太・熊田孝恒 編
心理学，認知・行動科学のための
反応時間ハンドブック
3960 円

アレックス・ラインハート 著／西原史暁 訳
ダメな統計学
　　悲惨なほど完全なる手引書
2420 円

大久保街亜・岡田謙介
伝えるための心理統計
　　効果量・信頼区間・検定力
3080 円

河原純一郎・横澤一彦
シリーズ統合的認知　注　意
　　　　　　　　　　選択と統合
3850 円

新美亮輔・上田彩子・横澤一彦
シリーズ統合的認知　オブジェクト認知
　　　　　　　　　　統合された表象と理解
3850 円

ジャン・デセティ，ウィリアム・アイクス 編著／岡田顕宏 訳
共感の社会神経科学
4620 円

全国赤十字臨床心理技術者の会 編
総合病院の心理臨床
　　赤十字の実践
3080 円

―――――――――――――――――――勁草書房刊

＊表示価格は 2022 年 11 月現在。消費税は含まれておりません。
★はオンデマンド版です。